Denen, die ich so sehr liebe und nie vergessen werde:

Mama, Papa und Toby!

Im Gedenken an:
Kai, Maik und Lars!

1
Liebe und Glück

„Hey Mama, was sagt der da? Ich soll ins Bett? So ne olle Sau, Mama! Der ist wohl blöde geblieben was? Komm, wir reden lieber mit Papa! Der weiß das viel besser!“

„Hendrik, jetzt benimm Dich, sonst wird Mama böse!“
„Aber... “
„Nichts aber, jetzt ist Schluss Hendrik, ich möchte jetzt mit dem Doktor sprechen. Komm zieh Dich an und sei stille!“
„Und geholfen hat der Doktor auch nicht! Mama! Mein Fuß tut so doll weh! Mama!“
„Hendrik...“
„Ja, ja,... manno...“

Papa sagt immer „Ja, ja, “ heißt „Leck mich am Arsch“ Bätsch! Na so ne Pleite, jetzt ist Urlaub und ich soll ins Bett, nur weil mir so ne olle Biene oder Wespe in den Fuß gestochen hat. Die olle Hippe hat sich voll auf meinen Schuh gesetzt und wollte wohl ein Nickerchen machen. Ich wollte an den Strand und da muss ich Schuhe anziehen. Warum weiß ich nicht, Mama hat das so gewollt. Jetzt habe ich den Salat, einen Stachel im Fuß, der Fuß so dick wie eine Melone, es tut voll weh, und der blöde Schuh passt auch nicht mehr!

Aber ins Bett will ich nicht! Hey, ich bin in Italien, in dem Land voller Spaghetti und Eiscreme. Hier ist ein riesiges Meer mit ganz salzigem Wasser und lauter Fischen drin. Davor ein langer Strand, dann kommt so ein Campingplatz und darüber ist ein Himmel ganz in blau. Wenn da eine Wolke ist, dann kommt die Sonne, fährt über diese Wolke und dann ist die Wolke plötzlich weg. Darum regnet es hier nicht. Das habe ich genau beobachtet.

Dann kommt so ne olle Biene und ein blöder Doktor und der sagt ich soll ins Bett! So ein Blechpenner! Mein Papa ist nämlich auch Arzt. Er ist Zahnarzt, aber wenn ich mal krank bin, dann weiß Papa meistens genau was gut ist und was hilft. Dann brauche ich nicht zu einem anderen Arzt gehen. Aber heute ist Papa mit meinem Bruder Toby und mit Peter auf einer Angelfahrt. Peter ist der Freund von Papa. Papa und Peter sind schon zusammen zur Schule gegangen. So wie Toby und sein Freund Lutz. Die gehen zusammen in eine Klasse und das schon seit 6 Jahren. Nach den Sommerferien kommen die in die 7. Klasse und ich in die 1. Klasse. Dann habe ich auch so einen Freund wie den Peter oder den Lutz. Das finde ich cool. Peter ist ein Anwalt und kann coole Geschichten von Dieben und Gangstern erzählen. Die stimmen alle voll. Nur Mama glaubt die immer nicht und sagt Peter soll aufhören damit! Ich glaube aber, sie hat nur Schiss!

„So Hendrik, nun steh mal auf, kannst du laufen? Komm probier es mal, aber vorsichtig!“

„Aua! Aua! Das tut scheißweh!"
„Hendrik!"
„Tut aber so dolle weh!"
„Na komm, dann trage ich dich mein Kleiner. Und sag danke und tschüss zu dem Onkel Doktor!"

„Auf Wiedertschüss" habe ich gesagt. „Olle Sau" habe ich nur gedacht. So kann Mama sich freuen, weil ich so höflich bin und ich mich auch, weil ich so böse bin! Cool!

Jedenfalls tut mein Fuß voll weh und dann ist es so warm. Eigentlich bin ich ganz froh, wenn Mama mich jetzt nach Hause fährt und ich in unser Ferienhaus komme. Da ist es nämlich schön kühl. Bis Papa, Toby und Peter wieder Heim kommen, ist alles wieder o.k. und der olle Doktor bleibt blöde.

Dann wurde es mir sehr heiß und ich wurde müde. Ehe ich noch zu Hause war, da muss ich auch schon eingeschlafen sein. Plötzlich saß nämlich der Papa neben mir und ich lag im Bett. Mir war heiß und kalt zur gleichen Zeit. Ich wollte sprechen, aber das ging nicht richtig. Papa streichelte mir über das Haar und sagt: „Nun schlaf schön weiter mein Hase, morgen geht es dir wieder besser!"
Dass es mir so schlecht geht, nach einem Bienenstich, daran ist die Allergie schuld, hat der Papa mir erklärt. Die olle Biene hat einen giftigen Stachel, den vertrage ich nicht und werde davon krank. Dann bekommt man Fieber und wird sehr müde. Aber wenn man aufwacht,

dann ist fast alles wieder vorbei. Darum bin ich auch gleich eingeschlafen.

Und so kam es, dass ich plötzlich, im Traum, wieder zu Hause war, in Hannover. Um 13.00 Uhr, da komme ich immer vom Kindergarten nach Hause. Heute hat mich die Mama nicht abgeholt, weil sie noch arbeiten muss und darum bin ich mit Paul und seiner Mutter nach Hause gefahren. Pauls Mutter hat einen ganz kleinen Wagen. Der kommt aus England und ist so klein, dass er mit Nachnamen „Mini" heißt. Mit Vornamen glaube ich heißt der „Austin". Komischer Name, aber das Auto ist sehr lustig. Es dauert immer etwas, bis wir alle im Auto sitzen und besonders, wenn wir wieder aussteigen müssen.

Immer, wenn ich aus dem Kindergarten nach Hause komme, hole ich den Papa ab. Der ist dann in seiner Praxis und bohrt den Leuten die Zähne auf. Manchmal schreit einer ganz laut! Dann hat der Papa dem auf den Nerv gebohrt. Das tut weh, aber da hat er selber Schuld, wenn er sich die Zähne nicht richtig putzt! Papa sagt immer, es soll ruhig ein bisschen schmerzen, dann putzen die Leute in Zukunft besser ihre Zähne.

„Hallo Sylvie"
„Hallo Hendrik, kleiner Mann. Hattest Du einen erfolgreichen Tag?"
„Ja, ich habe einen riesigen Turm gebaut und der ist nicht umgefallen!"

„Oh wie schön! Da bist Du ja ein richtiger Architekt was?“
„Ja bestimmt! Soll ich Dir das nachher mal zeigen? Das dauert aber voll lange!“
„Na, dann geh aber erst schön Mittag essen! Das Du nicht vom Fleische fällst, mein Junge“
„Wann ist Papa denn fertig?“
„Jeden Moment.“

Sylvie ist die Sprechstundenhilfe von Papa. Da hat Papa 3 Stück von. Sylvie, Stefanie und Tante Hanna. Die Tante Hanna ist schon sehr alt. Bestimmt 50 Jahre! Sylvie ist eine richtige Zahnarzthelferin und Stefanie macht eine Ausbildung. Am liebsten mag ich die Sylvie. Die hat so schöne Haare, ganz in blond und ganz lang. Wenn sie arbeitet, hat sie immer einen Zopf, aber wenn Feierabend ist, macht sie die Spange auf und wackelt mit dem Kopf, wie ein verrücktes Pferd. Dann flattern die Haare so schön und dann sieht die Sylvie ganz anders aus. Manchmal, da fällt ein Haar herunter. Die sammele ich in einer kleinen Schachtel. Warum weiß ich auch nicht, aber vielleicht kann sie die ja noch mal gebrauchen.

„So, Herr Seeger, dann noch einen angenehmeren Tag und schöne Grüße an Ihre Gattin!“
„Ja, danke Herr Doktor.“
„Tschüß bis zur nächsten Behandlung!“
„Na ich hoffe nicht so schnell“
„Schade, ich wollte mit meiner Familie in den Urlaub!“

„Und meine Zähne sollen Ihre Urlaubskasse füllen was? Das könnte Ihnen so gefallen!“
„Na, dann muss ich mir eine anderes Opfer suchen!“
Und schon war der Herr Seeger weg! Der hat immer voll Schiss vorm Zahnarzt.

„Hendrik, mein Hase! Na, wollen wir mal sehen, was die Mama leckeres zu Essen gezaubert hat?“
„Ja! Ich habe schon Hunger wie ein Löwe!“
„Na, dann komm. Sylvie und Steffi, kommt Ihr auch?“
„Nein heute nicht! Wir wollen in der Mittagspause in die Stadt fahren!“
„Na gut! Dann viel Spaß!“

Wir wohnen in einem großen Haus. Da wohnen 12 Familien drin. Unten ist die Praxis von meinem Papa und genau da drüber wohnen wir. Neben der Praxis ist ein Schlachter und da bekommen wir immer ganz leckere Sachen geschenkt. Ich hatte mir einmal gewünscht, dass da kein Schlachter seinen Laden hat, sondern ein Bäcker, ein Spielzeugladen oder ein Süßigkeiten - Geschäft! Also, für mich wäre das viel günstiger gewesen! Aber dem Papa gehört das Haus und der mag halt lieber Wurst und Schinken. Der Papa hat 3 von diesen Häusern. Die stehen alle genau hinter einander und sind alle ganz weiß. Die hat mein Opa mal selber gebaut. Opa hat ganz viele Häuser gebaut. Dann ist er einmal von einem Gerüst gefallen und da war er tot. Das ist so lange her, dass ich den Opa überhaupt nicht kenne. Ich habe auch eine Oma. Die ist aber schon 87 Jahre alt und hat keine große Lust zum Reden. Oma

Luise ist die Mutter von meinem Papa. Sie wohnt auch bei uns in der Wohnung und hat ein eigenes Zimmer. Da sitzt sie immer in ihrem Schaukelstuhl und schaut aus dem Fenster. Und dann redet sie so komisch, dass ich sie immer kaum verstehen kann. Oma Luise spricht nämlich plattdeutsch. Da, wo die Großeltern einmal geboren wurden, spricht man so. Heute sprechen nur noch ganz wenige Leute so. Ich finde das hört sich auch ziemlich komisch an!

„Mama! Wir sind da!“
„Ja Mama und wir haben Hunger!“
„Ach meine Lieblingsmänner kommen heim!“
„Ist Toby noch nicht da, Schatz?“
„Nein, Toby hat noch Schwimmen nach der Schule. Wir müssen heute also nur zu dritt essen, Stefanie und Sylvia sind heute auch aushäusig.“
„Ja ich weiß, die beiden treiben sich in der Stadt herum. Was gibt es denn feines, Schätzchen?“
„Erbsensuppe!“
„Erbsensuppe?“
„Ja Hendrik!“
„Erbsensuppe?“
„Ja Schatz!“
„Aus der Dose, Mama?“
„Nein, natürlich nicht! Die hatte ich noch eingefroren! Ich werde doch meine Männer nicht vergiften! Die Würstchen sind frisch von Schlachter Kruse. Für dich ein paar Wiener und für Papa eine Knackwurst.“
„Na schön mein Schatz, was hast Du denn feines gemacht, dass Du keine Zeit zum Kochen hattest?“

„Rainer, wir wollen in 10 Tagen in den Urlaub fahren. Da Du ja lieber mit dem Auto fährst und auf einen Bungalow mit Selbstverpflegung setzt, muss ich ja nun noch einige Vorbereitungen treffen. Wir wollen ja schließlich nicht verhungern."

„Aber nimm nicht den ganzen Supermarkt mit, mein Engelchen! In Italien gibt es auch genügend Geschäfte und da bekommst Du alles was Du Dir nur vorstellen kannst und noch viel mehr! Denk nur an das viele schöne Gemüse! Und all die Leckereien!"
„Ja, ja, und wenn am Morgen der Kaffee anders schmeckt, dann geht es schon los!"
„Mama, ja ja heißt leck mich am Arsch!"
„Hendrik! Iß jetzt! Wer bringt dem Jungen nur so einen Quatsch bei?"
„Papa!"
„Engelchen, es tut mir leid! Aber wo der Hendrik nun mal Recht hat, da hat er Recht!"
„Na haltet ihr nur zusammen! Dann gibt es eben keinen guten Kaffee und keinen Kakao! Aber wehe es wird gemeutert!"
„Schätzchen, mach Du nur, was Du für richtig hältst! Aber denke bitte daran, wir haben nur einen Kofferraum, und mindestens eine Badehose wollte ich auch mitnehmen!"
„Oh, wir haben 2 Kofferräume! Für die Verpflegung habe ich Peters Kofferraum eingeplant! Peter ist ja alleine und braucht keinen ganzen Kofferraum!"

„Oh, ich bitte vielmals um Entschuldigung! Mein Engelchen denkt mal wieder an alles! Du, dann könnten wir ja auch die Angelausrüstung mitnehmen!“
„Rainer! Jetzt fang nicht an mich zu ärgern!“
„Ich meine ja nur!“
„Mama! Meine Suppe schmeckt nicht!“
„Dann hast Du Pech gehabt mein Schatz! Komm sei lieb und mäkele nicht! Was glaubst Du wie viele Kinder sich über eine so leckere Suppe freuen würden!“
„Ich meine ja nur!“

Nach dem Mittag muss ich immer ins Bett gehen und Mittagsschlaf machen. Papa sagt, dann wird man 100 Jahre alt. Ich habe ausgerechnet, dass Oma Luise dann noch 13 Jahre in ihrem Schaukelstuhl sitzen kann. Als ich ihr das gesagt habe, hat sie nur „Jo, jo min Jong!“ gesagt. Das heißt „Leck mich am Arsch“ auf Plattdeutsch!

Am Nachmittag um 15.00 Uhr macht mein Papa seine Praxis wieder auf. Manchmal, wenn ich Lust habe, dann darf ich zusehen, wie er den Leuten die Zähne heile macht. Dann darf ich auch manchmal Papa helfen. Einmal habe ich sogar schon den Absauger gehalten. Das ist wie ein Staubsauger für den Mund. Wenn also der Papa einen Zahn bohrt, dann fällt da ja auch lauter Bohrstaub ab und der wird mit Wasser weggespült. Damit der Patient das nicht runterschlucken muss, gibt es diesen Staubsauger. Einmal habe ich bei Tante Frieda abgesaugt. Das ist die dicke Frau, die über uns wohnt. Und Tante Frieda war betäubt, weil die immer viel

Schiss vor dem Zahnarzt hat. Dann habe ich ihr die ganze Zunge weggesaugt! Aber das hat sie ja nicht gemerkt. Eigentlich darf ich das nicht, hat Papa gesagt, weil das verboten ist. Aber manchmal, wenn Papa die Leute kennt, dann darf ich doch etwas helfen. Aber zusehen, das ist erlaubt. Am coolsten ist es, wenn mein Papa zum Zahnarzt muss. Papa hat nämlich auch Angst vorm Zahnarzt. Darum macht er sich die Zähne immer selber heile. Das sieht so lustig aus, weil er dann vor dem Spiegel sitzt und sich selber in den Zahn bohrt. Er sagt, das machen alle Zahnärzte. Das muss stimmen, denn bei Papa war noch nie ein echter Zahnarzt zur Behandlung.

„So mein Hase, dann komm mal gleich mit mir mit! Wollen doch einmal kontrollieren, ob Du auch immer fleißig Deine Zähne putzt!"
„Aber wehe, Du tust mir weh, dann beiße ich Dir den Finger ab!"
„Na, und wer soll euch dann in den Urlaub fahren?"
„Das macht Peter! Und wenn Du mich verklagst, dann wird Peter mir helfen, weil das Notwehr war!"
„Na, das hast Du Dir ja fein ausgedacht! Aber ich kann mich nicht erinnern, dass ich Dir einmal weh getan habe, mein Hase."

Na ja, das stimmt schon, aber Toby sagt immer, wenn der Papa die Zähne kontrolliert, dann ist das, wie wenn du eine Mathearbeit zurück bekommst. Keiner weiß, was kommt! Toby hat schon öfters eine Mathearbeit zurück bekommen. Das muss sehr blöde sein, weil er sich immer voll ärgert, wenn Lutz besser ist. Heute sind Toby und Lutz beim Schwimmen. Die sind in einem Schwimmverein und da ist Toby meistens besser als Lutz. Toby hat schon ganz viele Pokale gewonnen. Als ich 4 war, hat mir Toby auch das Schwimmen beigebracht. Zum Baden gehen wir nämlich immer an die Kiesteiche. Und wenn Mama und Papa nicht mitkommen, muss Toby immer aufpassen, dass uns nichts passiert. Dann hat mir Toby eines Tages gesagt, er könne mir an einem Nachmittag beibringen, wie man richtig schwimmt, ohne Schwimmflügel. Hey, das war cool! Mein Freund Paul, der würde echt Augen machen, wenn ich plötzlich schwimmen kann! Ich wusste genau, dass sich Paul vor lauter Ärger kringeln würde. Paul hat nämlich schon einen Schwimmkurs gemacht mit lauter Mädchen. Die Mädchen sind alle weggeschwommen, nur Paul nicht!

Also haben wir etwas sehr verbotenes gemacht! Obwohl die Eltern es verboten hatten, bin ich ohne Schwimmflügel ins Wasser gegangen. Dann hat mir Toby gezeigt, wie ich meine Arme bewegen muss, wenn ich schwimmen will.

„Erst legst Du die Hände wie beim Beten zusammen, dann sagst Du „Ach du Scheiß, das brauch ich nicht!“, streckst die Hände nach vorn und schaufelst das Wasser nach hinten weg. Dann schämst Du Dich, weil Du den lieben Gott beleidigt hast und fängst wieder zu beten an. Wenn Du das immer so weiter machst, dann kannst Du schon fast richtig schwimmen!“

„Ist der liebe Gott dann nicht böse auf mich, wenn ich ihn immer ärgere?"
„Nein, so´ n Quatsch! Der ist doch froh, wenn Du endlich schwimmen kannst, dann braucht er nicht so oft auf Dich aufpassen!"
„Ach so, ja stimmt!"

Also habe ich den lieben Gott beleidigt und Toby hat mich an den Beinen festgehalten, damit ich nicht untergehe. Dann hat er mir gezeigt, was ich mit meinen Beinen machen muss, damit ich richtig schwimmen kann. Erst so wie in die Hocke gehen, dann eine lange Grätsche. Dann wieder in die Hocke gehen und wieder eine lange Grätsche. Toby hat mich an den Händen festgehalten und ich habe hinten Hocken und Grätschen gemacht. Dabei musste ich immer lachen, weil ich das Wort Grätsche so blöde fand. Ja, und dann kam der Clou! Nun musste ich alles zusammen machen! Hocken, den lieben Gott beleidigen, grätschen und „Ach du scheiße..." sagen. Aber in welcher Reihenfolge?

„Grätschen, - beten, - scheißen - hocken!
Grätschen, - beten, - scheißen - hocken!"
hat Toby die ganze Zeit gerufen. Alle Leute haben zugeschaut und mussten lachen.

Aber ich konnte schwimmen! Noch am selben Tag. Mama und Papa waren erst etwas angesäuert, aber dann waren sie stolz und Toby war stolz und ich war froh und der liebe Gott war sicherlich auch froh, weil er ja nun mehr Freizeit hatte. Nur der Paul, der war sauer!

Aber an „Grätschen, - beten, - scheißen - hocken!" muss ich heute noch denken, wenn ich schwimmen gehe!

Überhaupt habe ich viel von meinem Bruder Toby gelernt. Wir waren die berüchtigten Rehrer - Brüder! Am liebsten haben wir Wasserbomben von Hochhäusern geworfen, heimlich Lagerfeuer gemacht, Steine auf die Zugschienen gelegt, Mädchen mit Spinnen und Regenwürmern erschreckt und tausend andere Sachen mehr. Und wenn uns einer verpetzen wollte, dann haben wir immer gesagt, dass unser Papa bösen Petzen besonders gerne auf den Nerv bohrt. Da waren alle immer ganz ruhig. Aber plötzlich hörte der ganze Spaß auf. Schuld war Ivonne. Ivonne war 12 und hatte den Toby verhext! Von dem Tag an, als die blöde Ivonne in unser Haus zog, hat mich der Toby nirgendwo mehr mit hingenommen. Immer nur noch die Ivonne. Aber ich habe es ja gewusst. Mädchen haben lange Haare und sind blöde. Und Ivonne war der Beweis.

Daher habe ich immer besonders aufgepasst, wenn bei uns eine Wohnung frei wurde. Die 3 Häuser von Opa haben zusammen 36 Wohnungen, 3 Einkaufsläden und Papas Praxis. Da war es sehr entscheidend, wer da so einzog. Mama hat die Verwaltung der Wohnungen gemacht. Sie hatte also die ganze Entscheidungskraft über meine Zukunft. Daher habe ich mir fest vorgenommen, Mama davon zu überzeugen, dass bei uns nur noch Familien mit Söhnen einzogen.

„Na, eines Tages wirst Du mir sehr dankbar sein, dass ich für ein gutes Gleichgewicht sorge!“ hat sie immer gesagt. Ich war mir sicher, Toby hatte sie bestochen, weil er in den Wohnungen, die gerade leer standen, wenn jemand auszog, immer aufgeräumt und gemalert hat. Ja, das war das Schicksal eines kleineren Bruders.

Mama war von Beruf Klavierlehrerin. Früher hat sie in einer richtigen Schule gearbeitet. Dann wurde Toby geboren und seit der Zeit hat sie zu Hause Unterricht gegeben. Es war so schön ihr zuzuhören. Schrecklich waren aber ihre Schüler und Schülerinnen.

Eine Frau war besonders schrecklich! Frau Klawitter! Das klang schon wie Gewitter! Frau Klawitter war super lang und super dick! Papa sagte immer, sie hätte Hände wie Klodeckel und es sei ein echtes Wunder, dass sie überhaupt eine Taste auf dem Klavier treffen könne. Das Lieblingslied von Frau Klawitter war: „Wenn ich ein Vöglein wär´ und auch zwei Flügel hätt´ flög ich zu Dir...“ Sie spielte das Lied auf dem Klavier und dann sang sie auch dazu. Es war schrecklich. Ich habe mir immer die Ohren zugehalten. Das Schlimme war, wenn Frau Klawitter mal gerade keine Klavierstunde hatte, dann hat sie geübt! Ja, Sie wohnte nämlich in unserem Haus, gleich unter dem Dach. Und weil jeder im Haus ihren wunderschönen Gesang hören konnte, nannte sie jeder „Das Vögelchen!“ Papa nannte sie immer Frau Strauß.

Später, am Nachmittag, wenn kein Schüler mehr kam, dann haben Toby und ich immer Klavier gespielt. Wir hatten eine richtige Nummer. Und das war die Hitparade. Wir spielten alles was gerade hip war! Mike Oldfield, Heaven 17, Wham, Modern Talking, OMD, Duran Duran und besonders gerne habe ich Tina Turner gespielt. Dazu haben wir natürlich auch gesungen. Toby konnte schon richtig englisch, während ich immer nur so getan habe, als könne ich das. Auch wenn die Texte nicht so richtig saßen, spielen konnten wir gut zusammen. Es war ein großer Spaß! Das war nicht so öde Volksmusik, Mozart oder Beethoven. Immer wenn wir Besuch hatten, spielten Toby und ich unsere neusten Hits. Einmal, da hatten wir ein Straßenfest mit einer richtigen Bühne und einer richtigen Rock-Band. Das waren die Leine-Monkeys. Nach deren Auftritt sind Toby und ich auf die Bühne gegangen und haben das Keyboard unter Beschlag genommen. Wir spielten Songs von Culture Club und Depeche Mode. Als die Band uns hörte und sah, wie die Leute darauf abfuhren, schalteten sie Ihre Mikrofone wieder an und unterstützen uns mit Gitarre und Schlagzeug. Das war ein echt cooler Tag. Wir fühlten uns wie richtige Stars! Jedenfalls ich und Toby bestimmt auch! Später hat er sich mit den Mädchen aus unserer Straße getroffen und dann hat er auch noch geknutscht! Natürlich mit Ivonne! Da war ich so was von eifersüchtig und richtig sauer! Mama hat mir übers Haar gestreichelt und gemeint, ich würde das eines Tages auch machen wollen! Ja, ich doch nicht! Nie im Leben! Und dann kam auch noch Frau Klawitter. Sie wollte mich trösten und gab mir einen riesen Schmatzer auf den Mund! Bäähhh! Mit ihren riesigen roten Lippen! Oh, wie habe ich diese Ivonne gehasst!

2
Spaß in Italien

Am Freitag, den 12. Mai 1989 verließ ich gegen 13.00 Uhr zum letzten mal den Kindergarten. Wir fuhren an diesem Tag nämlich in den Urlaub. Eigentlich waren keine Ferien, aber im Sommer hätte auch für mich die Schulzeit begonnen. Papa mochte es nicht, wenn wir zu den normalen Ferienzeiten in den Urlaub fuhren, weil dann immer alles so voll war. Darum fuhren wir vor den Ferien in den Urlaub. Toby musste dafür eine besondere Genehmigung von seinem Schuldirektor bekommen. Das war aber nicht so schlimm, weil Toby gut in der Schule war, und weil Peter mit dem Direktor in einem Verein Tennis spielte.

Pauls Mutter holte uns ab und brachte mich nach Hause. Vor der Tür standen Peter und Papa und packten Ihre Autos voll.

„Wofür braucht Ihr 4 große Koffer? Für 2 Erwachsene und 2 Kinder? Ihr fahrt doch nur 2 Wochen in den Urlaub und nicht 2 Jahre, Rainer!“
„Ja, das bring mal Martina bei! Die muss für jeden Fall gerüstet sein!“
„Huhu Papa! Huhu Peter! Und Dosenfutter hat Mama auch eingepackt!“
„Dosenfutter?“
„Hahahahaha! Ja die Mama hat Angst, dass wir verhungern!“

Tatsächlich hatte Mama alles eingepackt, was man sich nur vorstellen konnte. Wir waren am Vortag zusammen einkaufen und da hatten wir einen riesigen Wagen voller Lebensmittel mitgebracht. Kaffee, Filtertüten, Suppen, Gulasch, Nudeln, Gewürze, Kekse, Teebeutel, Grillkohle, Putzmittel und lauter Kram.

Während Papa und Peter noch daran tüftelten, auch alles richtig in die Autos zu verpacken, verabschiedete ich mich eher flüchtig von Paul und seiner Mutter. Ich rannte die Treppen hinauf und bimmelte wie die Feuerwehr an unserer Haustür. Mama öffnete die Wohnungstür und sie hatte einen ganz roten Kopf.

„Wo hast Du denn deinen Schlüssel Hendrik? Kannst Du nicht aufschließen? Ich bin doch noch mitten in den Urlaubsvorbereitungen!“

„Um den Hals Mama! Um den Hals!“

„Da hängt er richtig. Komm und mach Dich nützlich. Pack das Futter für Jacko zusammen und dann bring ihn zu Frau Klawitter rauf. Kannst Du das schon? Sonst macht Toby das nachher, wenn Dir das zu schwer ist. Nicht das Du mit dem ganzen Käfig noch die Treppe hinunter fällst. Dann war es das mit dem Urlaub. Also, pack bitte nur das Futter zusammen. Den Rest macht Toby. Ist besser so.“
„Jacko soll zu Frau Klawitter? So was Blödes! Da wird doch der Hund in der Pfanne verrückt und Jacko erst

recht! Stell Dir vor, der singt dann auch so beschissen wie Frau Klawitter!“

„Hendrik! Drück Dich bitte gewählter aus! – Wo hast Du das nur her? Von uns nicht! Was da im Kindergarten so läuft, das möchte ich wirklich gerne einmal wissen!“
„Mama! Wenn Du Jacko 2 ganze Wochen bei Frau Klawitter lässt, dann melde ich das dem Naturschutz! Das ist nämlich Tierquälerei!“

„Ach Hendrik! Nun mach bitte was ich Dir sage! Und wenn schon, dann musst Du das dem Tierschutz melden! Du kleiner Töffel!“

Jacko, unser Papagei, musste natürlich zu Hause bleiben. Obwohl er so gerne Auto fährt, hat Papa gesagt, dass eine lange Reise nach Italien viel zu viel für den Jacko ist. Jetzt hatte er aber voll Pech gehabt. Er musste bei Frau Klawitter schlafen. Ich war so froh, dass ich kein Papagei war.

Jacko ist ein echt cooler Papagei. Wenn ich ins Bett gehe, dann sagt er immer: „ Schlaf schön!“ Das hat der Papa immer gesagt und Jacko spricht dann genau die Stimme von Papa. Wenn er sagt: „Gute Nacht mein Süßer“, dann spricht er wie die Mama, weil das die Mama immer gesagt hat. Wenn jemand aus dem Haus geht, dann sagt er „Tschüß, pass schön auf! Und komm auch wieder!“ Richtige Schimpfwörter kann er auch! „Scheiße“ sagt er immer und „Alter Dussel“! Das sagte Toby immer zu mir, wenn ich ihn geärgert habe. Singen kann er wie ein großer! „Hänschen klein ging allein..." und aus der Werbung singt er immer „Komm doch mit auf den Underberg... !" Das ist ein Schnaps. Wenn Paul zu mir kam, dann sagte er immer „Oh, Besuch ist da!" Die Oma mochte nicht auf Jacko aufpassen. Einmal biss er nämlich die Oma in den Finger. Das blutete sehr. Darum hatte Oma Schiss vor Jacko.

Dann ging alles ziemlich schnell. Toby kam aus der Schule und brachte Jacko zu Frau Klawitter. Mama hatte alles eingepackt und Peter und Papa hatten alles im Auto verstaut. Pünktlich um 14.00 Uhr saßen wir im Auto und es sollte los gehen.

„Auf nach Italien! Vor uns liegen 1300 Kilometer Autofahrt und anschließend 2 wunderschöne Wochen Urlaub."

„Wie lange sind 1300 Kilometer, Papa?"

„Ungefähr 14 Stunden, Hendrik! Es kommt darauf an, wie voll die Autobahn ist. Aber morgen frühstücken wir in Italien und dann gehen wir ans Meer!"

Hui, 14 Stunden Autofahren! Das ist aber lange! Manchmal, wenn wir lange mit dem Auto fuhren, dann wurde es mir voll schlecht und ich musste mich übergeben. Einmal habe ich das ganze Auto dreckig gemacht, weil ich keinem gesagt hatte, dass es mir schlecht wurde. Darum hatte Mama mir eine Tablette gegeben. Eine Reisetablette war das. Dann wird einem nicht schlecht, weil man sich nicht so aufregt. Toby musste auch eine nehmen und Mama hat auch eine gefuttert. Sicher ist sicher.

Als wir losfuhren, regnete es in Hannover. Ich war gespannt, ob es wirklich so warm in Italien wird, wie der Papa es versprochen hatte. Und ein richtiges Meer hatte ich auch noch nie gesehen. Mit Wellen und salzigem Wasser. Ich konnte mir einfach nicht vorstellen, dass das Wasser im Meer salzig ist.

So lange im Auto sitzen kann ganz schön öde sein. Toby und ich haben ein Spiel gespielt. Wir haben uns die Kennzeichen von den Autos angeschaut und dann mussten wir raten, wo das Auto herkommt. Natürlich war Toby viel schlauer und er wusste immer ganz genau aus welcher Stadt das Auto kam. Da habe ich lieber die anderen Autofahrer geärgert. Wenn also ein Auto hinter uns war, dann habe ich immer erst gewunken und wenn da jemand zurück gewunken hatte, habe ich die blödesten Fratzen gemacht. Das war sehr lustig. Peter fuhr immer in unserer Nähe. Einmal war er hinter uns und einmal war er vor uns. Das Surren des Motors hat mich müde gemacht und ich bin eingeschlafen. Plötzlich hörte das Surren auf und ich wachte auf. Draußen war es schon ganz dunkel und wir fuhren auf einen Rastplatz.
„Hey, wo sind wir denn? Schon in Italien?"
„Quatsch! Meinst Du, Papa kann fliegen?"
„Seid friedlich Jungs! Sonst mache ich mit!"
„Ich muss mal aufs Klo, Mama!"
„Ja, wir halten ja schon!"

Papa hatte mir erklärt, dass wir schon weit hinter München waren und bald käme eine riesige Brücke. Die hieße „Brenner“ und wenn wir diese Brücke passiert hätten, dann wären wir in Italien. Aber erst einmal wollten wir eine Rast machen. An der Raststätte war ein Restaurant. Die Kellner trugen alle kurze Lederhosen und ein Hemd mit lauter roten und weißen Vierecken. Das sah so komisch aus. Und wie die gesprochen haben. Das hatte ich noch nie gehört. Verstanden habe ich nichts. Mama hat gesagt, das sei ein Dialekt.

Nach dem Essen fuhren wir erst zum Tanken und dann ging es weiter. Es war so dunkel und ich hatte etwas Schiss, weil wir doch schon so lange unterwegs waren und schließlich könnte der Papa ja auch müde werden und was würde passieren, wenn er einschliefe? Aber nicht Papa schlief ein, sondern ich. Ich habe nicht gemerkt, wie wir über diese große Brücke fuhren. Dabei hatte ich mich so darauf gefreut. Ich habe auch nicht mitbekommen, wie wir in unserem Urlaubsort ankamen. Der Ort hieß jedenfalls „Lido Di Pomposa“, ein sehr schöner Name. Ich bin erst am nächsten Morgen aufgewacht. Und da saß ich nicht etwa im Auto. Nein ich lag in einem Bett und hatte einen Schlafanzug an. Weiß der Henker, wie ich in dieses Bett gekommen bin! Ich wusste auch nicht wo ich war. Es sah alles so fremd aus. Gegenüber von meinem Bett war ein Fenster. Die Sonne schien herein und dann fiel es mir wieder ein. Das musste die italienische Sonne sein. Wir waren in Italien. Schnell sprang ich aus dem Bett und sah aus dem Fenster. Ich sah einen schönen großen Garten mit lauter bunten Blumen. Um das Haus und den Garten war ein gelber Zaun mit zwei riesigen gelben Türen. Die sahen aus wie die Türen an meinem Legohaus. Dann kam eine kleine Straße und weiter hinten, da war es! Riesig groß und ganz in blau! Das Meer!

„Huhu! Huhu! Wo seid ihr denn alle? Haaalooo! Ich habe das Meer gesehen! Es ist blau und ein Schiff ist auch da!“, schrie ich und lief aus dem Zimmer. Ich kam auf einen Flur. Dort gingen 4 Türen ab und eine Treppe. Ich öffnete die erste Tür und da war ein großes Bett und in dem Bett lag Papa. Er schlief noch. Ich sprang auf ihn und rüttelte ihn.

„Huhu Papa! Wach doch auf! Komm schau mal aus meinem Fenster!“

Papa rührte sich nicht. Also lief ich in das nächste Zimmer. Aber es war leer. Hinter der nächsten Tür war ein riesiges Klo. Nein, das war kein Klo, sondern ein Badezimmer! Aber so groß! Das hatte ich noch nie gesehen. Da war eine riesige Badewanne drin. Da passten bestimmt 2 oder 3 Leute rein. Dann war da eine extra Dusche und 2 große Waschbecken und noch so ein komisches Ding. Das Ding sah aus wie eine Schüssel. Davor stand ein kleiner Hocker. Das Ding war bestimmt zum Waschen der Füße, weil genau in der Mitte ein kleiner Springbrunnen war, wenn man an den Wasserhähnen gedreht hat, die am oberen Rand waren. Und alles war ganz in Weiß. Die Fliesen waren nicht so klein wie bei uns. Das waren riesige Platten.

In dem anderen Zimmer lag Peter. Peter schlief auch noch. Ich sprang auch auf Peters Bett und rief: „Huhu Peter! Komm wach mal auf! Du musst unbedingt aus meinem Fenster schauen! Da ist ein riesiges Meer und ein Schiff! Komm schnell, sonst ist es wieder weg!“

„Ja, Hendrik! Ich weiß! Ich war schon im Meer schwimmen, da hast du noch fest geschlafen! Komm, lass mich bitte noch etwas schlafen! Peter ist müde!“, brummelte Peter durch seine Bettdecke, die er sich über den Kopf gezogen hatte. Also lief ich die Treppe hinunter. Da war ein riesiges Wohnzimmer mit einer Essecke. Auf dem Tisch war ein Frühstück aufgebaut. Am Tisch saß aber niemand. Ich lief in den nächsten Raum und da waren meine Mama und Toby. Mama kochte Kaffee und Toby saß auf einem Tresen, der vor der Küchenzeile stand.

„Na, mein Süßer, hast Du die oben alle munter gemacht?“
„Nee, Papa schläft und Peter will auch nicht aus meinem Fenster schauen!“

„ Papa und Peter sind ja auch erst um 4 Uhr ins Bett gekommen. Lass die man ruhig schlafen! Kommt Männer, wir frühstücken unter uns!“
„O.k.! Mum! Gehen wir dann alleine zum Strand?“
„Ja Toby, hast du schon Deine Badesachen gepackt?“
„Na logo Mum!”

„Dann pack doch bitte auch Hendriks Badezeug ein und sag bitte nicht immer Mum zu mir! Das klingt so alt!"
„Mum ist englisch Mum! Das ist nicht alt!"
„Na gut, aber sag es dennoch bitte nicht mehr, O.k.?"
„O.k. Mum!"

Und dann war es soweit. Wir gingen an das Meer. Und es war so schön. Ganz in Blau und auch etwas Grün. Es waren auch Wellen drauf, aber die waren nur ganz klein. Mama meinte, die würden auch noch größer werden. Und Strand war auch da. So viel Sand auf einem Haufen! Natürlich konnte ich es nicht abwarten und darum zog ich schnell meine Badehose an und lief ins Wasser. Es war schön kühl, aber nicht kalt. In jedem Fall aber war es nicht salzig! Das hätte ich ja merken müssen, als ich mich langsam aber sicher immer weiter in das Wasser hinein wagte. Es fühlte sich ähnlich an wie unser Kiesteich in Hannover. Und da war schließlich auch kein Salz drin. Das Wasser war so klar, dass ich genau auf den Grund sehen konnte. Auf dem Grund wuchs doch tatsächlich Gras! Kleine grüne Grasbüschel schaukelten lustig mit der Bewegung des Wassers. Einmal nach vorn und einmal nach hinten. Je tiefer ich in das Meer hinein ging, desto mehr Grasbüschel wuchsen aus dem Boden. Ich näherte mich 2 Mädchen, die sich gegenseitig etwas zuriefen, was ich aber nicht verstehen konnte. Dabei schauten sie, genau wie ich, auf den Grund des Meeres. Also war klar, da musste etwas Spannendes zu sehen sein. Ich ging zu den beiden Mädchen hin, um zu sehen, warum die sich so aufregten. Um die beiden Mädchen herum schlängelte sich das

Gras. An dieser Stelle war es ganz lang. Mit jeder Wasserbewegung bewegte sich das Gras zwischen unseren Beine. Das kitzelte so schön und darüber haben sich die beiden so aufgeregt?

„Was ist denn mit Euch los, he? Habt Ihr etwa Angst? Das ist doch nur Gras, Ihr Suppenhühner!“, rief ich den beiden zu. Genau wie ich zuvor, verstanden die beiden nun mich nicht. Das ging ja auch nicht, weil die beiden englisch sprachen und ich deutsch. Aber scheinbar bemerkten sie, dass ich mich gerade über sie lustig machte. Ich rupfte nämlich einige Grasbüschel aus dem Wasser und versuchte die beiden damit zu erschrecken. Doch das ließ sie völlig kalt! Statt dessen zeigten sie immer wieder auf eine andere Stelle im Wasser, etwas weiter vor ihnen. Mutig stampfte ich durch das Wasser um die Lage zu peilen. Die beiden Mädchen hielten sich nun gegenseitig an ihren Badeanzügen fest und kreischten ganz unverständliche Dinge. Ich stellte mich nun genau neben die beiden und zupfte der einen an ihren langen schwarzen Haaren.
„Can I help you, Darling?”, fragte ich ganz lässig. Das hatte ich aus dem Fernsehen. Cool! Sie verstand mich und deutete immer wieder auf diese Stelle vor uns. Zunächst sah ich jedoch nur lauter Gras. Während die beiden noch immer hysterisch kreischten, fummelte ich mit meinem Fuß im Gras herum. Daraufhin liefen die beiden einfach weg! Ich wollte mich gerade so richtig kaputt lachen, da sah ich es plötzlich! Zwischen dem Gras sahen mich auf einmal 2 Augen an! Ein dickes,

langes Ding lag da im Wasser. Es hatte einen gelben Punkt auf dem Kopf und schaute mich ziemlich böse an!

„Maaaaaammmmaaaaa!“, schrie ich und schnellst möglich verließ ich diesen schrecklichen Ort. Da ich zwischenzeitlich schon bis zum Po im Wasser war, ging das mit der Flucht jedoch nicht so schnell, wie ich es gerne gehabt hätte. Darum wurde ich immer hektischer und ruderte mit den Armen herum. Das half aber auch nicht! Mein Leben war in aller größter Gefahr und die Leute standen da nur rum und lachten auch noch! So eine Frechheit! Mitten in dieser größten Not stolperte ich nun auch noch und fiel lang ins Wasser. Und dann wusste ich es! Meerwasser ist salzig! Bäh, und wie salzig es war! Unfreiwillig nahm ich 2 oder 3 große Schlucke. Dabei verschluckte ich mich natürlich und begann wild zu husten. Dadurch gelangte das fiese, salzige Wasser auch noch in meine Nase! Und für so etwas Schreckliches sind wir nun extra in den Urlaub gefahren!

Ich weiß nicht wie, aber ich hatte es geschafft! Nur noch bis zum Knöchel im Wasser stehend, schaute ich mich um und das Ungeheuer hatte mich nicht verfolgt. Dafür stand Toby vor mir, neben ihm die beiden Mädchen und alle drei lachten über mich! Zwei lachten auf englisch und einer auf deutsch! So ein blöder Bruder dachte ich noch, als Toby mich plötzlich auf den Arm nahm und rief: „Das ist Hendrik, mein mutiger Bruder! Seht und staunt! Er hat das Meerungeheuer in die Flucht geschlagen!“

Nun ja, da hatte er ja eigentlich Recht! Genau das habe ich gemacht! Und die zwei Mädchen waren bestimmt froh, dass ich sie vor dem Ungeheuer gerettet habe. Schnell lief ich zu Mama und berichtete den ungeheuerlichen Vorfall.

Später hatte Papa mir fest versprochen, dass es in dem Meer, es hießt übrigens Adria, keine Ungeheuer gab. Also habe ich nur einen Fisch getroffen, der viel mehr Schiss vor mir hatte, als ich vor ihm. Darum bin ich dann doch zu der Überzeugung gekommen, dass ich ruhig weiter in dieses Meer gehen kann. Ich mochte es wirklich sehr. Es war so schön mit Papa, Toby und Peter im Meer zu toben, am Strand zu spielen oder Sandburgen zu bauen. Mama ging nur ganz selten ins Wasser. Sie hatte richtigen Schiss vorm Wasser. Sie hat immer gesagt, es sei ihr einfach zu groß und sie ginge lieber unter die Dusche. Aber unter die Dusche am Strand ging ich jedenfalls nicht mehr! Einmal habe ich mich nach dem Baden geduscht und plötzlich saß da eine echte Eidechse und hat mir zugesehen! Mit richtigen Stacheln auf dem Rücken! Na, da bin ich gleich abgehauen! Aber erzählt habe ich nichts davon! Sollen sich die anderen doch selber erschrecken, dachte ich mir! Tiere gab es sehr viel in Italien. Besonders Katzen und Hunde. Die liefen einfach in den Straßen herum und futterten aus Mülltonnen. Streicheln durfte ich diese Tiere nicht. Sie hatten Flöhe und waren gefährlich, weil sie oft beißen wollten. Und dann gab es noch andere Tiere im Überfluss. Und das waren Mücken. Diese blöden Tiere waren echt voll die Plage in

Italien. Mama musste immer in den Schlafzimmern fiese Chemie sprühen, um die Mücken zu erledigen. Am Abend konnten wir nur mit Jacken und dicken Socken im Garten sitzen. Und selbst durch dicke Socken konnten die Mücken stechen. Und das tat sehr weh. Nachts flogen sie richtige Angriffe auf mich. Das war wie in einem Film mit Flugzeugen im Krieg oder so. Jedenfalls hörte es sich genau so an. In den Supermärkten konnte man jede Menge Mückenvernichter kaufen. Papa sagte aber, diese Dinge nützen nichts, weil die Mücken sich dagegen gerüstet haben. Das ist wie eine Impfung vor Masern oder so.

Daher verbrachten wir die Abende nicht mehr in unserem Garten vor dem Haus, sondern gingen in die Stadt oder besser auf die Strandpromenade. Da waren keine Mücken. Dafür war da aber jede Menge Leben. Richtige Massen von Menschen liefen auf der Promenade herum. Da waren lauter kleine Geschäfte, Bars und Restaurants. Hier und dort waren kleine Verkaufsstände, an denen Kinder Steine, Muscheln und Seesterne verkauften. Weil es in Italien am Mittag so warm ist, schlafen die Italiener am Mittag und arbeiten dann dafür am Abend. Darum haben die Geschäfte in Italien am Abend so lange geöffnet. So hat es mir jedenfalls Peter erklärt. Das Spannendste auf dieser Strandpromenade waren jedoch die Spielhöllen. Dort gab es alle nur denkbaren Spielautomaten. Am besten gefiel uns jedoch der Formel - 1 Automat. Das war ein Automat, der wie ein Rennwagen aussah und wenn man sich hineinsetzte, dann konnte man wie ein richtiger

Rennfahrer abdüsen. Wer die wenigsten Unfälle baute, am schnellsten fuhr und gleichzeitig die meisten Kilometer schaffte, hatte gewonnen. Gewonnen hatte fast immer Toby. Ich fand es viel schöner in einen Reifenstapel zu donnern und die schönsten Pierellen zu drehen. Darum verlor ich auch immer haushoch. Papa und Peter waren fast gleich gut, Toby war aber immer etwas besser.

Nach genügend Runden auf der Rennstrecke setzten wir uns meistens in eine kleine Bar. Dort tranken wir Wein und Bier. Toby und ich bekamen leider nur Cola. Zu dieser Zeit planten wir immer unsere Ziele für den nächsten Tag. Es gab nämlich so furchtbar viel zu sehen in Italien. Gleich am zweiten Abend durfte ich entscheiden, was wir am nächsten Tag machen wollten. Der nächste Tag war nämlich der 15. Mai 1989, mein sechster Geburtstag.

Ich wünschte mir, eine besonders schöne Kirche zu sehen. In Italien gibt es viele schöne und alte Kirchen. Schon zu dieser Zeit ging ich gerne in Kirchen und hörte der Orgel oder auch dem Chor zu. Für den Nachmittag wünschte ich mir einen Aufenthalt am Strand. Am Abend wollte ich lecker Spagetti essen und wenn wir am späteren Abend wieder in der Bar sitzen würden, dann wünschte ich mir ein Glas Wein. Mama und Papa haben mir fest versprochen, dass sie mir alle meine Wünsche erfüllen würden. Na, da war ich ja gespannt! Besonders auf den späteren Abend natürlich!

Am nächsten Morgen wurde ich mit „Happy Brithday“ geweckt. Toby, Mama, Papa und Peter standen vor meinem Bett und sangen. Toby hielt einen Kuchen in der Hand mit 6 brennenden Kerzen drauf und einer großen in der Mitte. Mama hob mich aus dem Bett, nahm mich auf den Arm und gab mir einen dicken Kuss.

„Herzlichen Glückwunsch mein kleiner Schatz“, sagte sie. „Alles Gute und komm schnell! Mal sehen, was der Geburtstagsmann Dir so alles gebracht hat!“, sagte Papa. „Erst soll Hendrik die Kerzen auspusten!“, meinte Toby. „Genau, aber ohne Hilfe! Und wünsch Dir etwas Schönes, Hendrik! Es wird in Erfüllung gehen, wenn Du alle Kerzen auf einmal auspusten kannst!“, riet mir Peter. Alle zählten „Eins, Zwei und Drei. !“ Ich pustete und alle Kerzen waren aus! Das war cool! Leider hatte ich nur vergessen mir etwas zu wünschen. So ein Pech! Nun gingen wir hinunter in das Wohnzimmer. Dort war, wie zu Hause auch, wenn jemand Geburtstag hatte, ein schöner Tisch gedeckt mit ganz vielen Geschenken darauf. Lauter schöne Sachen waren zu finden. Von Mama und Papa bekam ich meine erste Armbanduhr geschenkt. Es war eine Uhr zum Aufziehen und mit richtigen Zeigern. Diese Digitaluhren fand ich nämlich blöde, weil sie nicht tickten. Und die Uhr war so schön! Hui, war ich stolz! Ich wollte sie gleich umbinden, aber leider war mein Arm so dünn, dass das Armband nicht passte. Peter versprach, er würde es schon passend machen und Mama gab mir ein Geschenk, das ich unbedingt auspacken sollte. Schon von außen konnte ich erkennen, dass es eine Schallplatte war. Ich packte die

Platte aus und es war eine von Tina Turner! Tina live in Europe! Cool! Im letzten Jahr war ich mit Papa, Peter und Toby auf dem Konzert in Hannover gewesen. Mama legte die Platte auf und stellte sie so laut, dass ich Tina noch unter der Dusche hören konnte. Von Toby bekam ich ein Flugzeug geschenkt. Es war wie ein Drachen, hatte einen gelben Rumpf und rote Flügel. Die Flügel drehten sich durch den Wind und dadurch konnte es an einer Drachenschnur richtig fliegen. Peter schenkte mir einen Füllhalter für die Schule. Wenn ich im Sommer in die Schule kommen würde, dann hätte bestimmt niemand so einen schönen Füllhalter wie ich! Er war blau mit weißen Streifen und hatte eine goldene Spitze.

Der Tag verlief fast genau, wie ich es geplant hatte. Nach dem Frühstück fuhren wir nach Verona. Verona ist eine sehr alte Stadt mit einer schönen alten Kirche. Wir besichtigten gerade die Kirche, als plötzlich der Pastor kam und ganz laut mit Mama schimpfte. Leider schimpfte er auf italienisch und wir verstanden kein Wort. Darum wussten wir auch nicht warum er so schimpfte. Dann kam eine Frau und gab Mama eine Strickjacke. Mama trug nämlich ein Kleid ohne Ärmel und das war in einer Kirche verboten. Schnell zog Mama die Jacke an und schon hörte der Pastor auf zu schimpfen und ging, leise brummelnd, weg. Mama hatte so einen Schrecken bekommen, dass sie keine Lust mehr hatte länger in der Kirche zu bleiben. So besichtigte ich mit Peter allein die Kirche. Peter erklärte mir, dass die Italiener sehr gläubig sind und darum hätte sich der Pastor so aufgeregt. In der Kirche muss man sich anständig anziehen. Das gilt auch für Urlauber, die sich nur mal eine Kirche ansehen wollen.

Mittags waren wir wieder am Strand. Natürlich probierte ich gleich mein Flugzeug aus. Papa hatte es zusammengebaut und schon ging es los! Ruck Zuck, erhob es sich in die Lüfte und flog höher und höher. Die Drachenschnur war bestimmt 100 Meter lang und ich rollte sie bis zum Ende ab. Da brauchte ich ganz schön Kraft, damit mir das Ende nicht aus der Hand gerissen wurde. Papa kannte da einen Trick. Er knotete das Ende der Drachenschnur an unseren Sonnenschirm. So brauchte ich es nicht mehr halten und konnte gemütlich zusehen, wie das Flugzeug am Himmel stand. Dabei dachte ich mir lauter Geschichten aus, die gerade an Bord passierten.

„Du Hendrik, ich glaube, wir müssen dem Flugkapitän mal einen Funkspruch schicken!“, sagte Papa. „Wie soll das denn gehen?“, wunderte ich mich noch, als Papa ein Stück aus seiner Zeitung herausriss. Dann wickelte er das Papier wie ein Trichter um die Drachenschnur und verklebte die Enden mir etwas Spucke. Er gab dem Trichter einen kleinen Schubs und schon kletterte dieser die Drachenschnur empor. Ganz von selbst! Immer höher und höher. Das war der Hit! Toby und ich schickten nun jede Menge Funksprüche nach oben, bis wir von Mama abgelenkt wurden. Sie hatte nämlich von dem Strandkiosk ein Eis für uns mitgebracht. Zu dieser Zeit kamen auch die beiden Mädchen aus England. Wir bauten zu viert eine große Sandburg. Zwischendurch schaute ich immer wieder zu meinem Flieger. Er stand noch immer wie eine Eins am Himmel und drehte die Flügel. Doch vor lauter Eis essen und Sandburgen bauen hatte ich den Flieger plötzlich total vergessen. Erst als wir mit unserer Burg fertig waren, viel mir der Flieger wieder ein und es wurde Zeit, einen neuen Funkspruch abzuschicken. Ich schaute zum Himmel und was sah ich? Nichts! Kein Flieger mit roten Flügeln weit und breit!

„Alarm! Alarm! Panik in den Wolken! Mein Flugzeug ist abgestürzt!“, schrie ich! Papa, der gerade schlief, schreckte hoch und schaute zum Himmel.

„Hast du denn nicht aufgepasst, Hendrik? Das geht aber nicht!“, meinte Papa. Schon wurde die Rettung eingeleitet. Wir folgten einfach der Drachenschnur, an deren Ende ja das Flugzeug hängen musste. Die Schnur verlief quer über den Strand, über eine Hecke auf den dahinter liegenden Campingplatz. Papa und ich schlüpften durch die Hecke und folgten der Schnur. Weiter hinten standen schon einige Menschen um einen kleinen Baum herum. Und in diesem Baum hing das Flugzeug. Als wir an dem Baum ankamen, halfen uns alle das Flugzeug zu befreien. Der Baum war ein ganz komischer Baum. Er sah aus wie eine Tanne und der Baumstamm war über und über voll von Schnecken mit ihren Häusern. Die klebten ganz fest am Baumstamm und kümmerten sich nicht die Bohne um das abgestürzte Flugzeug. Jedenfalls verlief die Rettungsaktion glücklich und wir befreiten das Flugzeug. Das Flugzeug schien den Baum sehr zu mögen, denn dieser Absturz sollte nicht der Letzte sein und immer landete es in diesem komischen Baum.

Bis auf diesen Zwischenfall verlief mein sechster Geburtstag auch weiterhin sehr schön. Am Abend gewann ich sogar das Autorennen, aber ich glaube, Peter, Toby und Papa haben mich gewinnen lassen. Zur Belohnung bekam ich zum Abschluss des Tages auch noch ein Glas Wein. Als ich später ins Bett gebracht wurde, bedankte ich mich bei allen für diesen schönen Tag und ich meinte, das dieser Geburtstag bestimmt der schönste Geburtstag für eine ganz lange Zeit sein würde. Niemand von uns wusste, wie Recht ich hatte, als Mama meinte, dass jeder Geburtstag ein ganz besonderer Tag sei.

Unser Urlaub verlief auch weiterhin sehr schön, bis zu diesem Tag, als die olle Biene mir in den Fuß gestochen hatte. Trotz aller Hoffnung war das Fieber am Tag nach dem Stich nicht weg. Ich hatte einen ganz dicken Fuß und schlecht war mir auch. Es war unser letzter Urlaubstag. Am nächsten Morgen, früh um 3.00 Uhr wollten Mama, Papa, Toby und ich nach Hause fahren. Peter blieb noch eine Woche länger in Italien. Papa meinte, ich könne nicht mit dem Fieber 14 Stunden im Auto sitzen und ich sollte deshalb noch eine Woche länger in Italien bleiben und später mit Peter nach Hause fahren. Doch das wollte ich nicht. Deshalb sagte ich, es ginge mir schon viel besser und ich könne sogar 20 Stunden im Auto sitzen, aber keine Stunde ohne meine

Familie in Italien. Papa beschloss, die Entscheidung auf den Abend zu verlegen, um zu sehen, wie es mir dann ginge.

Tatsächlich ging es mir überhaupt nicht gut. Aber ich wollte stark sein und so gelang es mir, dass ich Papa am Nachmittag überredete, mich noch einmal mit an den Strand zu nehmen. Da ich nicht laufen konnte, trug Papa mich zum Strand. Meinen Fuß legte ich in einen Eimer voller Meerwasser und so ließ ich mein Flugzeug ein letztes mal in die Lüfte steigen.

Doch der Wind hatte sich gedreht. Während mein Flugzeug an den anderen Tagen immer vom Meer weg in die Lüfte stieg, erhob es sich an diesem Tag genau in Richtung des Meeres. Der Wind wurde stärker und stärker. Hinten, am Horizont zogen dunkle Wolken auf und plötzlich verspürte ich einen heftigen Ruck. Das Ende meiner Drachenschnur hatte sich von der Rolle gelöst und verschwand mit meinem Flugzeug über dem Meer. Papa versuchte noch das Ende zu erwischen, aber er schaffte es nicht. Hilflos musste ich zusehen, wie mein Flugzeug langsam, aber sicher, abstürzte und im Meer verschwand. Ich war so traurig und weinte und weinte. Papa wollte mich trösten. Er sagte, wir können in einen Laden gehen und ein neues Flugzeug kaufen. Das könne ich dann in Hannover mit Paul und meinen anderen Freunden steigen lassen. Doch ich wollte kein neues Flugzeug haben. Jetzt wollte ich nur noch nach Hause. Am Abend versprachen mir Mama und Papa, dass sie mich nicht in Italien lassen würden. Darüber war ich sehr froh, aber ich fühlte, dass dieser Tag Böses verhieß. Noch wusste ich nicht warum.

3
Tod auf vier Rädern

Um 2.30 Uhr in der Nacht weckte Mama mich auf. Noch immer hatte ich Fieber und darum brauchte ich mich auch nicht anzuziehen. Mama brachte mir einen neuen Schlafanzug und ich sollte im Schlafanzug, eingemurmelt in eine Wolldecke, nach Hause fahren. Bis alles im Auto verstaut war, durfte ich noch im Bett liegen bleiben. Zum Frühstück brachte Mama mir eine Tasse Pfefferminztee und etwas Zwieback. Auch musste ich zwei von diesen Reisetabletten nehmen. Ich hörte, wie Papa und Toby das Auto beluden. Dann kam Peter und trug mich nach unten.

„Mein lieber Hendrik, nun sei tapfer und versuche im Auto etwas zu schlafen. Dann seid ihr bald in Hannover und in einigen Tagen wird es Dir wieder besser gehen!“, sagte Peter, als er mich in das Auto setzte.

Wir verabschiedeten uns und ab ging die Post. Noch einmal fuhren wir durch den Ort und noch ehe wir das Ortsende erreicht hatten, schlief ich ein.

Als ich wieder erwachte war es schon weit nach 9.00 Uhr. Toby meinte ich hätte das Beste verpennt. Die Berge im Morgengrauen und vor allem den Brenner, jene spannende Brücke, hätte ich verpasst. Papa meinte, wir seien schon bei München und nun wären es noch 7 oder 8 Stunden, bis wir wieder in Hannover ankommen würden. An der nächsten Raststätte machten wir einen Zwischenstop und Papa trank einen Kaffee, während Mama, Toby und ich aufs Klo gingen. Gehen konnte ich jetzt schon ganz gut alleine und Mama meinte, es würde nun alles gut werden. Das Fieber war auch fast weg und tatsächlich fühlte ich mich gut. Dennoch bestand Mama darauf, dass ich mich weiterhin in die Decke einmurmeln sollte. Sie wickelte mich in die Decke und verschloss diese mit einer großen Sicherheitsnadel. So fuhren wir weiter in Richtung Heimat.

Toby und ich, wir spielten wieder unser Spiel mit den Autokennzeichen. Mama las eine Zeitung und Papa fing an zu meckern: „Kaum sind wir in Deutschland, da geht schon der Ärger mit den Baustellen wieder los!“

„Hast Du etwas Anderes erwartet, mein Schatz?“, fragte Mama, und während Papa einen Vortrag über irgendwelche Steuern und blöde Politiker hielt, fuhren wir in eine Baustelle. Toby meinte, diese Baustelle sei 5 Kilometer lang. Das hatte er auf einem Schild gelesen. Ich machte heimlich meinen Sicherheitsgurt ab, kniete mich auf die Rückbank und schaute aus der Heckscheibe. Etwas weiter hinter uns, fuhr ein roter Geländewagen. Das Auto fiel mir auf, weil es die Scheinwerfer immer ganz hell aufleuchten lies und dann die anderen Autos überholte. Wir mussten am Ende der Baustelle angekommen sein, als Papa meinte, endlich ginge es richtig weiter. Papa fuhr auf die linke Fahrbahn und gab ordentlich Gas. Durch den Ruck flog ich etwas mit meinem Kopf gegen die Heckscheibe. Schnell hatte ich die Situation aber wieder im Griff und beobachtete die Autos hinter uns. Wieder war da dieser rote Geländewagen. Er blinkte wieder ein Auto vor sich an und überholte es. Jetzt kam er immer näher an uns heran. Ich konnte den Fahrer genau sehen und streckte ihm die Zunge raus. Der Fahrer zeigte mir einen Vogel und darum zeigte ich ihm eine lange Nase. Der Vater von Paul war bei der Polizei. Ich dachte, so einen blöden Autofahrer, den melde ich bei der Polizei und dann bekommt der richtig Ärger. Darum schrieb ich mir mit einen Filzschreiber, der auf der Hutablage lag, die Autonummer in meine Hand. In diesem Moment fuhr der Fahrer ganz dicht an uns heran und blendete mit seinen Scheinwerfern.

„Was ist das denn für ein Idiot?", fragte Papa.

„Der ist voll doof und will uns überholen!", klärte ich Papa auf. Papa überholte aber gerade selber einige Autos und einen Bus. Der Fahrer fuhr uns immer dichter auf und blendete immer wieder mit seinem Scheinwerfer. Als Papa den Bus überholt hatte, fuhr er auf die mittlere Spur, um den blöden Raser vorbei zu lassen. Mama drehte sich um und sah, dass ich nicht angeschnallt war.

„Hendrik! Setz Dich sofort richtig hin und schnall Dich an! Wo gibt es denn so etwas?", schimpfte sie. Ich drehte mich gerade um und wollte mich anständig hinsetzen, als ich sah, wie der Geländewagen genau neben uns fuhr. Der Fahrer sah zu Papa herüber und meckerte in seinem Auto herum. Ich hörte noch Papa sagen: „Was ist das nur für ein Spinner? Der hat sie doch nicht alle!“, als der rote Wagen plötzlich scharf nach rechts fuhr und unser Auto frontal rammte. Dann ging alles furchtbar schnell. Wir schleuderten hin und her. Papa schrie „Scheiße“, Mama schrie „Hilfe“, Toby und ich wir schrieen nur noch einer lauter, als der andere; da gab es einen riesigen Knall. Die Scheiben klirrten und ich wurde durch das Auto geschleudert. Plötzlich bemerkte ich, wie ich abhob und durch die Windschutzscheibe aus dem Auto flog. Irgendwo kam ich zu liegen und hörte nur noch ein lautes Knallen und Quietschen. Ich musste aufgestanden sein und in die Richtung des Geräusches gelaufen sein. Ich sah unser Auto auf dem Dach liegen. Es war ganz kaputt. Das Krachen, Quietschen und Knallen hörte auf. Ich wollte zu unserem Auto laufen, aber es lag auf einem Feld und dazwischen war ein Graben, den ich nicht überqueren konnte. Ich hörte meine Mama schreien. Sie schrie ganz laut. So einen Schrei hatte ich noch nie gehört. Sie hörte nicht auf zu schreien, da gab es wieder einen lauten Knall und plötzlich stand das ganze Auto in Flammen. Dann begann ich zu schreien, weil ich nun meine Mama nicht mehr schreien hören konnte. Ich sah noch lauter Leute kommen. Aber meine Mama, meinen Papa oder Toby sah ich nicht. Eine Frau wollte mich festhalten, weil ich nun doch versuchte, über diesen Graben zu klettern. Ich biss ihr mit aller Kraft in die Hand und versuchte über den Graben zu gelangen.

Dann wurde es dunkel.

4
Am Ende

„Hendrik, hörst Du mich? Ja komm, mach die Augen auf! So ist es schön! Ja, schön weit öffnen die Augen! Komm, schau in das Licht!“, hörte ich eine Stimme.

Als nächstes hörte ich ein komisches Geräusch: Piep... , Piep... , Piep... , Piep... ging es. Ich öffnete die Augen und sah in ein Licht. Es blendete mich so sehr. Dann wieder diese Stimme: „Hendrik, schön in das Licht schauen! Komm, schau dem Licht nach! Ja so ist es gut!“ Dann wieder diese Geräusch: Piep... , Piep... , Piep... , Piep...

„Ja, na bitte, wir haben ihn!“, hörte ich wieder diese Stimme. Jemand machte irgendetwas mit meinem Arm, in dem ich ein unbekanntes Ziehen verspürte. „Schön wach bleiben kleiner Hendrik! Schau dem Licht nach!“, forderte die Stimme. Wer war das? Wo war ich? Was war geschehen? Keine Erinnerung! Nach einiger Zeit gewöhnten sich meine Augen an das helle Licht. Tränen liefen aus meinen Augen, aber ich weinte nicht. Jemand wischte sie ab. Der Blick wurde klarer. Ich sah einen weißen Mann und zwei weiße Frauen. Ich hörte weiter dieses Geräusch: Piep... , Piep... , Piep... , Piep...

Ich schaute nach links, ich schaute nach rechts, aber ich konnte nichts bekanntes erkennen. Mein Kopf tat weh. Ich versuchte mich zu erinnern. Wo war ich? Wer war ich? Was war geschehen? Keine Erinnerung! Etwas stimmte nicht! Hendrik! Ja, ich bin Hendrik! Doch wo war ich? Wieder dieses Geräusch: „Piep, Piep, Piep, Piep, Piep, Piep...“. Das Geräusch schien schneller zu werden. Was wollte es? Wollte es mich packen? Ich spürte ein Kribbeln im Bauch. Ein unbekanntes Gefühl. Kein Schmerz. Angst. Es war Angst. Angst, wovor?

„Ruhig Hendrik, ganz ruhig! Alles wird gut! Keiner tut Dir etwas! Hast Du Durst? Komm kleiner Hendrik, sag etwas! Du hast doch bestimmt Durst! Komm, sag ja!“

Weiter dieses Geräusch: Piep... , Piep... , Piep... , Piep...

Sagen? Was soll ich sagen? Durst? Ja ich hatte Durst! Und was für einen Durst ich hatte! Aber ich sage nichts! Nein, mit denen spreche ich nicht! Wieso kennen die meinen Namen? Wer waren diese Leute? Was machen die mit mir?

Jemand hob meinen Kopf. Ich spürte etwas Kaltes an meinem Mund. Wasser? Nein, Tee? Nein! Ich wusste nicht was es war. Ich trank und trank und trank! Und weiter: „Piep... , Piep... , Piep... , Piep...“.

„Langsam! Ganz langsam! Ja, so machst Du das richtig!“, hörte ich wieder diese Stimme. Diese unbekannte Stimme! Welche Stimme aber kannte ich? Hier kannte ich keine, aber kannte ich eine? Ich musste doch eine kennen! Ja, ich bin Hendrik! Und wo Hendrik ist, da ist... – da ist... – da ist...Weiter das Geräusch: Piep... , Piep... , Piep… , Piep...

Ja, wo Hendrik ist, da ist Mama! Da ist Papa! Da ist Toby! Ja! Meine Familie! Aber, wo waren sie? Wer waren nur die anderen Leute? Wieso waren die da und nicht meine Familie? Was war geschehen? Da war etwas! Aber was? Plötzlich ein Licht! Nein, das war nicht nur einfach ein Licht! Das war ein Feuer!

Ein Feuer! Schreie! Ein Feuer! Eine Hand!

Dann wurde es dunkel.

Ich hörte Schritte. Jemand war da, aber ich sah niemanden. Die Schritte waren neben mir. Ich wollte hinschauen, aber es ging nicht. Mein Kopf war schwer. Die Schritte kamen näher. Dann sah ich ein Gesicht, aber ich kannte dieses Gesicht nicht.

„Ah, da schau her! Wen haben wir denn da? Das ist doch der Hendrik! Hendrik Rehrer was? Hast Du Dich endlich ausgeschlafen? Ich bin die Schwester Doris. Du brauchst keine Angst zu haben. Gleich kommt der Onkel Doktor.“

Wieder hörte ich Schritte. Ein weißer Mann kam näher. „Na, Du bist ja ein Frühaufsteher was? Erst tagelang schlafen und dann mitten in der Nacht aufwachen! Du bist der Hendrik, ja? Bist Du der Hendrik Rehrer?

Komm, sag ja! Oder nein! Wenn Du nicht der Hendrik Rehrer bist, dann sag einfach nein!"

Diesen Mann kannte ich nicht. Aber er kannte mich und die andere Stimme kannte mich auch. Ich versuchte meine Gedanken zu ordnen. Wieder hatte ich dieses komische Gefühl im Bauch. Ich erinnerte mich an dieses Gefühl. Was wollte es mir sagen? Es sollte mir nichts sagen! Denn es war Angst! Angst vor meinen Gedanken. Angst vor der Erinnerung. Da war etwas. Eine Ahnung. Ich war allein! Ja, ich war allein. Das Feuer, der Knall, die Schreie. Etwas Schreckliches war geschehen. Keiner war da! Keine Mama, kein Papa, kein Toby! Sie können nicht kommen! Ganz klar, sie können nicht kommen, weil sie, - weil sie tot sind? Es war ein Unfall! Der Knall, das Feuer, die Schreie und ein roter Geländewagen. Ganz klar, es war ein Unfall. Alle sind tot, nur ich nicht! Ich nicht! Warum?

Oder irre ich mich? Ja! Ich muss mich irren! Aber warum kommt dann keiner? Nein, ich wusste, ich irrte mich nicht. Dieses Gefühl im Bauch war stärker. Es sagte die Wahrheit. Ich war alleine. Ganz alleine. Es war kein böser Traum, es war die Wahrheit.

Meinen Namen sollte ich sagen. Oder „Ja". Oder „Nein". Das mache ich nicht! Ich wollte mit niemandem reden. Ich war alleine. Ganz alleine. Mama war nicht da, Papa war nicht da, Toby war nicht da und darum waren die anderen auch nicht da! Ich sage kein Wort! Erst, wenn alles wieder so ist, wie es war. Dann spreche ich wieder. Vorher nicht.

Ich lag in einem Krankenhaus, das ich nicht kannte. Ich lag in einem Bett, das ich nicht kannte, und da waren Leute, die ich nicht kannte. Ich wollte das alles auch nicht kennen! Warum auch? Ich beschloss, mich abzuschalten. Wenn ich nicht mehr da bin, dann kann mich auch niemand mehr kennen. Wenn mich niemand mehr kennt, dann bin ich tot. Wenn ich tot bin, dann bin ich wieder bei Mama, bei Papa und bei Toby. Also abschalten! Klick! Abgeschaltet! Nichts hören, nichts sagen, nichts sehen.

Dann kam Peter. Er saß an meinem Bett. Er sprach mit mir. Manchmal weinte er. Ich hörte jedes Wort, aber ich reagierte nicht. Es waren nicht die Worte, die ich hören wollte. Es kamen nicht die Menschen, die ich sehen wollte. Also blieb ich abgeschaltet.

Es kamen Ärzte und Schwestern. Sie untersuchten mein Bein, verbanden meinen Kopf, gaben mir Tee oder Wasser und sie sprachen mit mir. Ich ließ es geschehen. Sie sprachen alle sehr freundlich, aber ich antwortete nicht. Ich war abgeschaltet. Nur so konnte ich gewinnen.

Tage vergingen und Wochen. Jeden Tag hatte ich die Hoffnung, dass sich mein Wunsch erfüllen würde. Ein Knall und alles wäre vorbei. Alles nur ein böser Traum. Aber es knallte nicht. Peter kam fast jeden Tag. Ich hatte Peter lieb, aber er ließ es auch nicht knallen. Er stellte mir viele Fragen. Ich verstand sie alle und ich hätte sie auch beantworten können. Diese Fragen hatten nur ein Ziel. Dieses Ziel wollte ich aber nicht erreichen. Ich blieb abgeschaltet.

Es kam der Tag, der kommen musste. Die Ärzte und die Schwestern hatten so lange an mir gearbeitet, bis es nichts mehr zu arbeiten gab. Peter sagte, er wolle mich nach Hause bringen. Er erzählte mir von einem neuen Zuhause. Einem schönen, aber neuen zu Hause. Er erzählte mir von einem neuen und einem schönen Leben. Er sprach von Hoffnung. Aber dieses Leben, dieses zu Hause und diese Hoffnung wollte ich nicht. Ich blieb abgeschaltet. Peter packte meine Sachen ein. Er packte 2 Koffer. Einen großen und einen kleinen. Mir gab er den kleinen und dann wollte er mit mir in ein neues Leben gehen. Ich sollte mich, wenn ich schon nicht mit ihm sprach, wenigstens von den Ärzten und den Krankenschwestern verabschieden. Einmal nur „Danke" sagen, oder einfach „Tschüs". Aber ich blieb abgeschaltet.

Wir verließen das Zimmer, draußen standen die Schwestern und die Ärzte. Sie sagten alle liebe Sachen. Ich sagte nichts. Ich trotte einfach hinter Peter her. Wir bestiegen einen Fahrstuhl. Peter machte lauter Pläne. Er wollte mit mir ein Eis essen gehen, mir ein schönes Haus zeigen, ein schönes Zimmer und wollte mir Kinder zeigen, denen es so ging wie mir. Ich wollte das alles nicht sehen. Ich wollte abgeschaltet bleiben. Wir verließen den Fahrstuhl, gingen durch die Halle und verließen das Krankenhaus.

Peter nahm meine Hand und wir gingen über einen kleinen Weg. Plötzlich sah ich es! Ein Auto! Peters Auto. Da war es wieder! Dieses Gefühl im Bauch! Angst! Bilder schossen mir durch den Kopf. In wenigen Sekunden spielte sich ein ganzer Film in meinem Kopf ab. Das Ende kannte ich, aber ich wollte es nicht kennen. Ich riss mich von Peters Hand los und rannte. Ich rannte, so schnell ich konnte. Ich wusste nicht wohin, aber ich rannte. Verstecken wollte ich mich. Ich versteckte mich hinter einem Baum. Mein Herz schlug so schnell und meine Gedanken überschlugen sich. Plötzlich wurde meine Hose nass. Ich hatte mir doch tatsächlich in die Hose gemacht.

Dann wurde es dunkel.

Peter:

Diesen Tag werde ich wohl nie vergessen. Es war der Tag, an dem ich begriff, was das Leben bedeutete. Ich war 36 Jahre alt und bis zu diesem Tag fest davon überzeugt, mein Leben und jede noch so schwierige Situation im Griff zu haben. Da stand ich nun und musste mir eingestehen, dass ich nicht die große Stütze sein konnte, die ich sein wollte. Schon bei der ersten großen Hürde hatte ich versagt. Jetzt fiel es mir wie Schuppen aus den Haaren. Natürlich war Hendrik dieser

Situation nicht gewachsen. Wie konnte er auch? Ein sechsjähriger Junge, der gerade vor einigen Wochen seine gesamte Familie in einem Autowrack hatte sterben sehen, sollte in ein solches steigen und mit mir zu einem neuen Leben aufbrechen. Niemand hatte daran gedacht. Weder ich, noch die Ärzte. Kein Psychologe und keiner meiner Berater in dieser Lebenssituation haben daran gedacht. Erst auf diesem Parkplatz wurde mir klar, dass ich ebenso hilflos war wie Hendrik.

Am Abend nach ihrer Abreise wunderte ich mich noch, dass ich telefonisch niemanden in Hannover erreichen konnte. Wir hatten ausgemacht, dass ich gegen 18.00 Uhr anrufen würde, um Gewissheit zu haben, dass sie gut zu Hause angekommen sind. Die Familie Rehrer war auch ein Stück weit meine Familie. Rainer kannte ich schon aus meinen Kindertagen und wir hatten stets eine wunderbare Freundschaft. Wir gingen zusammen zur Schule und durchlebten gemeinsam alle Situationen, die zwei Jungs auf dem Weg ins Leben überstehen müssen. Wir gingen zusammen zur Bundeswehr, hatten die gleichen Hobbys und Gedanken. Wir waren wie Brüder. Ich selbst habe noch einen Bruder und eine Schwester, aber Rainer war etwas Besonderes. Schließlich verliebten wir uns in die gleiche Frau. Martina aber hatte nur für Rainer Augen und so wurden sie ein Paar. Natürlich war ich Trauzeuge, schon bald kam Tobias zur Welt und ich wurde Taufpate. Mir stand nicht der Sinn nach einer eigenen Familie, ich hatte meine beruflichen Ziele in den Vordergrund gestellt. Rainer meisterte beides gleichzeitig. Familie und Beruf. Während sich bei

Rainer und Martina erneuter Familienzuwachs einstellte, kam ich meinen beruflichen Plänen immer näher. Angefangen in einer kleinen Anwaltskanzlei schoss ich aus der zweiten Reihe hervor und begann meine Kreise zu ziehen. Hendrik kam zur Welt und natürlich wurde ich auch Hendriks Taufpate. Rainer und ich ergänzten uns hervorragend. Er machte mir die Zähne und ich war seine juristische Brücke. Es ist die Aufgabe eines Anwaltes, an Lebenssituationen zu denken, an die niemand denken möchte. Wir hatten uns auf alle Situationen vorbereitet. Ich für ihn, er für mich, jeder für jeden, einer für alle und alle für einen. Wie oft habe ich für meine Mandanten schwere Lebenssituationen juristisch begleitet, ohne dabei die tatsächliche Tragweite zu begreifen. Was es bedeutet, eine derartige Verantwortung zu übernehmen, musste auch ich erst noch lernen. Ausgestattet mit allen Vollmachten seiner Eltern erlangte ich Hendriks Vormundschaft. Als Rechtsanwalt und Notar wurde ich auch zu seinem Vermögensverwalter bestellt.

An jenem Abend, als die italienischen Polizeibeamten mich über den schweren Autounfall unterrichteten, stand für mich fest, dass ich nun gefordert war. Es war an mir, meine Zusagen einzuhalten. Der Wille war da und auch die Gewissheit, dass mir und insbesondere Hendrik eine schwere Zeit bevor stand. Die Anzahl der Runden, die dieser Kampf habe würde, war mir nicht bewusst. Beruflich war ich an einem Wendepunkt angekommen. Dieser Italienurlaub sollte der letzte Urlaub für eine Reihe von Jahren sein. Ich hatte meine eigene Kanzlei eröffnet und am 1. Juli 1989 sollte der Startschuss fallen. Nie hätte ich daran gedacht, dass Hendrik mein erster Klient werden würde.

Aus den Polizeiberichten entnahm ich die Fakten, die ich benötigte, um mein Möglichstes für Hendrik zu tun. So schwer es mir fiel, ich beschränkte mich auf meinen Juristenalltag. Ich sammelte Fakten, startete Anfragen und stellte Anträge, um meinen Mandanten umfassend zu helfen. Der Fall war schwierig. Zeugenaussagen zum Unfallhergang widersprachen sich. Insbesondere die Angaben zu dem Unfallgegner. Einige Zeugen hatten einen grünen Wagen gesehen, einige einen blauen, andere einen roten und wieder andere behaupteten, der Unfallgegner war kein PKW, sondern ein LKW. In jedem Falle war der Unfallgegner flüchtig. Sanitäter, die Hendrik versorgten, bemerkten nicht, dass sich in Hendriks Hand der Schlüssel zur Aufklärung befand. Erst einige Stunden nach der Einlieferung in das Krankenhaus berichtete ein aufmerksamer Krankenpfleger, er hätte bemerkt, dass in Hendriks Handfläche unter Umständen ein Autokennzeichen notiert war. Die Ermittlungen gingen ihren Weg und wie sollte es anders sein, noch bevor Fahrzeug und Fahrzeughalter ermittelt werden konnten, wurde das Fahrzeug als gestohlen gemeldet. Der Fahrzeughalter selbst hatte ein, wie es schien, stichfestes Alibi. Auch Gegenüberstellungen mit entsprechenden Zeugen ergaben keine belastenden Erkenntnisse. Einzig stand fest, dass das Fahrzeug selbst am Unfall beteiligt war.

Alle Hoffnungen richteten sich auf Hendrik. Doch Hendrik sprach kein einziges Wort.

Medizinisch, besser körperlich, war Hendrik am Tag seiner Entlassung nahezu vollständig genesen. Für die Schwere des Unfalles kam Hendrik mit relativ wenig Verletzungen davon. Neben einem gebrochenen Arm, einigen Prellungen und einigen Rippenbrüchen stellte eine Kopfverletzung das größte Problem dar. Hendrik hatte einen Schädelbasisbruch erlitten. Hirnblutungen erschwerten die Umstände dramatisch, aber die Kunst der Ärzte hatte das Schlimmste verhindert.

Die psychische Seite stellte ein größeres Problem dar. Er war traumatisiert und bedurfte einer weiterführenden psychologischen Behandlung. In Hannovers Umkreis hatte ein Kinderheim, speziell für traumatisierte Kinder, einen besonders guten Ruf. Nicht zuletzt durch Hendriks finanzielle Unabhängigkeit war es mir gelungen, einen Pflegeplatz für den Jungen zu erhalten.

Tatsächlich befand sich Hendrik in einer finanziell gut gepolsterten Situation. Nach dem Tod seiner Eltern und seines Bruders blieben nur noch er selbst und Rainers Mutter Luise Rehrer als Erben zurück. Rainer hatte keine Geschwister. Ebenso hatte Martina keine Geschwister und ihre Eltern waren bereits seit einigen Jahren tot. Konfrontiert mit den dramatischen Ereignissen erlitt Oma Luise einen Schlaganfall und verstarb noch während Hendrik im Krankenhaus lag. Hendrik war nun Vollwaise ohne einen einzigen direkten

Verwandten. Als Alleinerbe fielen Hendrik nun sämtliche Ansprüche aus dem Vermögen seiner Familie zu. Dazu gehörten 3 Mietshäuser incl. der Zahnarztpraxis, diverse vermiete Eigentumswohnungen und kleines Hotel, mit 86 Betten, gelegen am Stadtrand von Hannover. Neben einem nicht unbeachtlichen Aktiendepot kamen nun auch Rainers und Martinas Lebensversicherungen zur Auszahlung.

So gut ich auch in der Verfolgung seiner juristischen Belange war, so jämmerlich versagte ich auf der menschlichen Basis. Ich weiß nicht was ich erwartet hatte, aber den Hendrik, den ich kannte habe ich nicht mehr vorgefunden. Der Junge war ein ganz anderer Mensch. Seine fröhlichen und lebenslustigen Augen waren stumm und leer. Ich besuchte ihn fast jeden Tag. Ich saß an seinem Bett, als er bewusstlos war, wenn er schlief oder wenn er einfach nur stumm in seinem Bettchen lag. Ich sprach viel mit ihm. In meiner eigenen Trauer versuchte ich mit ihm den Tathergang zu rekonstruieren. Ich berichtete ihm von meinen Erkenntnissen. Ich erzählte ihm von meinen Erlebnissen mit seinem Vater, mit seiner Mutter und mit seinem Bruder. Ich schmiedete Zukunftspläne und ich erzählte ihm meine eigenen, tiefen Empfindungen. Dann wiederum erzählte ich belangloses Zeug, oder ich saß einfach nur da und hielt seine kleine Hand.

Aber von Hendrik keine Reaktion. Null. Seine Augen waren und blieben leer und kalt. Er zeigte keinerlei Gefühle, weinte nicht ein einziges Mal und das

Schlimmste, er sprach kein einziges Wort. So etwas hatte ich noch nie erlebt. Dieser Situation war ich nicht gewachsen. Sie machte mir schwer zu schaffen. Von Seiten der Klinik riet man mir dazu, Hendrik in eine psychologische Klinik einweisen zu lassen. Sicherlich ein Weg, aber mein Herz und mein Gewissen sagten nein. Ich wollte meinen Weg gehen. Ich wollte für Hendrik die Fäden ziehen, bis er dies eines Tages selbst machen könnte. Ein langer Weg. Schon an der ersten Kreuzung der erste Zwischenfall.

Hilflos stand ich neben meinem Auto. Das Kind, dessen Fäden ich ziehen wollte, hatte sich von mir losgerissen und war, wie im Wahn, vor mir und meinem Auto geflüchtet. Was hätte nicht alles passieren können! Eine Krankenschwester, welche die Situation beobachtet hatte, lief zu Hendrik und leistete ihm Hilfe. Der Junge war ohnmächtig zusammengebrochen. Statt der Schwester zu helfen, ließ ich meinen Emotionen freien Lauf.

„Was ist das hier nur für eine verdammte Scheiße? Warum hat mich keiner von diesen Klappstühlen auf diese Situation vorbereitet? Wofür studieren diese Lackaffen eigentlich so lange? Können sie mir das mal sagen? Nein, natürlich nicht! Ist ja auch nicht Ihr Problem was?“

„Halten sie doch einfach die Klappe und helfen sie mir!“, wurde mir erwidert. Kurz und knapp. Das hatte gesessen.

Einige Zeit später saß ich mit den behandelnden Ärzten zusammen und wir besprachen die Situation. Da der Unfallort sich in der Nähe von München befand, wurde Hendrik auch in einem Krankenhaus in München behandelt. Ich hielt es für ratsam, Hendrik zunächst auch in München zu belassen. Dabei dachte ich vorrangig an die besseren Möglichkeiten zur Zusammenarbeit mit den Ermittlungsbehörden. Da Hendrik jedoch nicht sprach, zögerte ich eine Weiterbehandlung in Hannover so lange wie möglich hinaus. Nun, da Hendriks körperliche Genesung aber nahezu abgeschlossen war und ich für seine Weiterbehandlung einen entsprechenden Platz in dem Kinderheim organisiert hatte, gab es zur Rückkehr nach Hannover keine Alternative mehr. Auch für mich bedeutete dieser Abschluss der Behandlungen in München eine erhebliche Entlastung. Wochen pendelte ich ständig zwischen München und Hannover hin und her. Schließlich rückte der Tag meiner Kanzleieröffnung immer näher. So war ich froh, Hendrik in meiner Nähe haben zu können.

Hendrik hatte offenbar eine panische Angst vor der Konfrontation mit seiner Situation. Er weigerte sich standhaft die Änderungen in seinem Leben anzunehmen. Durch sein Schweigen befand sich Hendrik in einem Raum zwischen Realität und Vorleben. Die Begegnung mit dem Auto stand demnach in direktem Bezug zu der Realität, der er sich entzog. Das löste schließlich die Schocksituation aus. Unfassbar war für mich der

Umstand, dass die Ärzte diese Situation nicht bedacht hatten. Ich ging zu diesem Zeitpunkt noch von der Unfähigkeit dieser Ärzte aus, die scheinbar auf dem Gebiet der Psychologie absolut unerfahren waren. Schnell musste ich jedoch erkennen, dass das Gebiet der Psychologie, insbesondere bei der Behandlung traumatisierter Kinder, allgemein äußerst schwach besetzt war und es leider auch bis heute ist.

Wir entschlossen uns dazu, den Rücktransport erst am folgenden Tag durchzuführen. Dazu sollte die Situation, mittels entsprechender Medikamente, für Hendrik erleichtert werden. Ich wollte kein zusätzliches Risiko eingehen und daher beschlossen wir, Hendrik mit einem Krankenwagen nach Hannover zu bringen.

Ursprünglich hatte ich vor, erst einige Tage mit Hendrik bei mir in Hannover zu verbringen, ehe ich ihn in seine neue Lebensumgebung führte. Dieser Vorfall machte mir jedoch klar, dass ich Hendrik nicht die Hilfe geben konnte, die er benötigte. Das Kinderheim verfügte neben einer ausgezeichneten ärztlichen Bertreuung auch über eine entsprechende psychologische Betreuung, mit einem hervorragenden Ruf. Daher entschossen wir uns für eine sofortige Heimunterbringung.

Im Vorfeld hatte ich bereits das Heim inspiziert. Zusammen mit den Ärzten, Psychologen und Betreuern wurde die sogenannte Einführungsphase vorbereitet. Hendrik sollte zusammen mit einem Jungen seines Alters untergebracht werden. Wir versprachen uns davon, dass

Hendrik Vertrauen zu diesem Jungen fassen sollte, um so sein Schweigen brechen zu können.

Es wurde beschlossen, Jan Schreiber, einen ebenfalls sechsjährigen Jungen, mit Hendrik in Kontakt treten zu lassen. Jan, ein aufgeweckter und sympathischer Junge, hatte ein ähnliches Schicksal wie Hendrik erlitten. Seine Mutter verstarb bereits kurz nach seiner Geburt und sein Vater erlitt, im Beisein seines Sohnes, einen Herzinfarkt und verstarb. Jan hatte ebenfalls große Probleme, seine eigene Situation zu verarbeiten. Nach einigen Monaten der Behandlung war er aber auf dem richtigen Weg. Ich durfte mich mit ihm unterhalten. Ich war erstaunt, wie scheinbar gut der Junge jetzt mit seiner Situation umgehen konnte. Daher war ich guter Dinge, was Hendriks weitere Entwicklung betreffen würde. Zugleich aber bemerkte ich, wie erwachsen dieser sechsjährige Junge war und wie sachlich er über sich und seine Pläne sprach. Ich wusste nicht, was ich davon halten sollte. Ich kannte nur fröhliche und ausgelassene Kinder.
Sicherlich verschiebt ein traumatisches Erlebnis gewisse kindliche Eigenschaften und Verhaltensweisen, aber ich war der Überzeugung, dass dieser Junge wahrscheinlich schon vor dem Tod seines Vaters recht erwachsen gewesen sein musste. Ja, ich hielt den Jungen für etwas altklug, aber dachte weiter und war davon überzeugt, dass Hendrik, mit seinem fröhlichen und ausgelassenem Wesen auch dem Jan helfen könne, wenn dieser ihm helfen würde. Erst sehr viel später wurde mir klar, was es mit dieser Altklugheit auf sich hatte.

Weiterhin wurden umfassende medizinische und psychologische Behandlungspläne erstellt. So war ich mir sicher, das richtige für Hendrik zu tun, aber dennoch fühlte ich mich als Verräter, als Hendrik in dem Heim aufgenommen wurde. Ich durfte gerade noch die Formalitäten erledigen, dann aber musste ich gehen, damit die Einführungsphase eingeleitet werden konnte. Zum Abschied drückte ich ihn und sagte so etwas wie: „Sein tapfer mein Junge, ich verlasse Dich nicht! Morgen bin ich wieder bei Dir! Ich bin ab jetzt immer für Dich da. Darauf kannst Du Dich verlassen!"

Ich sah in seine Augen. Sie waren noch immer von dieser Leere und Kälte erfüllt. Aber im Gegensatz zu unseren Verabschiedungen im Krankenhaus drehte er mir beim Verlassen das Raumes den Kopf zu und sah mir nach. Ich spürte es genau. Seine kleinen, traurigen Augen hielten mich für einen Verräter! Sie riefen mir nach: „Verräter! Verräter! Verräter!"

5
Flucht in die Vergangenheit

Als Peter ging, schaute ich ihm nach bis ich ihn nicht mehr sehen konnte. Er schaute zurück und ich hoffte so sehr, dass er zurückkommen und mich mitnehmen würde. Aber er ging. Ich wollte schreien: „Nein! Geh nicht! Lass mich nicht alleine! Komm zurück!“. Aber er kam nicht zurück. Ich saß auf einem Stuhl in der Empfangshalle. Peter ging durch die Glastür und verschwand. Die Glastür schnappte zu. Klick klack! Von jetzt an war ich allein. Ich dachte Peter würde nie mehr wieder kommen. Ich fühlte mich schrecklich einsam und verlassen.

„Hallo Hendrik, ich heiße Monika Weber und bin hier die Erzieherin. Du weißt doch bestimmt was eine Erzieherin ist, oder? Na klar, weißt Du dass! Du warst ja schon im Kindergarten und da gibt es ja schließlich auch Erzieherinnen und natürlich auch Erzieher. Jetzt zeige ich Dir erst einmal Dein Zimmer und stelle Dich den anderen Jungs vor. Ich bin mir sicher, die werden Dich schon ganz ungeduldig erwarten. Dann nimm mal Deinen kleinen Koffer und komm mit.“

Ich nahm meinen Koffer und wir gingen durch eine weitere Glastür in einen langen Gang. Die Wände waren ganz bunt angemalt und die Türen waren mit Tieren bemalt. „Das ist unser Speisesaal. Hier essen wir alle gemeinsam. Für Dich haben wir auch schon einen schönen Platz ausgesucht und wenn wir Deinen Koffer ausgepackt haben und Du die anderen Kinder kennen gelernt hast, werden wir mal sehen, was es heute schönes zum Abendessen gibt. Du hast doch bestimmt Hunger nach Deiner langen Reise, oder?“

Ich hatte keinen Hunger. Die anderen Jungs wollte ich auch nicht kennen lernen und außerdem wollte ich schon gar nicht mit dieser Monika reden. Na, die werden das schon sehen, dachte ich mir. Ich bleibe abgeschaltet, dann wollen die mich auch nicht mehr haben und schmeißen mich wieder raus.

Am Ende des Ganges gingen wir wieder durch eine Glastür und kamen in ein riesiges Treppenhaus. Ich hörte Kinder schreien und jemand rief: “Ihr wisst doch ganz genau! Hier wird kein Fußball gespielt! Nun ab und spielt draußen weiter!“ Wir kamen in die erste Etage und plötzlich wurden die Kinder ganz ruhig. Alle schauten mich an und niemand sagte einen Ton. Sie gafften mich an, als wäre ich ein Affe im Zoo. „So, Ihr Früchtchen! Das ist Hendrik, Euer neues Gruppenmitglied! Nun gafft nicht so und geht schon mal auf den Fußballplatz! Wer weiß, vielleicht ist Hendrik ja ein guter Torwart! Dann könnt Ihr Eure Mannschaft etwas aufpolieren und mal wieder gegen das Gemüse gewinnen!“, sagte Monika. Wir kamen an eine grüne Tür, die mit einer riesigen Erdbeere in der Mitte bemalt war. Monika erklärte mir, dass ich in der Früchtegruppe wohnen würde. Jede Tür war mit einer anderen Frucht bemalt. Eine mit einem Apfel, eine mit einer Kirsche, eine andere mit Trauben und eben diese mit einer Erdbeere. Ich würde von nun an hinter dieser Tür mit der Erdbeere wohnen. So erkennt jeder gleich, wo er wohnt. In der nächsten Etage wären die Türen mit Gemüse bemalt. Das wäre die Gemüsegruppe. Weiter gab es noch die Autogruppe, die Blumengruppe und die Weltraumgruppe. Jede Gruppe in einer eigenen Etage und in jeder Gruppe wären 20 Kinder, erklärte mir Monika, während sie die Tür mit der Erdbeere öffnete und nach einem Jan rief. Ich betrat das Zimmer und sah an der linken Wand ein Bett, an der Fensterseite standen zwei Schreibtische und an der rechten Wand stand wieder ein Bett. Über jedem Bett war ein Regal mit drei Ebenen. Am Ende jedes Bettes stand ein Kleiderschrank. Das Regal über dem linken Bett war total vollgepackt mit Büchern, einem Zauberwürfel, Heften und vielen anderen Sachen. Das Regal über dem rechten Bett war leer. Das rechte Bett wäre das meinige, erklärte mir Monika. Überhaupt wäre die ganze rechte Seite meine Seite. Ich könne da auch Bilder aufhängen oder Poster, wenn ich wollte. Die andere Seite gehöre Jan.

„So Jan, darf ich Dir Hendrik vorstellen? Das ist Dein neuer Zimmerkamerad! – Hendrik, das ist Jan!“, sagte Monika. Jan steckte mir seine Hand entgegen und sagte „Hi Henry!“ Henry! So ein Blödmann! Ich heiße Hendrik, dachte ich. Seinen Gruß erwiderte ich nicht. Ich setzte mich auf das rechte Bett und schaute auf den Boden. Da wollte ich auch sitzen bleiben und das für immer. „Dann eben nicht!“, sagte Jan und ging aus dem Raum. „Das war aber nicht sehr höflich, Hendrik! Du musst Dich schon in die Gruppe eingliedern! Dann wirst Du Dich hier auch bald sehr wohl fühlen!", meinte Monika.

Eingliedern, wohlfühlen! So ein Quatsch! Ich werde mich nicht eingliedern und schon gar nicht wohlfühlen! Die können mir alle gestohlen bleiben! Ich bleibe abgeschaltet! Und wenn die vor Wut platzen! Davon war ich fest überzeugt. Monika packte meinen großen Koffer aus und verstaute meine Sachen in dem Kleiderschrank. Mein Teddy war auch in dem Koffer. „Oh, wen haben wir denn da? Möchtest Du mir deinen kleinen Freund nicht einmal vorstellen, Hendrik?" Ich wollte nicht! Ich schaute stur auf den Boden. Monika setzte Zotty neben mich auf das Bett. „Na, wenn Du nicht mit mir sprechen möchtest, dann kannst Du ja Deinem Teddy jetzt einmal erzählen, wo er ist!" Ich reagierte nicht. Monika setzte sich neben mich und streichelte mir über das Haar. „Weißt Du Hendrik, es ist bestimmt eine schwere Zeit für Dich. Lass Dir helfen und es wird Dir besser gehen. Niemand wird Dich zu irgendetwas drängen. Du hast alle Zeit der Welt. Aber Du sollst wissen, dass hier immer jemand für Dich da ist. Ich werde Dich jetzt etwas alleine lassen und Du kannst Deinen kleinen Koffer auspacken. Da sind einige Deiner Spielsachen drin, habe ich gesehen. Pack sie doch in Dein Regal! Dann sieht es nicht mehr so leer aus! Später komme ich wieder und vielleicht magst Du Dich ja dann etwas mit mir unterhalten!"

Monika ging und ich blieb auf dem Bett sitzen. Ich

wollte kein Regal einräumen und der Zotty war mir auch egal. Ich war abgeschaltet und das wollte ich auch bleiben.

Es verging bestimmt eine Stunde, ehe sich die Tür wieder öffnete. „Du sitzt ja noch immer da! Hast Du denn gar nichts eingeräumt, Hendrik?“, fragte Monika. Wieder setzte sie sich neben mich auf das Bett und sprach mit mir. Sie hatte eine ruhige Stimme und sprach sehr nett. Aber ich hörte ihr nicht zu. Ich starrte noch immer auf den Boden und war mit meinen Gedanken ganz weit weg. Wo ich war, kann ich nicht sagen. Ich nahm keine Notiz von den Geschehnissen um mich herum.

Es war Zeit für das Abendessen. Monika nahm mich an die Hand und wir gingen in den Speisesaal. Ein riesiger Raum, in dem 100 Kinder und die Betreuer Platz haben. Die Tische so gestellt, dass jeweils große Gruppen zusammen essen konnten, von einigen kleinen Tischgruppen abgesehen. Monika führte mich an einen Tisch und erklärte mir, dass ich eigentlich sitzen könne, wo ich wollte. Die Mehrheit der „Früchtchen“ träfe sich jedoch an eben diesem Tisch. Für mich hatten sie einen Platz freigehalten. Die Kinder an diesem Tisch lachten, erzählten und riefen alle durcheinander. Überhaupt war es sehr laut im Speisesaal, weil es an allen Tischen hoch her ging. Ich sah, dass auch größere Kinder, etwa in Tobys Alter, in dem Raum waren. Als wir uns unserem Platz näherten, wurden die Kinder am Tisch plötzlich ganz still. Alle starrten mich an. Einer sagte etwas, was ich jedoch nicht verstand und die Gruppe fing an zu lachen. Aber nur ganz kurz. Monika zeige mir meinen Platz. Wortlos setzte ich mich auf den Stuhl. Vor mir stand ein Teller, links und rechts lag Besteck. Auf dem Teller lag ein kleines Päckchen, von den „Früchtchen" ein Willkommensgeschenk, erklärte mir Monika. Ich sollte es öffnen, doch ich tat es nicht. Ich saß nur da und starrte auf den Teller. Hunger hatte ich auch keinen. Das von Monika geschmierte Brot ignorierte ich ebenso, wie das kleine Päckchen. Jan saß mir gegenüber. Er schaute mich die ganze Zeit an. Ich glaube er verstand, wie es in mir aussah. Nach kurzer Zeit fingen die Kinder wieder an zu sprechen und zu lachen. Ich nahm keine Notiz von ihren Gesprächen. Jan schob mir einen Becher Tee rüber. Kurz sah ich ihm in die Augen und er schien mir zu sagen: „Komm Hendrik, trink doch wenigstens etwas!". Nach einigen Minuten fühlte ich mich unbeobachtet. Ich nahm den Becher und trank ihn aus. Es war roter Tee und er schmeckte gut. Als ich den Becher abstellte, rief jemand: „Hey! Schaut mal! Sprechen kann er nicht, aber Durst hat er!". Dann Gelächter. Monika schnitt das von ihr geschmierte Brot in kleine Stücke. „Na, siehst Du! Dann kannst Du ja auch einen Happen essen!", meinte sie. Wieder starrten mich alle an. Doch ich aß nicht. Ich wollte nicht angestarrt werden. Ich fühlte mich schrecklich. So stand ich einfach auf und verließ den Tisch. Erst etwas zögerlich, dann, als ich merkte, dass Monika sitzen blieb, etwas schneller und schließlich rannte ich aus dem Speisesaal. Wie vom Teufel verfolgt rannte ich durch die Glastür, den Gang entland ins Treppenhaus und hinauf in die erste Etage. Noch immer verfolgte mich niemand. Ich öffnete die Tür mit der Erdbeere und setzte mich auf das rechte Bett. Ich wollte weglaufen, aber ich wusste nicht wohin. In diesem Augenblick wurde mir klar, dass ich keine Chance hatte. Mama, Papa und Toby waren tot und Peter war einfach abgehauen. Niemand wollte mich mehr haben. Ich musste hier bleiben. „Erst mal eine Nacht darüber schlafen!“, sagte Papa immer, wenn es Probleme gab. Ich hoffte, in dieser Nacht würde ein Wunder geschehen. So zog ich schnell meinen Schlafanzug an und legte mich in das rechte Bett. Es war kalt und roch so fremd. Das Bett mochte ich auch nicht. Kaum lag ich im Bett, da kamen Monika und eine andere Frau in das Zimmer. Wollten sie mit mir schimpfen? Es war mir egal. „Na siehst Du, war doch gar nicht so schlimm, oder? Der erste Tag ist immer der Schwierigste! Das hast Du schon ganz gut gemacht! Morgen sehen wir weiter.“, sagte Monika. Dann stellte sie mir die andere Frau vor. Astrid Kellermann sei die Nachtwache, erklärte mir Monika. Wieder sollte ich wenigstens „Guten Abend“ sagen, doch ich tat es nicht. Astrid hob Zotty auf, der achtlos auf dem Boden lag und schob ihn mir in Kopfhöhe unter die Decke. Sie streichelte mir über den Kopf und sagte: „Versuch etwas zu schlafen, Hendrik. Ich schaue später noch einmal herein. Und kümmere Dich um Deinen Teddy, der möchte doch bestimmt nicht alleine sein!“ Die beiden Frauen verließen das Zimmer und ich schlief ein.

Plötzlich war das Krachen und das Quietschen wieder da. Ich hob ab und flog durch die Luft. Ich sah Feuer, es gab einen riesigen Knall und ich hörte Mama schreien. Ich wollte in das Licht laufen, doch es ging nicht. Ich rannte und rannte, aber ich kam nicht von der Stelle. Immer und immer wieder diese Schreie. Ich rannte und rannte. Ich sah einen Mann. Er lachte! Er lachte so laut und Mama schrie.

Dann wurde es dunkel.

Ich wachte auf und es war nass in meinem Bett. Ich hatte ins Bett gemacht. Wie ein Baby hatte ich ins Bett gemacht! Ich schaute im Raum herum. Es war dunkel und in dem anderen Bett lag Jan. Jan schlief. Ich schämte mich für das nasse Bett. Ich wollte weg! Weg aus diesem Haus und weg aus diesem Leben. Dieses Leben war doch so nutzlos ohne meine Familie. Ich hatte Angst, fühlte mich einsam und hilflos. Ich dachte an Oma Luise. Ja, das war die Lösung! Was sollte ich hier? Es gab doch schließlich noch Oma Luise! Hatte Peter denn die Oma vergessen? Ich stand auf und zog den nassen Schlafanzug aus. Leise öffnete ich den Kleiderschrank. Die Schranktür knarrte fürchterlich, doch Jan wachte nicht auf. Ich fischte mir neue Unterwäsche aus dem Schrank, zog Socken, Hemd, Hose und Pullover an, schlüpfte in die Schuhe und fand meine Jacke im Schrank. Dann verschloss ich leise meinen kleinen Koffer, nahm Zotty unter den Arm und öffnete vorsichtig die Zimmertür. Im Gang war niemand zu sehen. Absolute Stille herrschte. Nur das Flackern einer Neonröhre konnte ich vernehmen. Ich schaute nach links und rechts, noch immer war niemand zu sehen. Am anderen Ende des Ganges war die Glastür zum Treppenhaus. Die Tür war zu. Oft hatte ich mit Toby, Paul und den anderen Kindern „Räuber und Gendarm" gespielt. Nahezu geräuschlos durch ein Treppenhaus zu laufen, konnte ich wie kein zweiter. Jetzt musste ich mein Können unter Beweis stellen. Langsam, Schritt für Schritt, näherte ich mich der Glastür. Immer wieder schaute ich nach hinten. Niemand kam und es herrschte noch immer absolute Stille. Nur meine leisen Schritte und das Flackern der Neonröhre waren zu hören. Die Strecke bis zur Glastür schien mir endlos zu sein. Als ich sie erreicht hatte, hoffte ich so sehr, dass sie nicht abgeschlossen war. Vorsichtig drückte ich den Türgriff nach unten. Er quietschte etwas, doch ich schaffte es. Noch immer war niemand auf dem Gang zu sehen. Ich zog an der Tür und sie ließ sich tatsächlich öffnen. Ich schlüpfte durch einen kleinen Spalt und schloss die Tür lautlos. Endlich war ich im Treppenhaus. Stufe für Stufe ging ich ins Erdgeschoss und suchte einen Weg nach draußen. So sehr ich auch suchte, es fand sich kein Weg, der mich aus dem Haus führte. Plötzlich ein Geräusch, ein Klackern und das Licht im Treppenhaus ging an. Schnell schaute ich mich um und suchte nach einem Versteck. In jedem Treppenhaus findet man unter der letzten Treppe einen kleinen Raum. In unseren Häusern wurden unter der letzten Treppe immer Fahrräder oder Kinderwagen abgestellt. Ob es hier auch so ein Versteck gab? Schnell lief ich die Stufen herab und tatsächlich, auch hier dieser kleine Raum. Ich kroch in die tiefste Ecke und versuchte so leise wie möglich zu sein. Mein Herz schlug so heftig, dass ich glaubte, man könne es hören. Ich hörte Schritte. Sie kamen die Treppe herunter. Immer näher und näher. Wenn ich nicht schon ins Bett gepullert hätte, hätte ich mir bestimmt in diesem Moment in die Hose gemacht! Die Schritte waren im Erdgeschoss angekommen und kamen näher. Jetzt kamen sie auch die letzte Treppe herab. Ertappt, dachte ich, doch als nächstes hörte ich einen Schlüssel. Jemand schloss eine Tür auf. Sie musste sich in meiner unmittelbaren Nähe befinden. Die Tür wurde geöffnet. Sie quietschte. Dann gingen die Schritte weiter und wurden leiser. Vorsichtig schlich ich aus meinem Versteck und peilte die Lage. Ich sah die Tür. Sie führte nach draußen. Ich nahm meine Sachen und schlich zur Tür. Dann sah ich einen Mann. Er ging einen Weg hinunter und ich sah, wie er sich eine Zigarette anzündete und auf eine Bank oder eine Mauer setzte. Plötzlich rief jemand „Wolfgang! Hey Wolfgang bist Du das?“ Der Mann stand auf und kam zurück. Ich konnte im Dunkeln das Leuchten der Glut seiner Zigarette sehen. Zum Glück bog er plötzlich ab und ging um eine Ecke. Ich konnte ihn nicht mehr sehen. Aber ich hörte Stimmen. Der Mann unterhielt sich mit jemanden, doch ich konnte niemanden sehen. Schnell lief ich durch die Tür ins Freie und suchte nach einem passenden Versteck. Ich wollte weg von diesem Haus! Weg und nie wieder hinein! So schnell ich konnte, lief ich in die Dunkelheit. Ich lief direkt auf ein Gebüsch zu. Unter der Deckung des Gebüsches peilte ich erneut die Lage. Niemand hatte mich bemerkt. Dann sah ich den Mann. Er stand unter einem Fenster und sprach mit jemandem. Ich wartete ab. Die Stimmen hörten auf, der Mann steuerte direkt auf die Kellertür zu, ging hinein und die Tür wurde geschlossen. Einige Momente harrte ich noch in meinem Versteck aus, dann fühlte ich mich unentdeckt. Doch was nun? Wo war ich? Ich ging tiefer in das Gebüsch hinein. Es war ziemlich dunkel. Ich lief und lief und lief. Ich stolperte und fiel hin. Mein Bein tat weh, doch ich stand auf und lief weiter. Ich sah ein Licht. Es musste eine Straßenlaterne sein. Ich ging auf das Licht zu. Tatsächlich konnte ich eine Straßenlaterne erkennen. Das Licht erhellte die Umgebung. Doch da war ein Zaun, ein hoher Zaun, hinter diesem Zaun die Laterne und eine Straße. Ich versuchte meinen Koffer über den Zaun zu werfen. Das kannte ich aus dem Fernsehen. Wenn der Koffer über dem Zaun wäre, hätte ich es leichter selbst über den Zaun zu klettern. Wieder und wieder versuchte ich es, doch es gelang mir nicht. Ich wollte den Koffer schon zurücklassen, aber dann fiel mir ein, er würde mich verraten! Endlich hatte ich es geschafft, der Koffer lag auf der anderen Seite. Ich stopfte Zotty unter meine Jacke und kletterte über den Zaun. Als ich auf der andern Seite war, fühlte ich mich so unendlich frei. Ich wollte nur noch zu Oma Luise. Noch nie hatte ich so eine Sehnsucht zu Oma Luise. Ich hoffte, sie könne der ganzen letzten Zeit ein Ende bereiten und alles würde wieder so werden wie früher. So lief ich die Straße hinunter, doch wusste ich nicht, wo ich war. Ich glaubte in Hannover zu sein und so suchte ich eine Bushaltestelle. Ich würde mich einfach in einen Bus oder eine Straßenbahn setzten, nach Kirchrode fahren, zu unserem Haus laufen und bei uns bimmeln. Das wäre nicht schwer gewesen. Doch ich lief und lief und nichts, aber auch gar nichts, kam mir bekannt vor. Ich erreichte eine größere Straße, die ich aber auch nicht kannte. Ich sah Autos, die ich nicht sehen wollte, aber es war wichtiger eine Haltestelle zu finden. Ich wusste, je größer die Straßen wurden, desto näher liegt die Stadt. Ich ging weiter, aber weit und breit war keine Haltestelle zu sehen. Dann fielen mir die Kennzeichen an den Autos auf. Sie hatten alle kein „H“ für Hannover, sondern die meisten ein „Ni“! Was heißt „Ni“? Toby wüsste das jetzt genau! Dann kamen wieder die Gedanken! Toby, Mama und Papa! Angst stieg in mir auf. Ich fing an zu laufen, zu rennen. Irgendwann erreichte ich eine belebte Straße. Aus einer Gaststätte kamen Leute heraus. Sie sahen mich rennen und kamen auf mich zu. Ich wechselte die Straßenseite und sie riefen mir etwas zu, das ich jedoch nicht verstand. Ich lief weiter und weiter. Endlich sah ich an der Straße einen Wegweiser. Ich hatte Glück, auf einem Schild konnte ich „BAHNHOF“ lesen. Etwas lesen konnte ich nämlich schon. Ich konnte sogar schon etwas rechnen! Ich wusste, die Richtung „BAHNHOF“ war richtig! Ich folgte der Schilderung und endlich kam ich an eine Straße, die „BAHNHOFSTRASSE“ hieß. Ich wusste, das war nicht die Bahnhofstraße von Hannover, aber schließlich gab es bei uns in Kirchrode auch einen Bahnhof und den würde ich bestimmt erreichen. Alte Bahnhöfe sehen alle gleich aus. Ich erkannte das Bahnhofsgebäude gleich. Jedenfalls erkannte ich, dass es sich um einen Bahnhof handelte, um welchen allerdings wusste ich nicht. Ich stand vor dem Gebäude, traute mich aber nicht hinein zu gehen, da ich Angst hatte, entdeckt zu werden. So ging ich um das Gebäude herum und gelangte von außen auf den Bahnsteig. An einem großen weißen Schild las ich „NIENBURG“. Ja logo! Da wusste ich es wieder, „Ni“ heißt Nienburg. Doch wo war Hannover? Ich kannte den Namen Nienburg, daher wusste ich, dass Hannover nicht weit weg sein konnte. Ich hatte es geschafft! Jetzt brauchte ich nur noch einen Zug zu finden, der nach Hannover fuhr. Leute kamen auf den Bahnsteig und ich wollte mich gerade wieder verstecken, als eine Frau einen anderen Passanten fragte: „Fährt hier der Zug in Richtung Hannover?“ „Ja“, hörte ich, „von hier fährt der Zug nach Hannover!“. Mir war klar, wenn Leute am Bahnsteig stehen, dann fährt auch ein Zug nach Hannover. Also brauchte ich nur die Frau zu beobachten, dann würde ich ihr in den Zug folgen. Das nächste Problem war jedoch die Fahrkarte. Ich hatte ja keine. Geld hatte ich auch nicht. Nach einer Fahrkarte fragen ging auch nicht! Dann würden die Leute merken, dass etwas nicht stimmt und außerdem war ich ja abgeschaltet und sprach nicht! Nein, sprechen würde ich bestimmt nicht! Ich war ja abgeschaltet und darum könne mich ja auch niemand sehen, dachte ich. Endlich kam ein Zug. Die Frau stieg ein und ich folgte ihr. Der Zug war fast leer. Ich suchte mir einen Platz am Fenster und als der Zug aus dem Bahnhof fuhr, konnte ich die Zeit an der Bahnhofsuhr lesen. Es war 23.30 Uhr. Ganz schön spät dachte ich. Ich hatte Angst, Oma Luise würde schon schlafen. Dann könnte sie bestimmt nicht hören, wenn ich klingele. Was ich in diesem Falle machen würde, wusste ich auch nicht, aber ich war froh, dass ich endlich auf dem Weg nach Hause war. Weg von diesem bösen Heim und weg von allem, was mich da hingebracht hatte.

Der Zug donnerte durch die Nacht, als ich plötzlich eine Stimme vernahm: „Guten Abend, die Fahrkarten bitte!“. Der Schaffner! Was sollte ich nur tun? Ich hatte ja keine Fahrkarte! Aber zum Glück war ich ja abgeschaltet! Niemand konnte mich sehen! Ich drückte mich in die Ecke meiner Sitzbank. In dem rechten Arm hielt ich Zotty und mit dem linken Arm drückte ich meinen Koffer an mich. „Guten Abend, die Fahrkarten bitte!“, der Schaffner kam immer näher. „Na kleiner Mann, so spät noch unterwegs? Wo ist denn Deine Mama oder Dein Papa?“, fragte er. Blöde Frage, dachte ich, aber wieso kann der mich sehen? Ich war doch abgeschaltet! Ich starrte aus dem Fenster, doch er gab nicht auf: „Hallo kleiner Junge! Bist Du ganz alleine hier? Hey, schau mich doch einmal an! Ich spreche mit Dir! Ah, ich verstehe, Du hast keine Fahrkarte!“, sagte er. Ich reagierte nicht. Ich starrte weiter aus dem Fenster und hoffte er würde mich in Ruhe lassen. Tatsächlich ging er weiter und fragte: „Gehört hier jemand zu diesem Kind?“. Niemand reagierte, bis der Schaffner die Frau befragte, der ich in den Zug gefolgt war. Zu meinem Pech, hatte die Frau beobachtet, dass ich ganz allein den Zug bestiegen hatte. Das war das Ende meiner Flucht. Der Schaffner ließ nicht mehr locker und obwohl wir Hannover erreichten, war ich meinem Ziel kein Stück näher gekommen. Als wir in Hannover angekommen waren, sollte ich mit dem Schaffner zusammen aussteigen. Doch ich reagierte nicht. Ich starrte weiter aus dem Fenster und tat so, als ob um mich herum niemand wäre. Draußen sah ich die Leute. Sie schauten mich an. Der Schaffner rüttelte an meiner Schulter und wollte, dass ich nun endlich mit ihm ausstieg. Als er meinen Koffer greifen wollte, sprang ich plötzlich auf, sah ihn in die Augen und trat ihm gegen sein Bein. Der Schaffner war so erschrocken, dass ich schnell an ihm vorbei rannte und aus dem Zug sprang. Der Schaffner hatte das Fenster geöffnet und rief: „Haltet ihn! Haltet den Jungen fest!“ Zu meinem Pech lief ich einem Polizisten mitten in die Arme. Er hielt mich fest und sagte: „So, das war es dann wohl, mein Junge! Hier ist Endstation!“

Wenig später saß ich in einem Polizeirevier. Eine Polizistin nahm mich auf den Schoß und wolle wissen wie ich heiße, wo ich wohne und wo meine Eltern sind. Ich reagierte nicht. Ein Polizist kam, gab mir einen Becher Kakao in die Hand und sagte: „Wollen wir eine Wette machen, kleiner Junge? Also, ich wette, dass ich weiß, wie Du heißt, ehe Du diesen Kakao ausgetrunken hast!“. Ich reagierte nicht. Aber ich trank den Kakao. „Top, die Wette gilt!“, sagte ein anderer Polizist und lachte. Langsam, ganz langsam trank ich den Kakao und hoffte, dass sich der Becher niemals leeren würde.
Die Polizistin sprach die ganze Zeit mit mir. Sie wollte wissen, wie mein Teddy heißt und ob ich von zu Hause weggelaufen sei, oder ob ich mich verlaufen hätte. Sie meinte, meine Eltern wären bestimmt froh, wenn sie wüssten, wo ich wäre. Ich sollte ihr die Telefonnummer von meinen Eltern sagen, und sie versprach, dass Mama

und Papa bestimmt nicht schimpfen würden. Sie hatte keine Ahnung und ich blieb abgeschaltet. Wenig später kam der andere Polizist zurück und sagte: „Na, Du bist mir ja eine Marke, Hendrik Rehrer, das ganze St. Joseph sucht nach Dir und Du fährst seelenruhig, ohne Fahrkarte nach Hannover!“

Dann wurde es dunkel.

6
Abschied in die Ungewissheit

Peter:

Gegen 1.30 erhielt ich von Herrn Dr. Faller, dem Internatsleiter von ST. Joseph, einen Anruf. Er erklärte mir die Situation. Zunächst war ich entsetzt, wie konnte so etwas passieren? Ich meine, St. Joseph ist kein Gefängnis, aber dennoch muss die Sicherheit der Kinder gewährleistet sein. Wie ist es um die Sicherheit in einem Internat bestellt, wenn ein Sechsjähriger sich mitten in der Nacht, unbemerkt entfernen kann, ohne dass auch nur die geringste Seele Notiz davon nimmt. Was hätte nicht alles passieren können! Hendrik war doch noch gar nicht im Vollbesitz seiner geistigen und körperlichen Kräfte. Die Distanz von 50 Km, zwischen Nienburg und Hannover zurückzulegen, war schon eine ungeheure Leistung, die mich andererseits aber auch erfreute. Hendrik begann zu kämpfen. Endlich schien die Zeit seiner Reaktionslosigkeit vorbei zu sein. Während das Internat von oben bis unten durchsucht wurde, befand sich Hendrik schon im Zug nach Hannover. Niemand konnte sich erklären, wie er das geschafft hatte. Nach der Entdeckung seines Verschwindens wurde, nachdem Hendrik im Haus nicht aufzufinden war, die Polizei eingeschaltet. Dadurch konnte Hendrik so schnell identifiziert werden. Die ganze Aktion war für alle Beteiligten unbegreiflich. Hendrik hatte sie alle in Atem gehalten. Das war der alte Hendrik, den ich kannte. Ich

war mir sicher, er hatte den Kampf aufgenommen. Jetzt war es an mir, ihm die Richtung zu zeigen.
Mit Dr. Faller verabredete ich, dass ich Hendrik bei der Bahnhofspolizei in Hannover abholen würde. Ich bat mir 2 Tage Zeit aus, in denen ich Hendrik auf die richtige Bahn lenken wollte. Dr. Faller hatte zwar größte Bedenken, aber schließlich konnte ich ihn überzeugen. Hendrik hatte noch einige schwierige Hürden zu nehmen. Die Beisetzung seiner Familie, den Tod von Oma Luise und in wenigen Wochen den Prozess um den Unfall. Das alles war viel Holz für einen kleinen Jungen. Hendrik litt an einer Form des Konversionssyndroms, einer Entziehung aus der Realität, bei der sich die Patienten teilweise tot stellen, da sie starke seelische Konflikte nicht verarbeiten können. Noch durchlebte Hendrik nicht die schärfste Form des Syndroms, aber nach jedem seiner Ohnmachtsanfälle hatte ich die größten Befürchtungen. Nach Information der Ärzte konnte nur eine besondere Situation oder ein besonderes Erlebnis Hendrik aus dieser Situation befreien. Er musste beginnen, sich mit der Realität auseinander zu setzen.

Als ich erwachte, hörte ich Peters Stimme. Er sprach mit einem Arzt. Ich war nicht mehr auf der Polizeiwache, ich lag in einem weißen Raum auf einer Liege. Peter kam zu mir, nahm mich in den Arm und sagte: „Hendrik, Junge, was machst Du nur für Sachen? Ich bin so froh, dass Dir nichts passiert ist! Wo wolltest Du denn hin? Möchtest Du mir das nicht sagen?“ Ich reagierte nicht.

Alles war wie vorher. Ich hatte es nicht geschafft. Nun war es mir egal! Bestimmt würde mich Peter jetzt in dieses blöde Heim zurückbringen. Aber ich würde es wieder versuchen. Das wusste ich genau. „O.k. Hendrik, pass auf, wir fahren jetzt zu mir. Keine Angst, Du brauchst nicht mit dem Auto zu fahren. Der Doktor wird Dir eine Spritze geben und dann bringt er Dich zu mir. Wir werden uns ein paar schöne Tage machen und wie zwei richtige Männer miteinander sprechen!". Ich reagierte nicht. Der Doktor gab mir eine Spritze und wenig später schlief ich ein.

Am nächsten Morgen lag ich in Peters Bett. Peter schlief noch und schnarchte fürchterlich laut. Ich stand auf und ging in das Wohnzimmer. Ich kannte mich in Peters Wohnung gut aus. Im Wohnzimmerschrank standen 5 große Fotoalben. Alle voll mit Bildern von Peter, Mama, Papa, Oma Luise, Toby und mir. Da waren auch noch jede Menge anderer Leute, die mich aber nicht interessierten. Ich entnahm Bild für Bild aus den Alben. Jedes Bild schaute ich mir genau an. Dann gab ich jedem Bild einen neuen Platz. Eins legte ich auf das Sofa, eins in einen Blumentopf, eins auf den Teppich, eins in die Fensterbank, wieder eins auf den Teppich usw., bis ich alle Bilder im ganzen Raum verteilt hatte. Ich hatte ein komisches Gefühl, aber ich konnte es nicht zuordnen. Daher legte ich mich in die Mitte das Raumes auf den Boden. Da lag ich, zwischen all den Bildern, auf dem Rücken, breitet meine Arme und Beine aus und schlief ein. Seit langer Zeit fühlte ich mich zum ersten mal irgendwie wohl. Plötzlich saß Peter neben mir. Er hatte mich in eine Decke gewickelt und ich glaube, er hatte geweint. Ich wollte auch weinen, aber es ging nicht. Ich wollte schreien, aber es ging einfach nicht. Gemeinsam sahen wir uns jedes Bild noch einmal an. Peter erklärte mir genau, wann welches Bild entstanden war und was es zeigte. Wir lagen den ganzen Morgen auf dem Fußboden, sahen uns Bilder an und Peter erzählte mir viele Geschichten von meiner Familie. Später gingen wir in die Küche und Peter kochte Kakao. „Hendrik, die letzten Wochen waren schwere Wochen.“, sagte Peter, setzte sich neben mich, nahm meine Hand und fuhr fort: „Du hast schreckliche Dinge erlebt, die Dein ganzes Leben verändert haben. Niemand kann das rückgängig machen. Du musst lernen, Dich in Deinem neuen Leben zurecht zu finden. Ich möchte Dir dabei helfen. Aber Du musst Dir helfen lassen. Gib uns einfach eine Chance. Ich bin mir sicher, Mama, Papa und Toby würden es so wollen.“ Peter erzählte mir, dass ich eine Aufgabe hätte. Es sei meine Aufgabe, für Mama, Papa und Toby ein schönes Leben zu führen. Sie selbst könnten das nicht mehr und darum musste ich ihnen helfen. Peter versprach, sie würden mir dabei zusehen und sich mit mir freuen. Sie sollten auch ein neues Zuhause bekommen. Nach einer Beerdigung liegen Mama, Papa und Toby neben Opa auf dem Friedhof. Oma Luise würde sie begleiten, damit der Opa sich nicht erschreckt. Dann würden sie alle zusammen beobachten, was ich so machen würde. Wenn ich traurig wäre, dann wären sie auch alle traurig. Daher sollte ich fröhlich werden, damit sie sich auch wieder freuen könnten. Natürlich wollte ich, dass alle wieder fröhlich waren, aber doch nicht so.

Ich wollte doch bei ihnen sein, sie sehen und mit ihnen sprechen. Ich wollte einfach nicht glauben, dass das nie mehr ginge. Jetzt, da ich wusste, dass auch Oma Luise es geschafft hatte, war ich mir sicher, dass auch ich den Weg zu meiner Familie finden würde. Daher blieb ich abgeschaltet.

Am nächsten Tag wollte Peter mich ins Heim zurück bringen. Aber er wusste nicht wie. Wir saßen am Frühstückstisch, als Peter meine Hand nahm und sagte: „Hendrik, ich weiß, Du möchtest zur Zeit mit niemandem sprechen. Das brauchst Du auch nicht. Ich habe mir etwas ausgedacht, wie wir uns dennoch ein wenig verständigen können." Peter würde mir Fragen stellen oder mir Vorschläge machen. Wenn ich „Ja" sagen wolle oder mit seinen Vorschlägen einverstanden wäre, sollte ich seine Hand drücken. „Kannst Du das für mich tun?", fragte Peter. Ich reagierte nicht. „Bitte Hendrik, hilf mir doch ein wenig! Komm sag ja!" Peter sah mir in die Augen. Dann drückte ich vorsichtig seine Hand. „Gut so! Gut so, Hendrik!", sagte Peter, nahm mich in den Arm und drückte mich fest an sich. Wieder nahm er meine Hand und fragte: „Gibst Du uns noch eine Chance Dir zu helfen? Wenn ja, dann fahren wir heute gemeinsam zurück nach Nienburg. Ich verspreche Dir, in einigen Wochen wird es Dir besser gehen. Du kannst mich jeder Zeit anrufen und ich komme Dich so oft besuchen, wie ich kann. Du wirst dort viele liebe Freunde bekommen und Du wirst jede Menge Spaß haben. Lass es uns versuchen! Nur für 4 Wochen! Wenn Du Dich dann noch immer unwohl fühlst, dann denken wir uns gemeinsam etwas Neues aus. Wollen wir das so machen? Komm Hendrik, sag ja!“ Vorsichtig und etwas zögerlich drückte ich seine Hand. „O.k., gut mein Junge! Sehr gut! Jetzt weiter, also, wir fahren gemeinsam nach Nienburg. Ja? Machen wir das?“. Ich drückte seine Hand. „Gut! Sehr gut! Hendrik, nach Nienburg kommen wir aber nur mit dem Auto. Mit meinem Auto. Meinst Du, Du könntest das schaffen, wenn ich Dir verspreche, dass ich ganz langsam fahre und das uns nichts passieren wird?“. Ich reagierte nicht. „Gut, dann lass uns nur einmal versuchen, ob Du es schaffst, Dich in mein Auto zu setzen. Dann frage ich Dich noch einmal. Wir fahren nur, wenn Du es möchtest. Aber reinsetzen können wir doch einmal versuchen, ja?“ Ich reagierte nicht. „Hendrik, nur einmal hineinsetzen! Nur ganz kurz! Bitte, lass es uns versuchen! Es wird Dir nichts geschehen! Wollen wir es zusammen versuchen?“. Ich war mir nicht sicher. Ich wollte in kein Auto steigen. Peter sah mir in die Augen und versprach nochmals, dass nichts passieren würde. Dann tat ich es! Ich drückte seine Hand. „O.K. Hendrik, gut, wir zwei schaffen das schon. Ich bin stolz auf Dich! Alles wird gut!“, sagte Peter.

Ich weiß nicht wie, aber ich hatte es geschafft. Es hatte bestimmt eine ganze Stunde gedauert, aber endlich saß ich in Peters Auto. Als er mich fragte, ob er nun auch fahren dürfe, drückte ich ihm schnell drei oder vier mal die Hand. Wenn, dann sollte es schnell passieren, ehe mich mein Mut wieder verließ. Wir erreichten Nienburg und das St. Joseph. Genau wie Peter es versprochen hatte war auch tatsächlich nichts geschehen. Dennoch war ich vollkommen verschwitzt, aber froh, dass ich es überstanden hatte. Peter nahm meine Hand und gemeinsam gingen wir ins St. Joseph. Am Empfang wurden wir schon von Monika und Dr. Faller erwartet. „Ah, da ist ja unser Wandersmann!“, sagte Dr. Faller. Monika half mir aus der Jacke und gemeinsam gingen wir in das Zimmer des Direktors. Peter erzählte den beiden von unserer neuen Art, uns zu verständigen. „Das ist ja ganz toll, Hendrik! Wollen wir das hier auch so machen? Das wäre doch ein schöner Anfang, oder?“, fragte Dr. Faller. Er nahm meine Hand und ich drückte seine. Dr. Faller sah sehr nett aus und ich hatte keine Angst mehr. Ich wollte es versuchen. Vielleicht stimmte es ja, dass Mama, Papa und Toby mich sehen könnten. Wir setzten uns an einen Tisch, aßen Kekse und tranken Kakao. Dr. Faller erzählte, wie Astrid, die Nachtwache, entdeckt hatte, dass ich nicht in meinem Bett war und wie sie mich alle gesucht haben. Niemand wusste, wie ich aus dem Haus gekommen war. Aber niemand war böse mit mir. Peter fragte mich, ob ich nicht einmal erzählen wollte, wie ich das geschafft hätte. Alle waren so gespannt, dass ich es ihnen einfach erzählen musste. Aber es ging einfach nicht. Es ging nicht! Ich bekam kein einziges Wort heraus. Ich hatte vergessen mich anzuschalten. Ich versuchte es wirklich, mir wurde heiß und kalt, aber es gelang mir nicht. Ich blieb einfach ausgeschaltet. „Ganz ruhig Hendrik, ganz ruhig, dann erzählst Du uns das ein anderes mal!“, erlöste mich Dr. Faller. Später gingen Peter, Monika und ich zusammen zur „Früchtchen-Gruppe“ und ich durfte Peter mein Zimmer zeigen. Jan war auch da. „Hey, Hendrik! Cool, dass Du wieder da bist! Du bist schon der Held hier! Die Jungs wollen alle wissen, wie Du das gemacht hast!“, sagte er. Peter sprach mit Jan und als Jan sagte: „Hallo Herr Goebel!“, da wunderte ich mich, woher der Jan den Peter kennt. Peter und ich gingen zusammen durch unsere ganze Etage und wir schauten in jedes Zimmer. Die Jungs begrüßten mich alle. Niemand lachte über mich. Aber sie sagten alle „Henry“ zu mir! So ein blöder Name dachte ich, aber es war mir zunächst egal. Peter fragte mich, ob wir uns die anderen Etagen auch ansehen wollten, und ob wir den Jan als Fremdenführer mitnehmen wollten. Ich drückte seine Hand.

Jan kam also mit uns und wir schauten in jeden Raum hinein. Am blödsten fand ich die Duschräume. Die waren riesengroß und hatte keine Kabinen. Für mich stand fest, da würde ich bestimmt nie duschen. Es gab auch einen Waschraum mit Waschbecken, die durch den ganzen Raum gingen. Auch das fand ich blöde. Aber die Krönung war der Raum mit den Badewannen. Da standen bestimmt 10 Badewannen drin und es roch auch so komisch. Die Toiletten waren zum Glück ganz normal. Eigentlich waren alle Etagen gleich. Nur die Spielräume waren anders eingerichtet. So viele coole Spielsachen hatte ich noch nie auf einem Haufen gesehen. Peter meinte, man könne am Morgen anfangen und erst spät am Abend wäre man in der vierten Etage angekommen und hätte sich nicht eine Minute gelangweilt. Doch Jan versprach, dass es noch mehr zu sehen gäbe. Wir gingen in einen anderen Teil des Gebäudes. Dort fanden wir die Gemeinschaftsräume.

Werkräume, eine Sporthalle, einen Raum mit vier oder fünf Tischtennisplatten. In einem Raum sahen wir fünf richtige Küchen, die nebeneinander standen. Hier könne man kochen und backen lernen, klärte uns Jan auf. Dann gab es Fernsehräume. Da standen lauter Sessel drin und es sah sehr gemütlich aus. Wir gingen in den großen Speisesaal, den ich ja schon kannte, aber dann schauten wir in die Küche. So eine riesige Küche hatte ich noch nie gesehen. Töpfe so groß, wie Badewannen! Einer der Köche erklärte uns, dass hier jeden Tag 220 Personen essen würden. Darum müssten die Töpfe auch so groß sein. Wir gingen wieder in das Treppenhaus und durch eine Tür nach draußen. Diese Tür kannte ich schon. Es war die Tür, aus der ich weggelaufen war. Draußen fanden wir einen richtigen Fußballplatz und einen großen Spielplatz, mit Schaukeln, Rutschen und sogar mit einer Seilbahn. Es gab auch Tischtennisplatten aus Stein, ein großes Schach-, Dame- und Mühlespiel.
Und einen Park. Mit schönen Blumen, Grünpflanzen und Bäumen. Jan sagte uns, dass es auch einen Gärtner gab, der alles erklären könne, wann was wächst und so. Auch gab es einen Küchengarten, in dem richtiges Gemüse, Salat, Kartoffeln und Kräuter wuchsen. Jan war in der Gärtnergruppe und meinte, ich könne ja mal mitkommen. Gegenüber unserem Haus stand ein zweites Haus. Es war fast genau so groß, wie unseres. Dort würden die Mädchen wohnen, erklärte uns Jan. Es gibt also ein Jungenhaus und ein Mädchenhaus, dachte ich und war gespannt, wie das wohl eingerichtet war. In dem Mädchenhaus durften wir aber nur die Gemeinschaftsräume sehen. Diese waren fast so

eingerichtet, wie die im Jungenhaus. Die Mädchen hatten nur noch einen Raum mit lauter Nähmaschinen.

Dann gingen wir in ein drittes Haus. Dieses war jedoch viel kleiner. Von Jan erfuhren wir, dass hier die Krankenstation war. Hier fanden wir eine richtige Krankenhauseinrichtung, mit richtigen Krankenbetten und Behandlungsräumen. Dann waren dort die Psychoräume. Von Jan hörte ich das Wort zum ersten mal. „Hier sind die Psychoräume, da findet die Therapie statt. In Gruppen, oder auch ganz alleine, holen die Dir da die Macke aus dem Kopf!“, sagte Jan. Ich konnte mir unter „Psychos“ nichts vorstellen, aber ich fand es unheimlich und so gingen wir schnell wieder aus diesem Haus. Zurück in unserem Erdbeer-Zimmer packte ich zusammen mit Peter meinen kleinen Koffer aus und wir räumten alle Sachen in mein Regal. Jan war inzwischen nicht mehr im Raum, als wir fertig waren. Peter und ich setzten uns auf mein Bett und Peter sagte: „Na Hendrik, findest Du nicht auch, dass man es hier ganz gut aushalten kann? Mindestens die nächsten vier Wochen. Dann sehen wir, wie es Dir gefällt und werden entscheiden wie es weitergehen soll. Das haben wir so ausgemacht! Ist das O.k. für Dich?“. Ich drückte seine Hand. Wir gingen zusammen in den Speisesaal und aßen gemeinsam zu Mittag. Doch dann war es wieder so weit. Peter verabschiedete sich, er wollte nach Hause fahren. Mich wieder alleine lassen. Da kam die Angst zurück und sie wich nicht zurück, obwohl Peter immer wieder versprach, er würde mich ganz oft besuchen kommen. Schließlich ging er doch und ich fühlte mich so unendlich hilflos, einsam und verlassen. Im Nu war die ganze Ablenkung wieder dahin. Traurig trotte ich in mein Zimmer und setzte mich, wie schon einige Tage zuvor, auf mein Bett und starrte auf den Fußboden. Doch etwas hatte sich geändert. Es war nicht mehr „das Bett“, es war nun „mein Bett“.

Die nächste Zusammenkunft mit den anderen Kindern im Speisesaal endete ebenso kläglich wie die am ersten Tag. Es war aber nicht so, dass ich Angst hatte vor den Kindern, oder dass sie mich verspottet hätten, weil ich nicht mit ihnen sprach. Daran schienen sie sich gewöhnt zu haben. Sie sprachen mit mir, stellten mir lauter Fragen oder erzählten mir irgendetwas. Ich registrierte aber nicht, was sie erzählten oder fragten. Es war auch nicht so, dass ich nicht essen wollte. Nein, ich aß zwar nicht viel, aber es war ein Anfang. Es war mein Kopf. Alles war so laut und in meinem Kopf so viele Gedanken. Das Lachen, das Erzählen, das Klappern der Teller und meine endlosen Gedanken vermischte sich zu einem riesigen und heftigen Schmerz in meinem Kopf. Der Schmerz stach so fürchterlich, dass ich plötzlich von meinem Platz aufsprang und fluchtartig aus dem Speisesaal lief. Ich rannte in mein Zimmer, schmiss mich auf mein Bett und versteckte meinen Kopf unter dem Kopfkissen. Es dauerte nicht lange, da kam Monika. Sie wollte wissen, was ich denn wohl hätte. Ich sollte unter meinem Kopfkissen hervor kommen, aber ich tat es nicht. Irgendwann hatte Monika genug von mir und ging aus dem Zimmer. Ich hatte in keinster Weise auf ihre Bemühungen reagiert. So hatte ich die erste

Intensivwache ausgelöst. Bei der Intensivwache wird das Zimmer jede Minute bewacht. Jede Stunde kommt jemand in das Zimmer hinein und schaut, ob alles in Ordnung ist. So war es auch in dieser Nacht. Es dauerte 2 oder auch 3 Stunden, bis die Kopfschmerzen vorbei waren. Ich lag in der Zwischenzeit richtig im Bett und starrte in die Dunkelheit. Jan lag auch schon im Bett und schlief. Er hatte mir noch „Gute Nacht" gesagt, sonst hatte er mich in Ruhe gelassen. Ich hatte Angst vor der Nacht, Angst vor den Träumen. Jede Stunde ging die Tür auf und jemand kam herein. Es war Astrid. Sie kam ganz dicht an mich heran und schaute, ob ich auch wirklich noch im Bett lag. Irgendwann bin ich endlich eingeschlafen, aber die Träume setzten ein. Wieder dieses Quietschen, dieses Krachen, das Feuer, die Schreie und dann immer dieser Mann! Dieser fiese Mann, der immer so laut lachte. Ich wollte schreien, aber es ging nicht. Ich öffnete den Mund und schrie los, aber es kam kein Ton heraus. Das Feuer wurde immer größer, die Schreie wurden leiser, aber das Lachen dieses Mannes wurde immer lauter. Dann wachte ich auf und es war schon wieder geschehen! Ich hatte ins Bett gepullert. Aber dieses mal rannte ich nicht davon. Ich hatte es Peter versprochen. Ich stand auf, öffnete die Tür und stellte mich in den Gang. Sofort kam Astrid und sah, was geschehen war. „Hei, da ist uns wohl ein Malöhr passiert, was? Das macht aber überhaupt nichts, Hendrik! Hörst Du, das kann jedem passieren. Eines Tages wird das wieder aufhören. Mach Dir da keine Gedanken drüber o.k.?", sagte sie, als sie mich auf dem Arm nahm und mich in das Badezimmer trug. Während ich meine nasse Hose auszog und mich wusch, besorgte Astrid mir einen neuen Schlafanzug und einen Bademantel. Dann half sie mir beim Anziehen und trug mich in ihr Dienstzimmer. Dort saß ein Mann, den ich schon kannte. Es war der Wolfgang, der die Tür nach draußen aufgeschlossen hatte. „Das ist der Wolfgang Döring. Wir passen heute zu zweit auf Euch auf! Wolfgang, das ist Hendrik! Hendrik ist da ein kleines Malöhr passiert und ich habe ihm schon erzählt, dass das überhaupt nicht schlimm ist! Oder Wolfgang?“, sagte Astrid. Dann erzählte mir Wolfgang, dass es auch unter den großen Jungs welche gab, die manchmal ins Bett pullerten. Astrid ging und machte mein Bett sauber, während ich mit Wolfgang im Dienstzimmer saß. Wir tranken einen Becher Tee. Wolfgang hatte den Fernseher eingeschaltet. Ich saß auf seinem Schoß und zusammen schauten wir in das Fernsehgerät. Etwas später kam Astrid wieder. Dann nahm sie mich auf den Schoß und wie sahen fern. Niemand sprach ein Wort. Astrid kraulte mir die ganze Zeit den Rücken und irgendwie fühlte ich mich wohl. In den nächsten Wochen und Monaten saß ich oft bei Astrid. Der böse Traum kam nahezu jeden Abend und brachte seine Folgen mit sich. Diese Stunden genoss ich richtig. Und ich spürte, dass niemand davon wusste. Astrid und auch Wolfgang hatten es nie verraten. Auch hatten sie nie versucht, mich zum Sprechen zu bringen. Sie saßen ebenfalls stumm da und schauten Fern. Später spielten wir „Mühle“ oder „Mensch ärgere dich nicht“. Alles ohne ein Wort. Sie taten einfach so, als ob es völlig normal wäre, den ganzen Tag nicht zu sprechen. Manchmal, wenn Astrid mich ins Bett brachte, sagte sie: „Schlaf schön, Hendrik! Ich freue mich schon auf den Tag, an dem Du mir Deine Geschichte erzählen magst! Aber das hat noch viel, viel Zeit!“ Heute weiß ich, dass Astrid die beste Psychologin war, die ich je hatte. Im Gegensatz zu den anderen Psychologen, die mich behandelt haben, hatte Astrid das nie gelernt. Dennoch war sie die Beste!

In der ersten Zeit hatte ich jeden Tag Sitzungen mit den Psychologen. In Einzelsitzungen saß ich mit Frau Dr. Beinlich in einem der Psychoräume. Ich sollte Bilder malen, die zeigen sollten, wie ich mich im St. Joseph fühlte. Frau Dr. Beinlich hatte alle möglichen Malsachen in ihrem Zimmer. Aber ich wollte nicht malen. Ich saß einfach da und wartete, bis die Zeit abgelaufen war und sie mich wieder abholen ließ. Sie versuchte herauszufinden, was ich bei dem Unfall erlebt hatte. Immer und immer wieder sprach sie von Mama, von Papa und von Toby. Sie wusste viel über uns alle. Sie wusste, dass Papa Zahnarzt war und dass Mama mit mir Klavier spielte. Frau Dr. Beinlich hatte ein Keyboard. Sie stellte es an und ich sollte einige Töne ausprobieren. Aber ich tat es nicht. Ich glaube, ich habe sie ganz schön zur Verzweiflung gebracht. Sie versuchte wirklich alle Tricks, aber ich ließ mich auf nichts ein. Ich saß einfach meine Zeit ab. Stur und ohne einen einzigen Blick in ihre Augen. Auch versuchte sie sich mit mir zu verständigen, wie ich es mit Peter tat. Sie stellte mir Fragen und ich sollte ihre Hand drücken, wenn ich „Ja“ sagen wollte. Ich setzte mich auf meine Hände. Ich wollte nichts von Frau Dr. Beinlich wissen und sie durfte nichts von mir wissen. Es kamen auch andere Psychologen, die ihr Glück versuchten. Ich habe sie alle ignoriert. Später nahm ich an Gruppensitzungen teil. Ich sollte lernen, wie man über seine Probleme spricht. Tatsächlich sprach jeder aus der Gruppe mit Frau Dr. Beinlich. Ich aber wollte das alles nicht hören. Mittlerweile konnte ich mich so abschalten, dass ich das Geschehen um mich herum gar nicht mehr wahrnahm. Ich saß wie versteinert auf meinem Stuhl. Am Ende der Sitzungen musste ich richtig geweckt werden, da ich nicht bemerkte, dass die anderen Kinder den Raum schon verlassen hatten. Ich stand dann einfach auf und trottete den anderen hinterher. Einzig von Peter nahm ich Informationen an. Doch als sie versuchten, Peter in die Sitzungen einzubeziehen, blockierte ich wieder. Damit hatte ich die Psychos schwer getroffen. Heute weiß ich, dass sie Angst hatten, dass ich auch mit Peter nicht mehr kommunizieren würde. Sie stellten die Sitzungen mit Peter wieder ein. Als nächstes beobachteten sie mich den ganzen Tag. Irgendwann tauchte immer irgendwo Frau Dr. Beinlich auf. Sie tat immer so, als ob sie sich mit einem der Betreuer unterhielt. Dabei wusste ich genau, dass sie mich beobachtete. Ich entwickelte ein feines Gespür dafür, wann und wo ich beobachtet wurde. In diesem Falle ging ich immer sofort in mein Zimmer. Zunächst folgt mir niemand auf mein Zimmer. Es war wie in dem Spiel „Mensch ärgere Dich nicht“! Wer es in sein Haus schaffte, hatte seine Ruhe.

Am Leben in der Gemeinschaft nahm ich bis auf die Mahlzeiten nicht teil. Bei schönem Wetter setzte ich mich in den Park unter die riesige Kastanie. Ich schaute stundenlang in ihre Äste. In Gedanken sprach ich mit der Kastanie. Die Kastanie wusste alles von mir und ich bildete mir ein, sie würde mit mir sprechen, wenn ihre Blätter und Äste sich im Wind bewegten. Frau Dr. Beinlich folgte mir natürlich auch in den Park. Hatte ich sie bemerkt, ging ich wieder, natürlich ohne sie auch nur einen einzigen Blickes zu würdigen, auf mein Zimmer. Aus Peters Fotoalbum hatte ich mir ein Bild mitgenommen. Es zeigte Mama, Papa, Toby und mich unter dem Weihnachtsbaum. Peter hatte es beim letzten Weihnachtsfest geschossen. Immer, wenn ich auf mein Zimmer flüchtete, holte ich mein Foto, das ich in einem Spielkasten versteckt hatte, aus meinem Regal und sah es mir stundenlang an. Eines Tages folgte mir Frau Dr. Beinlich auf mein Zimmer. Sie setzte sich neben mich auf mein Bett und bemerkte das Foto. Sie fragte mich, ob ich es ihr nicht zeigen wolle. Ich wollte nicht. Sie berührte meine Hand und ich dachte, sie wolle mir das Foto wegnehmen. Da biss ich ihr, so doll ich konnte, in den Arm. Sie schrie richtig auf und im Reflex gab sie mir eine Backpfeife. Peng! Das war natürlich das vorläufige Ende. Sie verfolgte mich nicht mehr. An den Sitzungen musste ich die nächste Zeit auch nicht teilnehmen. Ich hatte gewonnen. Es war doch gut, dass ich abgeschaltet blieb.

Genau wie Peter es versprochen hatte, besuchte er mich regelmäßig. Mit Peter sprach ich aber auch kein Wort.

Gleich in der zweiten Woche, die ich im St. Joseph verbrachte, bereitete mich Peter auf die bevorstehende Beisetzung von Mama, Papa, Toby und Oma Luise vor. Er meinte, ich solle diesen Tag nutzen, mich von meiner Familie zu verabschieden. Immer wieder nahm er mich in den Arm und wollte, dass ich endlich einmal meinen Gefühlen freien Lauf lassen würde. Aber es ging nicht. Ich konnte nicht weinen. Ich wusste, sobald ich anfangen würde zu weinen, bräche die Mauer, die ich um mich aufgebaut hatte, zusammen. Dieses hätte bedeutet, dass ich mich mit meiner Situation abgefunden hätte. Und das wollte ich unter keinen Umständen. So blieb ich abgeschaltet.

Am Freitag, dem 21. Juli 1989 sollte schließlich die Beisetzung erfolgen. Peter hatte mir einen schwarzen Anzug gekauft, den ich am Abend zuvor zur Probe anziehen sollte. Als ich fertig angekleidet war, stellte Peter mich vor den Spiegel und wollte, dass ich mich im Spiegel betrachte. Ich tat es und was ich sah, gefiel mir. Ich konnte meine Mama sagen hören: „Ja Hendrik, Du siehst ja wie ein richtiger Herr aus!" Auf eine merkwürdige Art und Weise freute ich mich auf den nächsten Tag. Früh am nächsten Morgen weckte mich Monika. Jan schlief noch, während ich mich anzog. Ich ging mit Monika hinunter in den Speisesaal. Dort war ein sehr festlicher Frühstückstisch gedeckt, eine weiße Kerze brannte, Blumen standen auf dem Tisch und Peter war auch da. Ich aß ein halbes Brötchen mit Nutella und eine Banane. Dazu trank ich einen Becher Kakao. Peter sagte, dieser Tag sei ein besonderer Tag und ich müsse mich nicht schämen, wenn ich meinen Gefühlen freien Lauf lassen würde. Denn auch dafür sei dieser Tag gedacht. Nach dem Frühstück fragte Peter mich, ob ich bereit sei. Ich drückte seine Hand. Wir gingen zum Auto und fuhren los. Monika kam auch mit. Als wir am Friedhof ankamen, standen schon viele Autos auf dem Parkplatz. Ich erkannte den kleinen Austin von Pauls Mutter. Wir gingen den Weg entlang zu der kleinen Kapelle. Es war ein schöner Sommertag, die Sonne schien und es war sehr warm. Meine Knie wurden wackelig, ich begann zu zittern und ein seltsames Gefühl überkam mich. Peter bemerkte das und wir setzten uns auf eine Bank. „Du hast alle Zeit der Welt, Hendrik! Ohne Dich fangen die nicht an. Ruh Dich etwas aus und wenn es Dir besser geht, dann gehen wir weiter!", sagte er. Einige Minuten saßen wir auf der Bank und niemand sagte ein Wort. Ich nahm all meinen Mut zusammen, stand auf und wir gingen weiter in Richtung Kapelle. Peter wollte mir seine Hand reichen, doch ich nahm sie nicht. Einige Leute standen vor der Kapelle und sahen uns entgegen. Alle waren ganz schwarz gekleidet. Kurz vor der Kapelle kamen plötzlich Fotografen aus einer Menschengruppe und fotografierten uns. Peter schubste die Fotografen zur Seite und stellte sich hinter mich. Wir gingen weiter in die Kapelle hinein. Dort war es sehr voll. Als wir in die Kapelle gingen, standen alle Leute auf. Es war ganz still. Nur unsere Schritte waren zu hören. Jemand hustete. Peter ging mit uns in die erste Reihe. Dort waren drei Plätze frei. Ich sollte mich in die Mitte setzen, rechts nahm Peter Platz und links Monika. Ich war froh, dass ich saß, denn jetzt wurden meine

Beine wieder schwach. Ich wollte in Richtung des Altars schauen, aber ich konnte nichts sehen. Mir war fürchterlich kalt und ich zitterte. Im nächsten Augenblick wurde mir sehr heiß und ich dachte, jeden Moment würde es dunkel werden, aber ich wollte es nicht. Peter und Monika hielten mir die Hand. Das war gut so. Wenige Augenblicke später konnte ich wieder richtig sehen. Die Kapelle war mit unendlich vielen Blumen geschmückt. Auf einer Empore standen vier Urnen. Peter hatte mir erklärt, das die Asche von Mama, von Papa, von Toby und von Oma Luise in jeweils einer Urne aufbewahrt wurde. Auch die Empore war mit Blumen und Kerzen geschmückt. Auf Schleifen standen die Namen: Rainer Rehrer, Martina Rehrer, Toby und Luise Rehrer. Orgelmusik setzte ein. Der Pastor und die Messdiener kamen in die Kapelle und wir standen auf. Alle sangen ein Lied. Ich sang nicht. Meine Knie wackelten wieder. Ich wollte stehen bleiben, aber es ging nicht. Ich fiel nach hinten auf die Bank. Peter setzte sich neben mich und hielt mich fest. Als ich ihm in die Augen sah, bemerkte ich, dass er weinte. Ich drückte seine Hand, doch ich weinte nicht. Die Leute setzten sich wieder und der Pastor hielt eine Predigt. In meinem Kopf spielte sich ein endloser Film ab. Ich sah mich und meine Familie. Ich hörte ihre Stimmen und immer wieder hörte ich sie lachen und meinen Namen rufen. Was der Pastor predigte verstand ich nicht. Ich versuchte mir einzuprägen, wie die Kirche geschmückt war und wie die Urnen aussahen. Dann spielte die Orgel „Ave Maria" und ein Chor sang. Ave Maria war das Lieblingslied von Mama. Ich hörte, wie die Leute hinter mir weinten. Monika weinte auch und ich fragte mich warum, schließlich kannte sie meine Familie doch gar nicht. Ich drückte ihre Hand. Sie erwiderte den Händedruck. Ich weinte nicht. Wie in Trance verfolgte ich die Trauerfeier. Sie spielten auch „Made of Orleans", das Lieblingslied von Toby. Irgendwann stand Peter auf und ging mit mir vor die Empore. Er hatte mir erklärt, dass dieses der Moment des letzten Grußes sein würde. Ich hatte von Peter vier rote Rosen bekommen. Diese sollte ich vor jede Urne legen. Wir standen direkt vor der Empore und Peter trat einige Schritte zurück. Er hatte mir gesagt, ich könne in diesem Augenblick verharren, solange ich wolle. Auch könne ich einige letzte Worte sagen. Ich sprach in Gedanken mit Papa, als ich seine Rose vor seine Urne legte. Ich sagte „Tschüs Papa, wann sehen wir uns denn wieder? Was soll ich denn nur ohne Dich machen?". Ich legte Mamas Rose vor ihre Urne und sagte in Gedanken zu ihr: „Tschüs Mama, Du siehst so wunderschön aus. Ich verspreche Dir tapfer zu sein!". Ich legte Tobys Rose vor seine Urne und sagte in Gedanken zu ihm: „Toby! Tschüs Toby! Ich vermisse Dich so sehr! Die andern Jungs sind alle doof!". Ich legte Oma Luises Rose vor ihre Urne und sagte in Gedanken zu ihr: „Tschüs Oma Luise! Du hast es gut! Du bist bei ihnen!" Ein letztes Mal sah ich auf die Empore und sagte in Gedanken zu allen vieren „Ich vermisse Euch so sehr! Ich liebe Euch! Warum habt Ihr mich alleine gelassen? Könnt Ihr mir nicht helfen? Bitte helft mir doch! Was soll ich denn so alleine hier auf dieser Welt? Könnt Ihr mich nicht zu Euch holen?"

Dann war ich am Ende meiner Kräfte. Ich drehte mich um und griff nach Peters Hand. Peter weinte, ich konnte nicht weinen. Peter nahm mich an die Hand und wir verließen die Kapelle. An der Tür stand der Pastor. Ich kannte ihn. Es war Pastor Büsing. Er hatte Mama und Papa getraut und Toby und mich getauft. Er war auch oft in Papas Praxis und er hatte fürchterlichen Schiss vor dem Zahnarzt. Pastor Büsing schüttelte mir die Hand, klopfte mir auf die Schulter und nickte mir zu, als wolle er sagen: „Sei tapfer, Du schaffst das schon!“
Tatsächlich sagte er: „Hendrik, ich bin jeder Zeit für Dich da! Du darfst mich immer besuchen und mich auch jeder Zeit anrufen!“. Peter hatte mir erklärt, dass nun alle Leute aus der Kirche kommen würden, mir die Hand schütteln würden, um mir mitzuteilen, dass sie an mich denken. Nun wollte er wissen, ob ich lieber gehen wolle. Ich reagierte nicht. Dann fragte er mich, ob ich bleiben wolle. Ich drückte seine Hand. „Gut, gut Hendrik! Wie Du möchtest! Mein tapferer Hendrik!“, sagte er und wischte sich eine Träne aus dem Auge.

Die Leute kamen aus der Kirche. Sie gaben erst mir die Hand und dann Peter. Jeder sagte etwas Nettes zu mir. Ich schaute jedem in die Augen, aber ich antwortete nicht. Ich habe nicht einmal „Danke“ gesagt. Es waren so viele Leute. Die meisten kannte ich nicht. Aber die, die ich kannte, habe ich fast alle an diesem Tag zum letzten Mal gesehen. Papas Helferinnen, Hanna, Stefanie und Sylvie waren da, ich sah den Schlachter Kruse aus unserem Haus und Frau Klawitter. Tobys Freund Lutz war mit seinen Eltern auch da. Ivonne, Tobys Freundin war da und ziemlich zum Schluss kamen auch Paul und seine Mutter aus der Kapelle. Paul hatte einen kleinen Teddy in seiner Hand. Ich kannte ihn. Er hieß Bobby und sein Vater hatte ihn einmal aus London mitgebracht. Paul drückte mir den Teddy in die Hand und sagte: „Da, den Bobby schenke ich Dir! Er soll Dir Glück bringen!“ Ich sah ihn an, aber noch immer brachte ich kein Wort heraus. Ich drückte seine Hand.

Irgendwann kamen keine Leute mehr aus der Kirche. Die Türen wurden geschlossen. In einigen Tagen kämen die Urnen in das Familiengrab, hatte Peter mir erklärt. Dann könne ich Mama, Papa, Toby und auch die Oma Luise besuchen, wann immer ich wolle. Wir gingen zurück in Richtung Auto. „Ich brauche jetzt erst einmal ein Glas Bier!“, sagte Peter. Wir gingen in eine Gaststätte und tranken etwas. Da saßen wir zusammen an einem Tisch. Peter, Monika und ich hielten uns an den Händen. Niemand sagte ein Wort. Wir drückten nur unsere Hände.

Wir fuhren zurück nach Nienburg. Als Peter vor dem St. Joseph hielt, öffnete ich die Wagentür, lief ins Haus, rannte in den Park, setzte mich unter die große Kastanie und schaute in die Äste. Etwas später kam Peter dazu und setzte sich neben mich. Wieder hielten wir uns an den Händen. Ich nahm mir vor, diesen Tag niemals zu vergessen. Bis heute kann ich mich an jede Einzelheit erinnern. Aber auch dieser Tag konnte mir nicht helfen. Ich blieb abgeschaltet.

7
Der Prozess

Der Sommer neigte sich dem Ende entgegen und es wurde herbstlich. Die meisten der Jungs aus der „Früchtchen-Gruppe" bereiteten sich auf ihren ersten Schultag vor. Peter, die Psychos, Monika und sogar Dr. Faller hatten schwer gekämpft, um mich endlich zum Sprechen zu bringen. Ich sollte eingeschult werden, damit ich mich auf andere Dinge konzentrieren konnte. Aber einen abgeschalteten Jungen, der nicht sprechen will, den nimmt keine Schule der Welt auf. Mir war es egal. Ich wollte überhaupt nicht zur Schule gehen. Für mich war es, als ob die Zeit still stehen würde. Ich dachte nicht an morgen. Zukunft gab es nicht für mich. Ich lebte im Gestern. Jeden Tag erinnerte ich mich an irgendeine Begebenheit aus der Vergangenheit. Ich erlebte diese Situationen erneut. Ich wiederholte sie. Peter besuchte mich noch immer regelmäßig. Wir unternahmen Ausflüge. Er ging mit mir in den Zoo, wir spazierten im Wald oder schauten uns Geschäfte an. Dann holte er mich immer öfter an den Wochenenden zu sich nach Hause. Er sprach mit mir immer wieder über den Unfall. Er stellte mir Fragen, die ich mittels Händedruck beantwortete. Er fragte mich, ob ich einen Wagen beobachtet hatte. Ich drückte seine Hand. Er fragte mich, ob es ein kleines Auto war, ich reagierte nicht. Er fragte mich, ob es ein großes Auto war, ich drückte seine Hand. Er fragte mich, ob es ein grünes Auto war, ich reagierte nicht. Auf diese Art und Weise ermittelte Peter die wahren Abläufe jenes Tages. Er erzählte mir von einem Mann, der für den Unfall und die Folgen verantwortlich sein sollte. Dieser Mann könne jedoch nicht für seine Fehler zur Rechenschaft gezogen werden, wenn man ihm seine Fehler nicht beweisen könne. Peter versuchte mir klar zu machen, dass dieser Mann den gleichen Fehler wiederholen könne, wenn er nicht zur Rechenschaft gezogen werden würde. Ich sollte Peter helfen, die Wahrheit zu ermitteln. Er erzählte mir von einem Richter und von einer Verhandlung. Mir sollte klar werden, dass nur ich es schaffen könne, diesen Mann dazu zu bringen, zu seinen Fehlern zu stehen. Dieses ginge aber nur, wenn ich mit dem Richter über die Geschehnisse sprechen würde. Peter fragte mich, ob ich das machen wolle. Ich reagierte nicht. Peter fragte mich, ob wir es wenigstens einmal versuchen wollten, ich reagierte nicht. Tief in mir wusste ich, welchen Mann Peter meinte. Dieser Mann erschien mir nahezu jede Nacht in meinen Träumen. Ich wollte nicht über diesen Mann sprechen und ich wollte diesen Mann nie wieder sehen. Ich begriff nicht, welche Tragweite meine Haltung haben könnte und welche Chance ich für mich verpassen würde, wenn ich bei meiner Haltung blieb. Neben Peter bearbeiteten mich nun auch die Psychos im St. Joseph wieder. Sie erzählten mir ebenfalls all die Dinge, die ich schon von Peter kannte. Manchmal kamen auch fremde Leute zu den Sitzungen. Dann war aber auch Peter immer dabei. Ich reagierte jedoch nicht ein einziges Mal.

Eines Morgens wurde ich sehr früh von Monika geweckt. Es war noch dunkel draußen und sie trug mich in das Dienstzimmer. Ich war sehr verwundert, denn Peter, Dr. Faller und ein fremder Mann saßen dort. Peter nahm mich auf den Schoß und fragte mich, ob wir gemeinsam einen Ausflug machen wollten. Ich sah Dr. Faller an, er lächelte. Ich sah den fremden Mann an, er lächelte auch. Ich sah Monika an, sie nickte mir zu, als wolle sie sagen: „Sag einfach ja!“. Ich drückte Peters Hand. Ich fühlte, dass ich nicht nein sagen durfte. Ich wusste nicht was auf mich zukam, aber ich hatte eine Ahnung. Monika holte meinen Schwarzen Anzug aus dem Schrank und ich zog ihn an. Wir gingen in den Speisesaal. Dort war bereits ein Frühstückstisch für fünf Personen gedeckt. Ich war aufgeregt und hatte keinen Hunger. Monika überredete mich jedoch zu einem Stück Marmorkuchen und einer Tasse Tee. Nach dem Frühstück setzten wir uns in Peters Auto und fuhren weg. Niemand sprach ein Wort. Wir fuhren nach Hannover. Dort gingen wir in ein großes, altes Gebäude. Ich kannte dieses Gebäude. Ich war öfters dort gewesen, wenn ich mit Papa den Peter von der Arbeit abholte. Ein seltsames Gefühl überkam mich. Es kribbelte in meinem Bauch und mir wurde schlecht. Ich hatte das Gefühl, ich müsste mich übergeben. Monika fragte mich: „Ist Dir schlecht?“ Ich drückte ihre Hand. „Ihm ist schlecht!“ rief sie. Peter nahm mich auf den Arm und lief mit mir in eine Toilette. Der fremde Mann lief mit. Ich übergab mich und fühlte, dass ich auch einmal musste. Daher fummelte ich an meiner Hose rum. Peter ahnte, was gleich geschehen würde, öffnete meine Hose und setzt mich auf die Toilette. Der fremde Mann sah zu. Langsam ging es mir wieder etwas besser. Peter half mir in die Hosen, ich wusch mich und spülte mir den Mund aus. Wir verließen die Toilette, gingen eine Etage höher und dort setzten wir uns auf eine Bank. Die Bank stand in einem langen Gang, neben einer großen Tür. Die Tür war geschlossen. Auf dem Gang liefen lauter Leute hin und her. Sie sahen mich an. Ich kannte diese Leute nicht. Eine Frau kam, sah mich an und setzte sich zu uns auf die Bank. Der fremde Mann stand auf, ging zu der Frau und sprach mit ihr. Die Frau stand wieder auf und ging. Ich sah ihr hinterher und bemerkte, dass sie sich mehrfach umdrehte und zu mir sah. Plötzlich ging die Tür zum Treppenhaus auf, einige Männer kamen in den Gang und fingen an zu fotografieren. Peter stand auf, stellte sich vor die Männer und breitete seine Arme aus. Er schimpfte mit ihnen und drängelte sie zurück in das Treppenhaus. Ein anderer Mann half ihm dabei. Ich hatte Angst. Monika legte einen Arm um mich und drückte mich fest an sich. Peter kam zurück und beruhigte mich. „Alles in Ordnung, Hendrik! Es ist alles in Ordnung! Du brauchst keine Angst zu haben. Pass auf mein Junge, ich werde jetzt gleich durch diese Tür hier gehen. Monika und Herr Ritter werden mit Dir hier sitzen bleiben. Es wird etwas dauern, aber dann bringen Dich die beiden auch durch diese Tür zu mir und einigen anderen Damen und Herren, o.k.? Was dann passiert, werden wir gemeinsam sehen, aber ich verspreche Dir, es wird Dir nichts geschehen! Bist Du bereit?“ Ich drückte seine Hand und sah zu, wie Peter hinter dieser Tür verschwand. Ich war furchtbar aufgeregt. Meine

Gedanken gingen kreuz und quer durcheinander. In meinem Bauch kribbelte es. Monika gab mir einen Becher Wasser. Wir warteten und warteten. Immer wieder ging die Tür auf und ein Mann in einer Uniform rief den Namen eines Mannes oder einer Frau auf. Diese Leute liefen alle auf dem Gang herum oder saßen auf einer der anderen Bänke. Die aufgerufenen Leute verschwanden dann alle hinter dieser Tür. Ich hatte das Gefühl, alle starren mich an. Ich sah aus einem Fenster in einen Hof. Dort stand eine riesige Kastanie, ebenso wie die im Park vom St. Joseph. Die Blätter waren schön bunt. Es war sehr windig und die Blätter wirbelten umher. Immer wieder kamen Leute aus dem Raum und andere wurden hineingerufen. Der Gang, auf dem wir saßen wurde immer leerer. Plötzlich hörte ich meinen Namen. Jemand rief: „Hendrik Rehrer! Hendrik Rehrer bitte in den Sitzungssaal!“ Ein unheimliches Kribbeln stieg von meinem Bauch aus in meinen ganzen Körper. Meine Hände schwitzten, meine Beine wackelten und ich begann zu zittern, aber es gab nun kein Zurück mehr. Monika nahm mich an die Hand und wir gingen durch die Tür in diesen Raum. Ich weiß nicht, was ich erwartet hatte, aber irgendwie legte sich meine Anspannung, als ich den Raum betrat. Am anderen Ende das Raumes war ein großes Pult. An diesem Pult saßen einige Männer und Frauen. Ein Mann, mit einem schwarzen Umhang saß in der Mitte und er schaute mich an. Ich schaute nach links, da war eine Tischreihe, an der Peter saß. Peter trug auch einen Schwarzen Umhang. Links und rechts der Tür standen Bänke, die mit vielen der Leute gefüllt waren, die vorher auf dem Gang gestanden hatten. Der Mann mit dem schwarzen Umhang, der an dem großen Pult saß, sprach zu mir: „Hallo Hendrik, komm doch bitte einmal zu mir! Ich möchte mich heute etwas mit Dir unterhalten!“ Monika ging noch ein paar Schritte mit mir, aber dann ließ sie meine Hand los und ich sollte allein weitergehen. Ich stockte etwas und blieb stehen. Der schwarze Mann sprach wieder zu mir: „Ja, so ist es recht, Hendrik. Komm zu mir! Du brauchst Dich nicht zu fürchten.“ Ich schaute zu Peter. Er nickte mir zu. Ich ging einige Schritte weiter auf das große Pult zu. Dann schaute ich nach rechts. Da war auch eine Tischreihe. Ich sah einen weiteren Mann mit einem schwarzen Umhang und dann sah ich dort noch einen Mann sitzen. Diesen Mann erkannte ich sofort. Während mich alle anderen in diesem Raum scheinbar anstarrten, sah dieser Mann mich nicht an. Aber ich kannte ihn. Es war jener Mann, der mich in meinen Träumen verfolgte. Ein unbeschreibliches Gefühl drang durch meinen Körper. Wieder rief der schwarze Mann von dem großen Pult mir etwas zu. Aber ich verstand ihn nicht. Ich ging jetzt direkt auf diesen mir so bekannten Mann zu, stellte mich vor seinen Tisch und schaute ihn an. Es herrschte absolute Stille in diesem Raum. Mein Herz schlug so heftig, dass ich glaubte, jeder könne es hören. Ich stand dort und schaute diesem Mann ins Gesicht. Er schaute mich nicht an, aber ich blieb stehen. Mir war heiß. Der Mann hatte eine feuchte Stirn. Dann sah er auf und schaute mir direkt in die Augen. Unsere Blicke schienen aufeinander zu schlagen und ich erwartete jeden Augenblick einen riesigen Knall. In meinem Kopf spulte sich wieder jener schreckliche Film ab. Wieder hörte ich das Quietschen, das Krachen, das Knallen und diese Schreie. Ich sah das Gesicht diese Mannes und hörte ihn lachen. Er lachte so laut und Mama schrie.

Dann wurde es dunkel.

Peter:

Es war eine unheimliche Spannung in diesem Sitzungssaal. So etwas hatte ich noch nie erlebt. Es war, als säßen wir alle auf einem Pulverfass, das jeden Moment explodieren könne. Diese Situation war um ein vielfaches extremer, als ich es mir je hätte vorstellen können. Natürlich hatte ich diese Situation provoziert. Sie war Teil meiner Strategie. Aber sie brach all meine Vorstellungskraft und ich war mir plötzlich nicht mehr sicher, ob ich wirklich alles im Griff hatte. Ich hatte große Sorge um Hendrik. Aber der Junge war tapfer. Er brachte diesen großen, kantigen Eisklotz zum Schmelzen. Nun hoffte ich, dass diese Situation auch Hendrik endlich aus seinem Trauma befreien würde.

Wochen und Monate versuchten wir Hendrik zum Sprechen zu bringen. Alle Tricks und alles Wissen der Ärzte halfen nicht. Es war zum Verzweifeln. Manchmal hatte ich das Gefühl, der Junge spielt mit uns. Aber als auch die Beerdigung ihn nicht befreien konnte, waren wir alle mit unserem Latein am Ende. Die Ärzte und auch die Leitung des St. Joseph legten mir nahe,

Hendrik in eine psychiatrische Klinik einweisen zu lassen, da die Möglichkeiten vor Ort erschöpft schienen. Das St. Joseph konnte nur Hilfe zur Selbsthilfe bieten, doch Hendrik arbeitete nicht mit. Er verweigerte sich total. Dann war da dieser Prozess um den Unfall. Ich war fest von der Schuld dieses Fahrzeughalters überzeugt. Die Staatsanwaltschaft war zwar meiner Meinung, wir hatten aber nicht den geringsten Beweis. Herr Bergmann, der Fahrzeughalter, hatte nur wenige Stunden nach dem Unfall sein Fahrzeug als gestohlen gemeldet. Für die Unfallzeit hatte er ein Alibi, das von seiner Lebensgefährtin bestätigt wurde. Zeugenaussagen waren und blieben widersprüchlich, den Fahrer des gegnerischen Fahrzeuges konnte niemand beschreiben. Die Ermittlungsbehörden suchten nach dem großen Unbekannten. Mir war klar, dass Hendrik den Fahrer gesehen haben musste. Die Autonummer, die er in seine Handfläche schrieb, war für mich der Beweis dafür. Er musste Blickkontakt zu dem Fahrer gehabt haben. Unbestritten war die Tatsache, dass das Fahrzeug selbst das gegnerische Fahrzeug war. Der Prozess drohte zu platzen, da Herr Bergmann bei seiner Version blieb und die einzige Zeugin, die Zeugin des Herrn Bergmann, ebenfalls von ihrer Aussage nicht abrückte. Auch die Vereidigung der Zeugin brachte keine Wende. Die Gegenseite war sich eines Freispruches sicher. Ich setzte alles auf eine Karte und bat darum, Hendrik als Zeugen zu laden. Die ärztlichen Gutachten aber waren alle äußerst negativ für uns. Ohne ein einziges Wort von Hendrik käme keine Aussage zustande. Jedes von uns erstellte Gutachten hätte die Gegenseite in der Luft zerrissen. Die zerschlagene Seele eines Kindes konnte dem Gericht keinen Beweis liefern. Ich aber setzte auf die einzige, letzte Chance. Ich setzte auf Hendriks Glaubwürdigkeit. Ich war fest davon überzeugt, der Richter würde Hendrik Glauben schenken, wenn dieser nur spräche. Die Ärzte waren sich nicht einig. Einige schätzen das Risiko für Hendrik als zu hoch ein, andere teilten mit mir die Hoffnung, dass er durch diese Konfrontation sein Schweigen brechen würde. Wir setzten uns durch und Hendrik wurde geladen. Doch was jetzt geschah, brachte dem Fall die gerechte Wende. Hendrik baute sich vor dem Tisch des Herrn Bermann auf, als wolle er ihn zur Rede stellen. Hendrik sprach wortlos zu ihm. Seine Blicke schienen Herrn Bermann zu durchbohren. Dieser konnte dem Jungen nicht standhalten, musste ihm in die Augen schauen und dann brach es aus ihm heraus. Bruchteile von Sekunden, ehe Hendrik in Ohnmacht fiel, stand Herr Bergmann von seinem Platz auf. Sein Anwalt versuchte noch, ihn am Ärmel ziehend, zum Durchhalten zu bewegen, doch er rief nur noch: „Ja! Ich gebe es ja zu! Ja, ich habe den Wagen gefahren! Ich habe den Wagen gefahren!" Er sackte in sich zusammen und begann zu weinen. Zwischenzeitlich kümmerten sich Monika Weber und ein Arzt um Hendrik. Der Junge wurde aus dem Gerichtssaal gebracht und der Richter unterbrach die Sitzung. Ich stand auf und warf dem Staatsanwalt einen Blick zu. Dieser erwiderte meinen Blick und wir wussten, dass wir nun endlich die Wahrheit auf dem Tisch hatten. Ich eilte zu Hendrik, der draußen auf dem Gang bereits wieder zu sich gekommen war. Ich schaute in seine

Augen und hoffte so sehr auf ein Wort von ihm. Doch er sprach nicht. Er drückte meine Hand. Er drückte sie so fest er konnte, aber er sprach kein Wort. Hendrik wurde, in Begleitung des Arztes und der Frau Weber, in einem Ruheraum untergebracht. Ich musste mich selbst beruhigen, ehe die Verhandlung fortgesetzt wurde.

Herr Bergmann bestätigte sein Geständnis. Endlich schilderte er das Unfallgeschehen. Er gab an, an diesem Tag in großer Eile gewesen zu sein, da er sich mit seiner Lebensgefährtin treffen wollte, mit der er eine Streitigkeit zu klären hatte. Er sei äußerst gereizt gewesen und durch den zähen Verkehr im Bereich einer Baustelle hätten sich bei ihm Aggressionen aufgebaut. Den weiteren Hergang stellte er dann folgendermaßen dar: Er begann, mit waghalsigen Überholmanövern Zeit zu gewinnen. An dem Fahrzeug der Familie Rehrer gab es jedoch kein Vorbeikommen, da dieses selbst eine Reihe von Bussen und anderen Fahrzeugen überholte. Er bedrängte den Fahrzeugführer mittels der Lichthupe und hatte während dieser Zeit Sichtkontakt mit Hendrik, der scheinbar auf der Rückbank kniend aus der Heckscheibe sah. Hendrik hätte zum Herrn Bergmann Fratzen geschnitten, was Herrn Bergmann noch aggressiver gemacht hätte. Am Ende der Baustelle wurde die Autobahn wieder dreispurig. Mit dem Fahrzeugstrom folgte das Fahrzeug der Familie Rehrer der Führung aus der Baustelle und wechselte auf die äußerste linke Spur. Das Fahrzeug beschleunigte und setzte zum Überholen an. Herr Bergmann folgte dem Fahrzeug und fuhr so dicht auf, dass es dem Fahrer auffiel. Während der Junge seine Sitzposition änderte, wechselte das Fahrzeug der Familie Rehrer auf die mittlere Fahrspur. Nun konnte Herr Bergmann das Fahrzeug überholen. Als er jedoch mit dem Fahrzeug der Familie Rehrer auf gleicher Höhe stand, wollte er den Fahrer etwas erschrecken. Er zog kurzfristig sein Fahrzeug zunächst nach links, um dann sofort wieder nach rechts zu lenken. Damit wollte er das Rammen des Fahrzeuges der Familie Rehrer vortäuschen. Da er aber seinen eigenen Schwung nicht abfangen konnte, blieb es nicht bei der Vortäuschung, sondern er rammte das Fahrzeug. Durch die entstandenen Gegenkräfte begann sein eigenes Fahrzeug zu schlingern. Während Herr Bergmann sein Fahrzeug unter Kontrolle brachte, hätte Herr Rehrer die Kontrolle über sein Fahrzeug verloren und es sei zum Unfall gekommen. Im Schock hätte Herr Bergmann dann sein Fahrzeug beschleunigt und sei geflüchtet.

Alle Anwesenden im Sitzungssaal waren angesichts dieser Schilderung geschockt. Den wohl größten Horror, den man sich auf einer Autobahn vorstellen kann, haben Hendrik und seine Familie erlebt. Während ich von einem Unglück ausgegangen war, wurde uns hier die Tat eines scheinbar Wahnsinnigen geschildert. Erst in diesem Augenblick wurde mir bewusst, was Hendrik wirklich durchgemacht hatte und welche Überwindung es ihn gekostet haben muss, je wieder in ein Auto zu steigen. Wie stark war er doch in Wirklichkeit!

Der mit seinen 20 Jahren noch sehr junge Herr Bergmann wurde zu einer Freiheitsstrafe von 12 Jahren und 9 Monaten verurteilt. Der Richter hob hervor, dass der Angeklagte bis zum bitteren Ende keinerlei Reue gezeigt und so Hendrik abermals schweren Schaden zugefügt hätte.

Bis auf einige versicherungstechnische Angelegenheiten war damit die juristische Seite des Unfalles abgeschlossen. Hendrik war damit jedoch nicht geholfen.

Am Abend lag ich wieder auf meinem Bett. Ich fühlte mich leer. Etwas war geschehen, aber ich konnte es nicht richtig einordnen. Ich war froh, auf meinem Bett zu liegen und meine Ruhe zu haben. Peter hatte Monika und mich zurück nach Nienburg gefahren. Er musste noch im St. Joseph sein, da er sich noch nicht von mir verabschiedet hatte. Der Arzt war da und hatte meinen Blutdruck gemessen. Ich sollte mich ausruhen und Monika wollte mir mein Abendessen auf das Zimmer bringen. Ich hatte keinen Hunger. Ich lag auf dem Bauch und hatte meinen Kopf tief in das Kissen gebohrt. Die Ereignisse des Tages liefen durch meinen Kopf. Ich hörte nicht, wie sich die Tür öffnete. Jemand musste herein gekommen sein und sich an mein Bett gesetzt haben, denn ich spürte, wie mir der Hals gekrault wurde. Es war ein schönes Gefühl. Ein wohliges Kribbeln durchdrang meinen ganzen Körper. Ich ließ es geschehen. Es kribbelte bis in die Zehen. Ich war total entspannt. Fast wäre ich eingeschlafen. Die Gedanken des Tages verschwanden. Erinnerungen kamen mir in den Sinn. Ich dachte daran, wann ich zum letzten Mal dieses Gefühl der totalen Entspannung hatte. Ich lag einfach da und genoss dieses Gefühl, als ich spürte, wie mir jemand einen Kuss in den Nacken gab. Meine Nase nahm einen Geruch auf. Es war ein Parfüm. Ich kannte diesen Geruch! Er erinnerte mich an... , er erinnerte mich an... an... an... MAMA! Ja, er erinnerte mich an meine Mama!

„MAMA! MAMA!" schrie ich und wie von der Tarantel gestochen drehte ich mich um. „Mama!" „Mama!" „Mama!" Doch es war nicht meine Mama! Es war nur Astrid. „Mama!" „Mama!" „Mama!" schrie ich weiter. Erschrocken sah mich Astrid an. Ich sah sie an und war total enttäuscht. „Ich will meine Mama!" schrie ich weiter, richtete mich auf und begann mit den Fäusten auf Astrid einzuschlagen. Astrid nahm mich in den Arm und drückte mich fest an sich. „Ich will meine Mama! Ich will meine Mama!" schrie ich weiter und dann konnte ich nicht mehr sprechen. Ich begann zu weinen. Ich weinte so laut ich nur konnte. Ich weinte und schrie. Ich schrie mir alles aus dem Hals. Die ganze Last der letzten Monate! Ich schrie sie heraus. Immer wieder drückte ich Astrid weg und trommelte mit meinen Fäusten auf ihren Schultern herum. Ich schrie, weinte, trommelte mit den Fäusten und strampelte mit den Beinen. Alles zur gleichen Zeit. Doch Astrid hielt mich fest. Fest drückte sie mich an ihre Brust. Irgendwann hörte ich auf mit meinen Fäusten zu trommeln, ich hörte auf zu strampeln und nahm Astrid in den Arm. Ich legte meine Arme um ihren Hals und drückte sie so doll ich nur konnte. Ich weinte und weinte. Astrid weinte auch. Wir hielten uns fest und weinten. Ich wollte sie nie wieder loslassen. Wir weinten und weinten.

Der Bann war gebrochen. Ich war wieder eingeschaltet!

Peter:

Ich saß mit Frau Weber, Dr. Faller und Dr. Kleinert, dem Arzt des Hauses, im Dienstzimmer auf Hendriks Station. Dr. Kleinert war etwas ungehalten. Er war der Meinung, wir hätten Hendrik zu stark belastet. Dennoch waren wir froh, dass der Tag uns einige neue Erkenntnisse gebracht hatte. Ich hatte beschlossen, die Nacht im Gästehaus des St. Joseph zu verbringen, da ich mir auch große Sorgen um Hendrik machte. Plötzlich hörten wir diese Schreie. Ich wusste sofort, dass es Hendrik war, der da so schrie. Ich sprang auf und wollte aus dem Zimmer stürmen, doch Frau Weber hielt mich zurück. „Warten Sie, lassen wir ihm noch etwas Zeit!" meinte sie. Die Schreie gingen uns durch Mark und Bein. Zu viert gingen wir aus dem Dienstzimmer zu Hendriks Zimmertür. Seine Schreie drangen durch das ganze Haus. Aus den übrigen Zimmern schauten die Kinder auf den Gang. Frau Weber öffnete die Zimmertür. Wir sahen Hendrik in den Armen von Frau Kellermann. Er schrie und weinte. Frau Kellermann warf uns einen Blick herüber. Sie hatte die Situation im Griff. Leise schlossen wir die Tür. Wir standen vor der Tür, lagen uns in den Armen und freuten uns über das

Geschrei. Ein wunderbares Gefühl. Mir fiel eine ungeheure Last von den Schultern. Wir hatten alles gesetzt und wir hatten gewonnen. Aus dem Teilerfolg wurde ein voller Erfolg. Wenig später saßen wir alle an Hendriks Bett. Nur langsam beruhigte er sich. Immer wieder rief er unsere Namen. Ganze Sätze sprach er nicht, aber für den Anfang war das schon mehr als genug. Niemand verließ den Raum, bis Hendrik eingeschlafen war. Dr. Kleinert gab Hendrik eine Spritze, die ihm den Schlaf bringen sollte, den er nach diesem anstrengenden Tag nötig hatte. Der kleine Jan Schreiber wurde für diese Nacht bei seinen Freunden untergebracht und Herr Döhring übernahm die Nachtwache. Dr. Faller lud uns in seine Privatwohnung ein, wo wir diesen Tag gemeinsam und ausgelassen abschlossen.

8
Die Schwere der Wahrheit

Freitag, den 13. Oktober 1989, erwachte ich und es war der erste Tag seit meiner Ankunft im St. Joseph, an dem ich wieder richtig sprechen konnte. Ich bin nicht abergläubisch und war es auch nie, aber Peter hat dieses Datum für mich festgehalten. Wir haben uns angewöhnt, jedes Jahr, am 13. Oktober, etwas Besonderes zu unternehmen. An diesem Tag ziehen wir Bilanz und planen Ziele für das nächste Jahr. Es gibt viele besondere Tage im Jahr, etwa Weihnachten, Ostern Fasching und natürlich die Geburtstage. Mein Kalender hat aber zwei zusätzliche Tage, die etwas Besonderes sind. Der Jahrestag des Unfalles, der 26. Mai und eben dieser 13. Oktober. Der 13. Oktober ist im Laufe der Jahre für mich der wichtigste Tag im Jahr geworden. Während früher Weihnachten, Ostern, die Geburtstage meiner Familie und natürlich mein Geburtstag die Highlights des Jahres waren, auf die sich jedes Kind freut, wurden diese Tage dunkle Tage für mich. Selbst heute, 11 Jahre später, hat sich das nicht geändert. So ist es gut, an eben diesem 13. Oktober, Mut zu fassen und optimistisch in die Zukunft zu sehen.

Der 13. Oktober 1989 war der schlimmste dieser Jahrestage, denn nach 4 Monaten und 17 Tagen musste ich mich nun doch mit der Realität auseinander setzen. Es war, als ob Mama mir verboten hätte, Süßigkeiten zu essen; mir war klar, es würde nie wieder Süßigkeiten geben. Es war diese Endgültigkeit, die ich nicht verarbeiten konnte. In diesen Tagen holte ich den ganzen Trauerweg nach, den ich mich zuvor geweigert hatte, zu begehen. Ich weinte und kämpfte mit mir, bis an die Grenzen meiner Kraft. Immer wieder hegte ich Hoffnungen, dass diese Entgültigkeit zu umgehen sei. Doch dann kam sofort die Ernüchterung, dass diese Hoffnung Utopie ist. Dennoch kämpfte ich gegen die Realität an, bekam regelrechte Wutanfälle und wurde mir und anderen gegenüber aggressiv. Ich machte meine Erfahrungen mit einem Gefühl, das ich bis zu diesem Tag noch nicht gekannt hatte. Es war der Hass. Ich hasste die Umstände, in denen ich lebte. Ich hasste das Heim, ich hasste die anderen Kinder, ich hasste die Betreuer, ich hasste Herrn Bergmann und ich hasste mich selbst. Der Hass und die Hoffnungslosigkeit waren es, die mich so sehr verändert hatten. Die ärztliche und psychologische Betreuung im St. Joseph ist gut und sie war auch zu jener Zeit gut. Ich war aber nicht bereit, irgendeine Hilfe anzunehmen. Ich verweigerte mich der Gemeinschaft mit den anderen Kindern und den Betreuern. Ich wollte keiner von ihnen sein. Ich konnte mich nicht damit abfinden, dass ich einer von ihnen war. Dieser ungeheure Hass, den ich fühlte, entlud sich in einer maßlosen Aggressivität gegen meine Umwelt und gegen mich selbst.

Zu dieser Zeit litt ich am Borderlinesyndrom, einem Hang zur Selbstverstümmelung. Es begann mit dem Duschen unter heißem Wasser, dem Ausreißen von Haaren, Finger- oder Fußnägeln, führte weiter über das

Schlucken von Metallteilen wie Schrauben oder Nägel und endete mit dem Treten der nackten Füße gegen Heizungen oder Steinmauern oder dem Schlagen des Kopfes gegen Fensterscheiben, Türen oder Wänden. In meinem Wahn musste ich regelmäßig zur Ruhe gebracht werden. Ein, oder zwei Pfleger mussten mich in meiner Aggressivität überwältigen, während mir ein weiterer Pfleger eine Spritze zur Beruhigung gab. Dieses waren eigentlich die schlimmsten Momente. Die Schmerzen waren ja gewollt, aber überwältigt und gespritzt zu werden, zeigte mir erst recht, wie hilflos ich war. Diese Hilflosigkeit am Ende eines dieser Anfälle verstärkte die Aggressivität des nächsten Anfalls. Eine Schraube ohne Ende. Zu dieser Zeit war ich mir aber überhaupt nicht darüber im Klaren. Zum Schutz vor mir selbst wurde ich, mittels Medikamenten, ruhig gestellt. Die Aggressivität wurde quasi eingeschläfert. Nun war ich zwar körperlich nicht mehr in der Lage mich gegen meine Empfindungen und gegen meine Situation zu wehren, aber geistig bekämpfte ich die Medikamente. So saß ich beispielsweise im Spielzimmer und spielte mit Bauklötzen oder mit Legosteinen. Scheinbar spielte ich mit den anderen Kindern gemeinschaftlich. Im tiefsten Inneren wusste ich aber, dass ich dort nicht freiwillig saß. Ich wusste, dass der Tag kommen würde, an dem ich mich aus den Fesseln der Medikamente befreien könnte. Schnell begriff ich, dass, wenn ich mich an die Spielregeln halten würde, dieses meine Situation verbessern würde. Also spielte ich mit den anderen Kindern, integrierte mich scheinbar in die Gemeinschaft und nahm sogar an den Sitzungen mit den Psychos teil.

Der Erfolg ließ nicht lange auf sich warten und die Behandlung mit Medikamenten wurde reduziert und irgendwann auch eingestellt. Tatsächlich lernte ich die Kinder aus meiner Gruppe immer besser kennen. Mein Zimmergenosse Jan wurde mein erster Freund in dieser Zeit. Vor St. Joseph lebte Jan mit seinem Vater in Bremen. Seine Mutter kannte er nicht, da sie schon kurz nach seiner Geburt starb. Er war gerade fünf Jahre alt, als sein Vater eines Abends keine Luft mehr bekam. Er hatte einen Herzinfarkt bekommen und verstarb, ohne dass Jan ihm helfen konnte, oder etwa Hilfe holen konnte. Jan fühlte sich für den Tod seines Vaters verantwortlich, da er an diesem Tag mit einem Feuerzeug gespielt hatte. Er zündete gerade den Papierkorb seines Vaters an, als dieser nach Hause kam. Es geschah zwar nichts, aber sein Vater regte sich so fürchterlich auf und bekam schließlich diesen Herzinfarkt. Ich lernte, dass alle Kinder im St. Joseph etwas Schreckliches erlebt hatten. Die meisten hatten, genau wie ich, ihre Eltern verloren. Andere hatten zwar noch Eltern, wurden aber von diesen schlimm vernachlässigt, geschlagen oder sogar missbraucht. Mir wurde klar, dass wir alle in einem Boot saßen. Aber ich wollte nicht in diesem Boot sitzen. Ich wollte auch nichts von den schrecklichen Dingen erfahren, welche die anderen Kinder erlebt hatten. Ich wusste nicht, was ich wollte. Ich hatte keine Hoffnung. Mein altes Leben war beendet und in meinem neuen Leben konnte ich mich nicht zurechtfinden.

„Du Hendrik, willst Du auch zu Deinen Eltern zurück?" fragte Jan mich eines Abends, als wir im Bett lagen. „Ja schon, aber das geht doch sowieso nicht!" „Der Kai hat es geschafft! Der ist zurück!" „Wie, was hat der geschafft? Das geht doch nicht! Du bist doof!" sagte ich. „Doch das geht! Wenn Du willst, dann zeige ich Dir wie!"

Jan erzählte mir von Kai. Kai war 5 Jahre im St. Joseph. Einige Monate, ehe ich in das Heim kam wurde er 13 Jahre alt und an diesem Tag starb er. Er hatte immer den Wunsch, zu seinen Eltern zu kommen und an diesem Tag hatte er es geschafft. Kai wohnte bei den großen Kindern in der Weltraumgruppe. „Fünf Jahre! Weißt Du wie lange fünf Jahre sind? Das ist fast so lange wie ich alt bin!" sagte ich. „Ja, aber es geht auch schneller! Viel schneller!" versprach Jan.

In dieser Nacht hatte ich zum ersten Mal wieder eine Hoffnung. Es ging also doch! Ich hatte es ja gewusst! Diese Hoffnung schweißte Jan und mich regelrecht zusammen. Eigentlich wussten wir nicht, wie wir unser Ziel erreichen sollten, aber schließlich gab es ja den Kai! Der hatte es geschafft! Besessen von unserem Ziel war uns klar, wir mussten mehr über den Kai erfahren. Aber alles was wir hörten, brachte uns nicht an den Schlüssel des Geheimnisses. Die Jungs aus der Weltraumgruppe blieben lieber unter sich und aus den Psychostunden konnten wir auch keine Informationen ergattern. Alles was wir wussten, war, dass Kai ganz normal zur Schule ging und viele Freunde hatte. Ich begann zu glauben, dass der Tod von Kai eine Belohnung vom lieben Gott war, weil er immer zur Schule ging und weil er nie böse war. Jedenfalls hat uns niemand gesagt, dass er böse gewesen wäre. Ich wollte auch vom lieben Gott belohnt werden und beschloss, mich an die Regeln im St. Joseph zu halten.

Meine Aggressionen legten sich schlagartig. Ich konnte mich gar nicht schnell genug an meine neue Umgebung gewöhnen. Ich spielte mit den anderen Kindern, war nett zu den Betreuern, verpasste keine Mahlzeit und ging regelmäßig zu den Psychositzungen. Meine Wandlung blieb nicht unbemerkt. Ich wurde gelobt und Peter sagte oft zu mir, er sei stolz auf mich. Ich war auch stolz auf mich. Niemand, außer mir, wusste, was ich wirklich wollte.

Das St. Joseph veranstaltete viel für uns. Wir gingen wandern, schwimmen oder ins Theater, besuchten Museen oder schauten uns einen Film im Kino an. Wir haben viel erlebt, aber gefreut habe ich mich nie. Ich habe nie gelacht. Ich lebte nur für ein Ziel. Ich wollte vom lieben Gott belohnt werden. Ich beschloss, dem lieben Gott näher zu sein. Darum ging ich regelmäßig in die Kirche. Ich glaubte, wenn ich dem lieben Gott dienen würde, dann würde er mich schneller belohnen. So wurde ich Messdiener. Der liebe Gott war für mich zu dieser Zeit ein Übermensch, der über das Leben von anderen zu entscheiden hatte. Er war nicht mehr der „große Vater“, der über seine Kinder wacht, wie es mir meine Mama immer erzählt hatte. Nein, er hatte die

Entscheidungen zu treffen. Mich hatte er ins St. Joseph gesteckt, Mama, Papa und Toby hatte er in den Himmel geholt. Nun sollte er für mich eine neue Entscheidung treffen.

Ich glaube, Pastor Schiefer, der Pastor unserer Gemeinde in Nienburg, hatte mich durchschaut. Immer wieder fragte er mich, was es mir bedeutet, in der Kirche zu sein und was meine Erwartungen wären. Ich sagte immer, ich wüsste es nicht genau, aber ich wäre gerne in der Kirche. Meine tatsächlichen Gedanken verriet ich nicht. Ich begann jedem zu erzählen, was er hören wollte, aber ich erzählte niemanden was mich wirklich beschäftigte. Die Psychologen vom St. Joseph hatte ich schnell durchschaut. In den Sitzungen malte ich keine dunklen Bilder mehr, sondern helle und freundliche. Ich bat sie um Hilfe, denn ich bemerkte, dass es sie erfreute, wenn ich Hilfe annahm. Ich war brav und zeigte ihnen, dass ich etwas lernen wollte. Ich wollte zur Schule. Ich konnte schon etwas lesen und auch schon ein wenig schreiben und rechnen. Zunächst ging ich in eine Vorschule. Die Kinder vom St. Joseph gehen alle in eine ganz normale Schule. Im Heim selbst gibt es Nachschulungen für jede Altersstufe. Kinder mit Schwierigkeiten in der Schule werden gezielt gefördert, für die anderen sind die Schulungen freiwillig. Als die Psychos bemerkten, dass die Vorschule mich nicht richtig auslastete, durfte ich an den Schulungen für das erste Schuljahr teilnehmen. Peter freute sich sehr über meine Fortschritte und er versprach mir, er würde mir helfen, vorzeitig eingeschult zu werden. Ich wollte nicht bis zum nächsten Jahr warten. Tatsächlich holte ich schnell auf und bald war ich den Kindern in der Nachschulung weit voraus. Ich musste einen Einschulungstest machen und es wurde beschlossen, dass ich im Februar, mit Beginn des zweiten Halbjahres der ersten Klasse, eingeschult werden sollte.

Es war Mitte Dezember 1989 und ich war stolz auf mich. Ich hatte mich meinem Schicksal gefügt, war brav und machte niemandem mehr Sorgen. Doch dann kam Weihnachten. Mit dem Schlag eines Dampfhammers war mein Kartenhaus zerschlagen. Da waren sie wieder, diese Gefühle der Einsamkeit, der Hilflosigkeit und des Hasses. Aus allen Ecken schallte es nach „Stille Nacht, Heilige Nacht!“, „Süßer die Glocken nie klingen!“ oder „Vom Himmel hoch, da komm ich her!“ Nein, ein Weihnachtsfest ohne meine Familie, das gab es nicht. Ich betete zum lieben Gott, er möchte mich jetzt endlich belohnen. Ich betete jeden Abend, aber er belohnte mich nicht. Der heilige Abend rückte immer näher und nichts, aber auch gar nichts geschah. „Ach ja, auf den lieben Gott ist auch kein Verlass mehr!“ sagte Papa öfters. Ich erinnerte mich an diesen Satz und ich beschloss, selbst etwas zu unternehmen. Ich wusste nicht was, aber ich war mir sicher, eine Lösung würde mir schon einfallen.

„Am heiligen Abend bin ich weg!“ sagte ich eines Abends zu Jan, als wir im Bett lagen. „Wo bist Du dann?“ wollte Jan wissen. „Dann bin ich bei meiner Familie, wir feiern Weihnachten, es gibt coole Geschenke und dann komme ich hier nie mehr zurück!

Genau wie der Kai!“ sagte ich. „Dann bist Du tot! Wer tot ist, der bekommt doch keine Geschenke! Wenn ich erst adoptiert bin, dann habe ich eine richtige Familie und bekomme coole Geschenke und bin auch nicht mehr hier!“ erwiderte Jan. „Ado was?“ fragte ich. „Was ist das denn?“ Jan erklärte mir, dass die Psychos ihn gefragt hätten, ob er eine neue Familie haben möchte. Mit neuen Eltern und vielleicht sogar mit einem Bruder, einer Schwester oder sogar mit beidem! „Und willst Du das? Das geht doch überhaupt nicht! Bist Du dann hier weg und ich kann nicht mehr mit Dir reden?“ fragte ich. „Ja dann bin ich weg! Das solltest Du auch machen! Dann brauchst Du nicht mehr traurig sein!“ sagte Jan und schlief ein. Ich verstand die Welt nicht mehr. Da hatte ich mich so sehr bemüht und habe dem lieben Gott gezeigt, dass ich lieb sein kann und was macht der? Er belohnt mich nicht und jetzt will er mir auch noch den Jan wegnehmen! Zum ersten mal seit Wochen kamen in dieser Nacht die bösen Träume zurück. Da war es wieder! Dieses Quietschen und Krachen! Das Feuer, die Schreie und diese fiese Lachen! Mit einem Schrei wachte ich aus dem Traum auf und es war geschehen! Ich hatte wieder ins Bett gepullert. Astrid half mir wieder, machte mein Bett sauber und wenig später saßen wir in ihrem Dienstzimmer. Sie nahm mich in den Arm und ich weinte. „Ich will nicht, dass der Jan weggeht! Ich will nicht, dass Weihnachten ist! Ich will keine bösen Träume haben!“ Ich war an diesem Abend furchtbar depressiv und es gelang Astrid nicht, mich zu beruhigen. Ich spürte, wie alles in mir zusammenbrach und wie mich meine Stärke verließ. Astrid brachte mich zurück in mein Bett und holte die Nachtschwester von der Krankenstation. Wieder bekam ich eine Spritze, aber dieses mal war es anders. Ich fühlte mich nicht überwältigt, sondern ich spürte diese Entspannung, die plötzlich eintrat. In wenigen Augenblicken wurde es ruhig und friedlich. Das war ein schönes Gefühl.

Dann wurde es Dunkel.

9
Kampf mit der Umwelt

Am nächsten Morgen wachte ich auf und ich wusste, was ich zu tun hatte. Die Spritze vom Vorabend hatte mir die Augen geöffnet. Die Spritze ließ mich schlafen und ich vergaß alle Sorgen und allen Kummer. In meinen Träumen war ich meiner Familie so nahe. Ich konnte ihre Stimmen hören und sie waren für mich da. Regelmäßig zerstörte dieses fiese Lachen meine Träume. Ich musste also einen Weg finden, der mich für immer träumen ließ. Die Spritze war ein Medikament. Ich erinnerte mich an meinen Papa. Er hatte sich immer sehr über Peter aufgeregt.

Peter ist nämlich ein Hypochonder. Er bildet sich immer ein, er hätte die schlimmsten Krankheiten. Dann fühlt er sich schlecht und geht zum Arzt. Dort bekommt er jede Menge Pillen und andere Arzneimittel aufgeschrieben, die er in seinem Medikamentenschrank sammelt. Papa hat sich regelmäßig damit beschäftigt, den Pillenvorrat von Peter zu vernichten. „Der Mist reicht ja aus, um eine ganze Herde Ochsen einzuschläfern!“ sagte er immer und Peter konnte noch so behaupten, dass er jede einzelne Pille dringend für Notfälle aufbewahren müsse, Papa hat sie alle eingesammelt und zurück in die Apotheke gebracht. Das war es! Ich dachte mir, die Pillen müssten ja nicht für einen Ochsen reichen, sondern nur für mich. Ich kannte Szenen aus dem Fernsehen, in denen sich Leute mit lauter Tabletten umgebracht hatten. Ob ich mir wirklich über die Tragweite meines Vorhabens bewusst war, kann ich nicht sagen. Ich wusste aber, dass es etwas Verbotenes war und das ich es heimlich machen musste. Niemand durfte mein Vorhaben entdecken, sonst würden sie versuchen, mich aus meinen Träumen zu reißen. Es musste mir gelingen, tief zu träumen. Nur dann würde ich den Punkt erreichen, der mich ewig träumen lässt. Ich wäre tot, sie würden mich bei meiner Familie beerdigen und ich wäre wieder bei ihnen. Ich war stolz auf meine Erkenntnisse. Eine neue Perspektive hatte sich mir eröffnet. Ich fühlte mich stark und überlegen. Ich wusste, Weihnachten hätte ich es geschafft! In den nächsten Tagen war ich wie beflügelt. Niemand sollte einen Verdacht schöpfen, wie es tief in mir aussah. Ich bastelte mit der Bastelgruppe Weihnachtsgeschenke für Peter, Monika und Astrid. Die Psychos waren sehr zufrieden mit mir und ich hatte in den folgenden Nächten auch keine bösen Träume mehr.

Es hatte sich so eingespielt, dass ich mich jeden Donnerstag mit Peter traf. Früher besuchte er mich, holte mich ab und wir unternahmen etwas gemeinsam. 1989 fiel Weihnachten genau auf ein Wochenende. Ich sollte die Weihnachtstage bei Peter verbringen. Peter holte mich am Donnerstag, den 21. Dezember 1989. Ich hatte meinen kleinen Koffer gepackt und war mir sicher, ich würde St. Joseph verlassen und nie mehr zurückkehren. In Gedanken verabschiedete ich mich von allen und war so froh, dass alles bald ein Ende hätte.

Am Mittag waren wir bei Peter. Es gab Fischstäbchen mit Kartoffeln und grünen Salat. „Möchtest Du mich heute zum Tennis begleiten? Wir spielen nicht, wir treffen uns und machen uns einen gemütlichen Abend!" fragte Peter. „Au ja!" sagte ich. „Gut, dann solltest Du Dich nach dem Essen aber noch etwas hinlegen! Sonst bist Du heute abend schnell müde!" meinte Peter. „Nein! Das geht nicht! Ich muss noch etwas Besonderes vorbereiten! Das ist voll wichtig, sonst ist der Weihnachtsmann böse!" sagte ich. Ich verabredete mit Peter, dass ich nach dem Essen noch meine Weihnachtsvorbereitungen abschließen könne, sollte mich dann aber noch etwas schlafen legen. Im Wohnzimmer hatte Peter alles für den Mittagsschlaf vorbereitet. Peter hatte 2 Sofas, ein großes und ein kleines. Auf jedes Sofa hatte er eine Decke und ein Kissen gelegt. Während ich auf dem Fußboden saß und an meinen Basteleien arbeitete, legte Peter sich auf das große Sofa und schlief gleich ein. Als er wieder aufwachte, saß ich noch immer auf dem Fußboden und bastelte. „Hast Du denn gar nicht geschlafen, Hendrik?" „Nein ich hatte voll keine Zeit!" Peter lachte und meinte, er hoffe ich würde nicht im Tennisclub einschlafen.

„Ich muss noch einmal kurz in die Kanzlei und einige Anrufe tätigen, Hendrik! Ich bin gleich zurück, ja!" sagte Peter und ging aus der Wohnung hinunter in seine Kanzlei. Alles klappte wie am Schnürchen! Ich wusste, nun hatte ich Zeit genug, die Pillen aus Peters Arzneimittelschrank zu holen. Ich öffnete den Schrank und schaute mich um. Tatsächlich war er wieder brechend voll. Lauter Schachteln und Fläschchen mit Pillen in allen Farben, Säften und Salben. Einige Schachteln kannte ich aus Papas Praxis. Davon gab er seinen Patienten immer einige Pillen mit nach Hause, wenn er sie behandelt hatte, damit sie ohne Schmerzen schlafen konnten. Ich nahm aus jeder Schachtel 3 oder 4 Pillen heraus, bis ich einen ganzen Berg von Pillen gesammelt hatte. Ich ging in das Badezimmer und schluckte eine Pille nach der anderen mit etwas Wasser herunter. Einige schmeckten etwas süßlich und andere sehr bitter. Mit jeder Pille fühlte ich mich meinem Ziel näher. Als ich die letzte Pille geschluckt hatte war ich sehr zufrieden mit mir. Jetzt brauchte ich nur noch abzuwarten, was geschehen würde. Ich hatte eine seltsame Hochstimmung. Ich saß wieder im Wohnzimmer und bastelte an meinen Geschenken herum, als Peter zurück kam. Wir sahen noch etwas im Fernsehen und Peter bereitete das Abendessen vor. Ich bemerkte bereits erste Wirkungen. Mein Mund wurde trocken und es wurde mit etwas schwindelig. Peter rief mich zum Abendessen und ich bemerkte, ein komisches Gefühl beim Gehen. Es war, als ginge ich auf Watte. Ich versuchte mir nichts anmerken zu lassen und setzte mich an den Küchentisch. Peter hatte mir ein Brot mit Mettwurst geschmiert. Ich mochte diese Wurst sehr und Peter hatte einen scharfen Senf, der in der Nase so schön kribbelte. Ich wollte mir das Senfglas holen, aber es viel mir aus der Hand. Ich konnte es nicht mehr halten. Es viel auf den Tisch und in meinen Ohren machte es ein unheimlich lautes Geräusch. „Was ist denn mit Dir los! Bist Du zu schwach das Senfglas zu halten?“ fragte

Peter. Ich weiß nicht warum, aber ich musste lachen. Es war das erste mal seit dem schlimmen Unfall, dass ich lachen konnte. Peter lachte mit und ich versuchte mich auf mein Brot zu konzentrieren. Meine Hände wollten nicht mehr die Bewegungen machen, die ich wollte. Ich gähnte und mir fiel das Messer aus der Hand, mit dem ich den Senf aus dem Glas holen wollte. „Siehst Du, habe ich es mir doch gedacht! Jetzt bist Du müde! Den ganzen Tag auf den Beinen und statt einen Mittagsschlaf zu machen, bastelst Du den ganzen Nachmittag!“ sagte Peter. Ich versuchte mir nichts anmerken zu lassen und wollte einen Schluck trinken, doch auch das Saftglas rutschte mir aus den Händen. Wieder lachte ich. Peter lachte auch und sagte: „Was machen wir denn jetzt? Möchtest Du lieber hier bleiben und Dich ins Bett legen? Du kannst ja noch etwas Fernsehen! Ich bleibe auch nicht lange und später schaut Frau Buck noch einmal nach Dir!“ Frau Buck war Peters Nachbarin. Ich brachte noch ein langes „Jaaaa!“ heraus und gähnte wieder wie ein müder Löwe. „Na, dann mal ab mit Dir ins Bett! Wäre wohl doch zu langweilig für Dich gewesen!“ sagte Peter. Dann klingelte das Telefon. Die Geräusche waren unheimlich laut in meinen Ohren. Peter stand auf und ging zum Telefon. Er sprach mit jemandem, ich versuchte aufzustehen und wollte in mein Zimmer gehen. Das Gehen fiel mir schwer. Alles drehte sich und ich lief gegen die Küchentür. Peter bemerkte das jedoch nicht. Ich versuchte mich zu konzentrieren und ging in mein Zimmer. Schnell zog ich mich aus, schaltete das Fernsehgerät ein und legte mich ins Bett. Im Bett liegend ging es mir besser. Das Schwindelgefühl verschwand.

Ich wurde müde und konnte meine Augen kaum noch offen halten. Aber ich durfte nicht einschlafen, ehe Peter die Wohnung verlassen hätte. Ich hatte Angst, er würde doch noch etwas bemerken. Peter bemerkte nichts. Ich hörte, wie er die Küche aufräumte und sich umzog. Er kam zu mir und sagte: „So mein Junge, kann ich Dich jetzt etwas alleine lassen? Ich komme auch bald zurück!" „Jaaaa!" erwiderte ich und tat so, als würde ich mich auf den Fernseher konzentrieren. Peter nahm mich in den Arm und gab mir einen Kuss. Die Umarmung fühlte sich komisch an. Ich empfand sie als heftig und es schmerzte. Ich lächelte Peter an. Peter streichelte mir über den Kopf und meinte, Frau Buck käme später um nach mir zu schauen. Wenig später klingelte es und vor der Tür stand Peters Taxi. Peter ging und ich war froh, dass er nichts bemerkt hatte. Der Ton aus dem Fernsehgerät wurde unerträglich laut für meine Ohren. Ich stand aus dem Bett auf und wollte den Fernseher ausschalten. Ich hatte bereits kaum noch Kontrolle über meine Bewegungen.

Den kurzen Weg von meinem Bett zum Fernsehgerät fiel ich mehrfach hin. Dennoch erreichte ich das Gerät und schaltete es ab. Es brauchte etwas Mühe, aber ich schaffte es zurück in mein Bett. Nun lag ich da und mir war kalt. Ich deckte mich zu und schloss die Augen. Alles schien sich zu drehen. Aber ich war froh! Jetzt brauchte ich nur noch einzuschlafen und ich hätte es geschafft! Ein unheimliches Gefühl überkam mich, aber ich hatte keine Angst. Ich war glücklich!
Dann wurde es dunkel!

Peter:

Mein Gott, war ich naiv! Ich war irgendwie in absoluter Weihnachtsstimmung. Ich war froh, dass Hendrik sich so positiv entwickelte in den letzten Wochen und ich war auch zufrieden mit mir selbst, da ich Hendrik nun doch eine gute Stütze war. Zudem lief auch meine Kanzlei sehr gut an, dieses nicht zuletzt durch die positiven Presseberichte, die wir durch Hendriks Fall erhielten. Mir war überhaupt nichts aufgefallen an seinem Verhalten. Einzig sein Lachen ist mir aufgefallen. Ich habe mich sehr über dieses Lachen gefreut, aber ich wollte es nicht als etwas Besonderes herausstellen, um Hendrik nicht seine neue Unbeschwertheit gleich wieder zu nehmen. Ich fuhr also mit dem Taxi zu meinem Tennisclub und ich hatte vor, mir einmal so richtig einen anzutrinken. Schließlich lag ein schweres und anspannendes Jahr hinter mir. Hendrik begleitete mich in der letzten Zeit öfters zum Tennisclub. Er war dort sehr beliebt und sein Schicksal rührte meine Freunde sehr. Natürlich wollten sie wissen, warum Hendrik mich ausgerechnet an diesen Abend nicht begleitete, zumal eine kleine Weihnachtsfeier für ihn geplant war.

Ich erzählte von Hendriks Weihnachtsvorbereitungen und auch von unserem Abendessen, bei dem Hendrik bereits so müde war, dass ihm selbst sein Glas zu schwer wurde. Voller Freude erzählte ich von seinem ersten Lachen nach all der dramatischen Zeit. Mein Freund, der Apotheker Fritz Waggernagel, wurde stutzig. Wenn

Hendrik mich in den letzten Wochen zum Tennis begleitete, nahm er eigentlich eher teilnahmslos an den Treffen teil. Er war zwar interessiert, blieb aber eher schüchtern und in sich gekehrt. Ich wollte ihn auch zu nichts überreden, ich wollte nur, dass er etwas Anderes sieht und wenigstens die Möglichkeit hat, sich von seinen Gedanken abzulenken. Fritz fragte mich, warum Hendrik ausgerechnet so kurz vor Weihnachten, welches das erste Weihnachten ohne seine Eltern sein würde, so ausgelassen sein konnte. Ich verstand zunächst überhaupt nicht, was Fritz mir sagen wollte. Es war doch schön, dass Hendrik lachte! Dennoch wollte Fritz genau wissen, wie das mit dem Trinkglas und dem Senfglas war.

„Na, es rutschte ihm aus der Hand!"
„Wie rutschte es ihm aus der Hand? Hatte er es mit beiden Händen gegriffen oder mit einer Hand?"
„Ich weiß nicht, ich glaube mit beiden Händen, ja mit beiden Händen!"
„Und das Saftglas, auch mit beiden Händen?"
„Ja, ich glaube schon, ja! Aber was soll das? Warum fragst Du das?"
„Peter, wenn Du Dein Bierglas mit beiden Händen nicht mehr an den Mund bekommst, was sagt Dir das?"
„Na, dann bin ich voll! Nichts geht mehr! Aber das kannst Du doch nicht mit Hendrik vergleichen! Mensch, der Junge trinkt doch nicht!"
„Meinst Du Peter, dass Du, wenn Du betrunken bist, manchmal unkontrolliert lachst?"

„Ja na klar, das kommt schon vor! Da kommen dir irgendwelche Gedanken in den Kopf und Du musst lachen! Das ist doch ganz normal, Fritz! Was hat das mit Hendrik zu tun? Meinst Du der Junge sei betrunken? Das hätte ich doch merken müssen! Nein, nein, das siehst Du ganz falsch!"
„Peter, was macht eigentlich Dein Medikamentenschrank?" fragte Fritz.
„Was soll der machen? Fritz was soll diese Fragerei?"
„Ist er schön voll?"
„Ja, das musst Du doch am besten wissen!"
„Ist er auch schön abgeschlossen?"
„Wieso abgeschlossen? Quatsch! Ich schließe doch meine eigen Sachen nicht vor mir selbst ab! Fritz, jetzt hör auf mit dem Quatsch!"
„Du Peter, ich glaube dein Medikamentenschrank ist seit heute nicht mehr so voll, wie er es vielleicht noch gestern war!" meinte Fritz und endlich hatte ich begriffen!
„Du meinst, ..."
„Ja, das meine ich!" unterbrach mich Fritz. Wir sprangen sofort von unseren Sitzen auf und fuhren zu mir. Mein Freund Markus Bachner, ein Allgemeinmediziner, begleitete uns. Zu Hause angekommen, inspizierte ich sofort den Medizinschrank, nachdem wir Hendrik tatsächlich fast leblos in seinem Bettchen gefunden hatten. Während Fritz ein Brechmittel vorbereitete und Markus mit Wiederbelebungsmaßnahmen begonnen hatte, raufte ich mir nur die Haare. Ich hatte einen schweren Fehler

begannen. Ich hatte die Tiefe von Hendriks Lebenskrise unterschätzt.

Ich wurde gerüttelt und geschüttelt. Jemand sprach mit mir. Er schrie mehr. Ich bekam etwas zu trinken. Mir wurde schlecht und ich musste mich übergeben. Immer und immer wieder. Ich bekam eine Spritze. Irgendwann erkannte ich Peter. Er sah mich an und war richtig wütend. Aber er schimpfte nicht mit mir. Ich weinte. Ich weinte, weil ich es nicht geschafft hatte und ich weinte, weil ich wusste, wie sehr ich Peter verletzt hatte. Peter und seine Freunde hielten mich die ganze Nacht lang wach. Wir spielten Kartenspiele und Würfelspiele. Irgendwann durfte ich schließlich doch einschlafen. Aber es war klar, dass es ein Morgen geben würde.

Als ich am nächsten Morgen aufwachte, saß Peter an meinem Bett. Er sprach sehr ruhig mit mir und er schien auch nicht mehr wütend zu sein. Peter erzählte mir, in welche Schwierigkeiten ich ihn fast gebracht hätte. Er meinte, es sei sehr gemein von mir gewesen, mich so einfach aus dem Staube machen zu wollen. Wenn die Heimleitung von den Geschehnissen erfahren würde, dann bekämen wir große Schwierigkeiten. Ich dürfte sicherlich nicht zur Schule gehen und wahrscheinlich müsste ich sogar in ein Krankenhaus. Peter hätte auch jede Menge Ärger bekommen, weil er nicht richtig auf mich aufgepasst hätte. Ich erzählte Peter, warum ich das gemacht hätte. Ich wollte doch nur Weihnachten bei meiner Familie sein. Da hat Peter mir die Sache mit dem lieben Gott und den Menschen erzählt, die freiwillig sterben wollen. Wenn also ein Mensch freiwillig und ohne, dass der liebe Gott es gewollt hatte, sterben möchte, dann ist der liebe Gott sehr böse. Er lässt einen dann zur Strafe nicht in den Himmel. Also hätte ich Mama, Papa und Toby gar nicht treffen können. Das hatte ich nicht gewusst. Natürlich wollte ich das nicht! Peter erklärte mir, dass ich hier, auf der Erde meiner Familie viel näher sei, als im Himmel. Wir fuhren mit der Straßenbahn vom Hauptbahnhof in Hannover zum Friedhof und Peter erklärte mir genau den Weg zum Grab meiner Familie. Jetzt, da ich den Weg genau kennen würde, könnte ich, wann immer ich wolle, meine Familie besuchen. Wir kauften einen Brustbeutel und Peter steckte 20,00 DM hinein. So hätte ich stets genug Fahrgeld, um auch von Nienburg nach Hannover fahren zu können. Wann immer ich die 20,00 DM angebrochen hätte, ich würde von Peter oder auch vom Heim immer wieder neues Geld bekommen. Ich probierte es aus und es klappte tatsächlich.

So oft ich konnte, besuchte ich meine Familie am Grab. Es ist ein sehr schönes Grab, mit schönen Blumen und einem großen Stein, auf dem die Namen meiner Familie stehen, die Geburtdaten und natürlich auch das Datum, des Tages an dem sie starben. Es ist komisch, aber wenn ich alleine bei ihnen bin, dann spüre ich, dass sie da sind. Vom ersten Tag an sprach ich mit ihnen. Ich erzählte ihnen alle meine Gedanken und Empfindungen. Ich weinte viel. Ich stellte ihnen Fragen nach meiner Zukunft. Hinter dem großen Stein auf dem Grab wächst ein großer Busch. Ich bildete mir ein, meine Familie würde durch diesen Busch zu mir sprechen. Wenn der Wind durch den Busch fährt, dann bewegt er sich, als ob jemand zustimmend mit dem Kopf wackeln würde. Ich war fast täglich auf dem Friedhof und es kümmerte mich nicht, wenn andere Leute stehen blieben und mir zusahen, wie ich mit meiner Familie sprach. Tatsächlich beruhigte mich die neue Nähe zu meiner Familie und ich machte weiterhin gute Fortschritte und fasste neuen Lebensmut.

Im Februar 1990 wurde ich eingeschult. Da ich während des Schuljahres eingeschult wurde, gab es auch keine richtige Feier, so wie bei den anderen Kindern. Peter schenkte mir einen neuen Füllhalter, da der Füllhalter, den ich von ihm zum Geburtstag bekam, den Unfall auch nicht überstanden hatte. Meine Klassenlehrerin, Frau Freitag, war eine sehr nette Frau. Ich mochte sie vom ersten Tag an. Zu Beginn fand ich die Schule eher langweilig. Ich konnte schon durch den Vorbereitungsunterricht viel mehr, als am Anfang von mir gefordert wurde. Dennoch genoss ich die Zeit, dic ich in der Schule verbrachte, da ich mich hier als gleichberechtigt empfand. In der Schule fühlte ich mich nicht als Heimkind. Es war für mich ein Makel, ein Heimkind zu sein. Ich spürte, dass Heimkinder von den anderen Menschen auch irgendwie geringer geschätzt wurden. Wir waren minderwertiger, allenfalls zu bedauern. Ich spürte das in den Blicken der Menschen, die wussten, wo ich wohnte. In der Schule wurde anfangs nie von unserem Heim gesprochen. Jan war auch in meiner Klasse, aber ich wollte nicht neben ihm sitzen, ich wollte neben einem „normalen“ Kind sitzen. Jan konnte das nicht verstehen und er war am Anfang auch böse mit mir. Aber ich wollte einfach mit Jan keine Gruppe von Heimis bilden. Ich wollte ein Kind wie jedes andere sein. In der Schule wurde ich ein ganz anderer Mensch. Ich spielte mit den anderen Kindern. Ich lernte mit ihnen, ich sprach, sang und lachte mit ihnen! Ja, ich lachte! Ich lachte über all die Dinge, über die jedes Kind lacht. Außerhalb der Schule lachte ich nie. Mit dem Klingelzeichen, welches das Ende eines Schultages einläutete, wurde jeden Tag auch meine Rückwandlung eingeläutet. Ich musste wieder in dieses Heim, und ich war wieder einer von ihnen! Am Anfang achtete ich sehr darauf, dass niemand sah, in welche Richtung ich nach Hause lief, oder welchen Bus ich nahm. Es sollte niemand wissen, dass auch ich ein Heimi war. Natürlich ließ es sich nicht lange verheimlichen. So sehr ich die Schule liebte, die Montage habe ich gehasst! Jeden Montag bildeten wir uns mit unserer Klassenlehrerin einen Kreis aus unseren Stühlen und dann sollte jeder berichten, was er am Wochenende so angestellt hätte.

Ich lernte ein neues Gefühl kennen, dass ich bis zu diesem Zeitpunkt noch nicht kannte. In den letzten Monaten hatte ich schon die Angst, den Hass, die Einsamkeit, die Hilflosigkeit und die Hoffnungslosigkeit kennen gelernt. Doch dieses Gefühl war noch schlimmer! Es war der Neid! Mein Gott war ich neidisch, wenn die Anderen Ihre Geschichten begannen mit: „Ich war mit meinem Papa...", „Mein Bruder und ich...." oder: „Ich war mit meiner ganzen Familie...". Ich sprach immer in der Wir-Form. Wir haben Fußball gespielt, wir haben einen Schneemann im Garten gebaut oder wir waren im Hallenbad. Ich fieberte stets dem Ende dieser Runde entgegen und hoffte, dass niemand nachfragte, wer „wir" eigentlich wären!

Eines Montags ließ Frau Freitag die Bombe platzen. Ich war mit meinem Wochenendbericht an der Reihe und erzählte von unserem Besuch im Zoo.
„Hendrik, erzähl uns doch einmal mit wem Du alles den Zoo besucht hast!" sagte Frau Freitag.
„Wieso denn? Das ist doch egal wer alles mit war!" versuchte ich die Situation zu retten.
„Nun, es würde die anderen Kinder bestimmt sehr interessieren, wie es bei Euch im Heim so zugeht! Du teilst Dir doch auch mit Jan ein Zimmer, vielleicht wollt Ihr uns ja zusammen von Eurem Leben berichten!"

Peng! Die Bombe war geplatzt! Natürlich setzte sofort wildes Getuschel ein. Alle starrten mich an. Neben mir saß Klaus.
„Du bist auch ein Heimi, wie Jan?" fragte er.
„Warum sitzt Du dann nicht neben Jan, sondern hier?" fragte er weiter.
„Wieso sollte ich, he? Ich schlafe ja schon mit Jan in einem Zimmer!" erwiderte ich.

Gelächter brach aus. Ich verstand nicht warum. Ich fühlte mich ertappt und wie ein Aussätziger. „Hey, was ist denn daran so lustig?“ wollte Frau Freitag die Situation retten, doch es war zu spät. Alle lachten sich kringelig und gafften mich an. Ich sah zu Jan. Er lachte nicht. Jan schaute stumm auf den Boden. „Ihr seid alles blöde Scheißer!“ rief ich, nahm meine Jacke vom Haken und rannte aus dem Raum. So schnell ich konnte, verließ ich die Schule und rannte auf die Straße. Frau Freitag konnte mir so schnell nicht folgen und ich erwischte einen Bus. Ich stieg ein und sah noch Frau Freitag um die Ecke gelaufen kommen, aber der Bus fuhr ab. Ich fühlte mich schrecklich. Ich weinte vor lauter Wut. Warum hatte Frau Freitag das nur getan? Konnte sie mich auch nicht leiden? Ich verstand die ganze Situation nicht. Ich fuhr nach Hannover und besuchte meine Familie. Ich erzählte ihnen die ganze Geschichte und weinte mich richtig aus.

Dann schienen sie mir zu antworten. Es schien, als würde meine Mama sagen: „Hendrik, mein Junge, was machst du Dir denn für Gedanken? Du bist genau so normal wie die anderen Kinder auch! Du bist nicht besser und auch nicht schlechter! Du lebst nur etwas anders. Aber das ist bestimmt nichts Schlimmes! Für die anderen Kinder ist das nur neu! Warum zeigst Du ihnen nicht, wie Du lebst. Dann ist es für sie auch eine ganz normale Sache und niemand wird sich darüber Gedanken machen!“

Ich fühlte, Mama hatte Recht. Ich hatte einen Fehler gemacht. Ich habe mich selbst verleugnet. Das musste ich in Ordnung bringen und ich musste mich bei Jan entschuldigen, denn ich hatte auch ihn verleugnet. So fuhr ich nach Hause. Als im St. Joseph ankam, wurde ich schon von Monika erwartet. In ihrem Dienstzimmer lagen meine Schulsachen, die ich einfach zurückgelassen hatte. Monika wollte wissen, was geschehen war und ich berichtete ihr jeden Punkt. Ich berichtete auch von meinem Gespräch mit meiner Familie und von meinen neuen Erkenntnissen. „Das ist eine gute Einstellung, Hendrik! Du bist auf dem richtigen Weg. Aber eines musst Du noch lernen! Man darf vor seinen Problemen nicht weglaufen! Auch darfst Du nicht einfach aus der Schule weglaufen! Das ist nicht nur sehr unhöflich, es ist auch gefährlich und darum verboten!“ sagte Monika. Ich musste ihr versprechen, dass ich so etwas nie wieder tun würde. Alle hätten sich große Sorgen gemacht, wo ich wohl hingelaufen wäre. Dr. Faller hatte sogar bei Peter angerufen und Peter ist auf den Friedhof gefahren, um mich zu suchen, aber da war ich schon wieder weg. Wir riefen gemeinsam bei Peter an und sagten ihm, dass alles in Ordnung sei.

Anschließend ging ich zu Jan. „Es tut mir so leid Jan, ich war voll gemein zu Dir!“ sagte ich und Jan meinte: „Ich kann es ja verstehen, ich habe es erst auch verheimlicht.“ Wir saßen an diesem Nachmittag zusammen und weinten uns die Wut aus dem Bauch. Die anderen Kinder hatten nicht so große Schwierigkeiten, weil sie in Klassen waren, in denen es mehr Heimkinder gab, als in unserer. Jan und ich waren die einzigen Heimkinder in unserer Klasse. In den anderen Klassen waren Heimkinder von Anfang an nichts Besonderes. Es war „normal“. Die Heimkinder in den anderen Klassen hielten alle sehr zusammen und natürlich hatten sie auch ihre Probleme, aber sie waren eine größere Gemeinschaft. Sie lösten ihre Probleme in ihrer Gemeinschaft und ich hatte das Gefühl, sie sonderten sich mit der Zeit von den anderen Kindern ab. Genau das wollte ich aber nicht. Ich wollte in keiner Heimigruppe sein. Ich wollte keine Unterschiede zwischen uns und den anderen Kindern. Je mehr unsere Jungs zusammenhielten, desto mehr spalteten sie sich von den anderen Kindern ab. In unserer Klasse war das anders, Jan und ich versuchten erst gar nicht uns zu behaupten. Zu zweit hätten wir ja auch keine Chance gehabt. Schon während des ersten Schuljahres prallten die zwei Gruppen aufeinander. Wir, die Heimis und die „Normalen“ wurden zu Gegnern. Es entwickelte sich eine regelrechte Antistimmung gegen uns Heimis. Ich sonderte mich auch weiterhin von den Heimkindern ab. Während Jan sich in den Pausen zu den anderen Jungs aus unserer Wohngruppe gesellte, versuchte ich mit den anderen Kindern in Kontakt zu treten. In der großen Gemeinschaft war Jan vor der Wut der anderen Kinder relativ sicher. Da ich mich dieser Gemeinschaft ausschloss, bekam ich alle Aggression der anderen Kinder zu spüren. Sie nannten mich einen Asozialen, einen Penner oder Klauer. Größere Kinder verboten mir bestimmte Bereiche des Schulhofes zu betreten. Ich ließ mir jedoch nichts verbieten. Ich wehrte mich auch nicht, weil ich nicht wusste wie. Ich dachte wenn ich einfach nicht mit ihnen spreche, dann würden sie mich in Ruhe lassen. Dennoch ging ich über den Schulhof, wie ich gerade lustig war. Natürlich ließen mich die größeren Kinder nicht in Ruhe. Sie schubsten mich, bespritzten mich mit Wasser und sie schlugen mich auch. Aber ich ließ mich davon nicht beeindrucken. Ich holte mir auch keine Hilfe von den anderen Jungs. Ich entzog mich ihrer Gemeinschaft, daher beachteten sie mich in der Schule auch nicht. Es war schon komisch, in der Schule beachteten mich die Kinder aus meiner Wohngruppe nicht, aber im Heim selbst, waren sie alle nett und freundlich zu mir. Wenn wir zu Hause waren, dann gab es einfach keine Schule. Viele der Jungs waren auch ganz andere Menschen, als sie es in der Schule waren. Ich konnte sie verstehen, aber ich wollte nicht so sein wie sie. Ich ertrug die Schwierigkeiten in der Schule und dachte, eines Tages hätten die großen Kinder keine Lust mehr, mich zu ärgern, weil ich mich ja scheinbar nicht ärgern ließ. Dann wusste ich auch, dass die großen Kinder nach der 4. Klasse die Schule verlassen müssten. Damit hätte sich das Problem von selbst gelöst. Dennoch schien es zu meinem Alltag zu gehören, mich ärgern und auch schlagen zu lassen. Das war eine ziemlich schwere Zeit. Immer wieder saß ich am Grab meiner Familie und weinte mich aus. Ich schrie Toby an, er solle kommen und mir helfen. Aber es kam niemand. Es schien mir, als würde Papa mich zum Durchhalten auffordern. Wenn ich meine Familie verließ, hatte ich stets wieder neue Kraft gesammelt. Ich wollte es schaffen. Ich wollte stark bleiben.

Für mich gab es noch immer zwei Welten. Die eine war das Heim und die andere war die Schule. Die Schule teilte sich auch in zwei Welten. Im Unterricht selbst, ging es mir gut. Ich bildete mir weiterhin ein, ganz normal zu sein. Der Unterricht machte mir viel Spaß und ich machte auch gute Fortschritte. Ich konnte gut lesen und schreiben. Ich konnte gar nicht schnell genug lernen. Es war wie eine Sucht. In den Pausen hingegen wäre ich am liebsten weggelaufen. Aber ich hatte es ja versprochen. Ich wollte stark sein. Und ich wurde immer stärker. Der März verging und ich überstand die ersten Geburtstage von Mama und Papa, die beide im März Geburtstag hatten. Ich saß an ihrem Grab und feierte mit ihnen. War ich zu Hause, fühlte ich mich einsam. Mir fehlte einfach so sehr, dass mich niemand mehr so in den Arm nahm, wie es Mama oder Papa gemacht hatten. Diese Nähe hat mir unheimlich gefehlt und so ist es bis heute. Zu Hause hatte ich mein Lachen noch längst nicht wieder gefunden. Regelmäßig kamen die bösen Träume und brachten ihre Folgen mit. Seit dieser Zeit habe ich regelmäßig starke Kopfschmerzen. Es ist so wie Migräne. Auch diese Merkmale meines Befindens traten nur zu Hause auf. In der Schule z.b. hatte ich nie Migräne.

Eines Tages war dass Maß voll. Ich hatte das Ende meiner Geduld erreicht und ich musste mir etwas neues einfallen lassen. Die Hänseleien und die Übergriffe in der Schule wurden immer schlimmer. Wir hatten seit einigen Wochen Sport mit der Parallelklasse zusammen. Ich mochte Sport auch schon zu dieser Zeit sehr gerne, aber ich hasste es, wenn wir alle nach der Pfeife des Sportlehrers tanzen mussten. Da stand er und pfiff auf seiner Trillerpfeife. Wir mussten alle im Kreis laufen. Pfiff er schneller, mussten wir schneller laufen, pfiff er langsam, mussten wir langsam laufen. Aber alle mussten im Uhrzeigersinn durch die Turnhalle laufen. Ich wollte nicht laufen wie ein Hund, nur weil da jemand stand und mit einer Trillerpfeife Signale gab! Für mich war es eine Art Bevormundung, die ich nicht ertragen konnte.

Ich begann, entgegen dem Uhrzeigersinn zu laufen. Pfiff der Sportlehrer schnell, lief ich langsam; pfiff er langsam, lief ich schnell. Das ärgerte den Lehrer sehr. Er fragte mich, warum ich das machen würde und ich sagte ihm, ich müsse es einfach tun, ich könne nicht nach dieser Pfeife tanzen. Er verstand mich nicht. Regelmäßig bekam ich eine 6 eingetragen, weil ich mich gegengemeinschaftlich benahm. Mir war es egal, ich fühlte mich befreit. Der Lehrer aber begann, mich zu missachten, so wie ich ihn und seine Trillerpfeife missachtete. An diesem Tag hatten mich schon auf dem Schulhof zwei Jungs aus der Parallelklasse angegriffen. Ich sollte ihnen freiwillig meinen Brustbeutel geben, denn sie wussten, dass ich da Geld aufbewahrte. Ich reagierte nicht. Ich sollte es mir bis zum Ende der Pause überlegen und mit dem Klingeln sollte die Übergabe erfolgen. Anderenfalls würde mir Schreckliches geschehen. Mit dem Klingelzeichen ging ich auf die beiden zu und sagte: „Ihr zwei kleinen Scheißer bekommt meinen Brustbeutel jedenfalls nicht! Schiss habe ich vor Euch auch nicht und wenn Ihr mir etwas Böses antun wollt, dann sage ich Euch, dazu seit Ihr auch noch zu blöde!“

Die beiden sahen sich an und ich ging cool an ihnen vorbei. Nun hatten sie sich vorgenommen, mich in der Sportstunde in meine Schranken zu verweisen. Beim Laufen überholten sie mich, boxten mir in die Rippen, schlugen mir auf den Kopf oder traten mich. Der Sportlehrer schien nichts zu bemerken. Ich fühlte mich hilflos, wollte aber meinen Brustbeutel verteidigen. Er war auch die Fahrkarte zu meiner Familie! Die Fahrkarte zu dem einzigen Ort, an dem ich Kraft und Energie tanken konnte. Bei der nächsten Überrundung passierte es dann. Der eine Jungen wollte mir den Brustbeutel abnehmen und ich versuchte wegzulaufen. Neben mir lief aber der andere Junge und versperrte mir den Weg. Ich hielt meinen Brustbeutel fest in der linken Hand und lief weiter. Dann stellte mir der Junge, der rechts neben mir lief, einen Harken und ich fiel hin. Ich wusste, in diesem Moment wollten die beiden mir den Brustbeutel abnehmen, aber ich hielt ihn fest. Ich fiel und statt mich mit beiden Armen abzustützen, nutze ich nur den rechten Arm. Ich schlug auf den Boden auf und verspürte einen heftigen Schmerz. In meiner Wut hätte ich heulen können, aber ich tat es nicht. Ich war froh, meinen Brustbeutel gerettet zu haben. Mein Arm schmerzte fürchterlich. Dann kam auch noch dieser blöde Sportlehrer und meckerte mich an!

„Das musste ja einmal passieren! Das hast Du nun davon, wenn Du Dich immer so unkameradschaftlich aufführst! Ich habe es Dir gesagt! Einmal wirst Du einen Unfall verursachen! Schön, dass es wenigstens nur Dich erwischt hat und keinen anderen!“ brüllte er und ich sollte aufstehen und weiterlaufen.

Ich lag zwischenzeitlich etwas mehr in der Mitte der Turnhalle und die anderen Kinder liefen weiter, als wäre nichts geschehen. Ich verstand überhaupt nicht, warum der Lehrer mit mir schimpfte. Er hätte doch mit den anderen Jungs schimpfen müssen. Schließlich hatte ich mich ordentlich benommen und war auch nicht gegensätzlich gelaufen.

„Nun steh schon auf und lauf weiter! Da sitzt er da und schaut wie ein Ochse auf dem Berg wenn es donnert!“ schimpfte er weiter und zog mich an meinem Turnhemd vom Boden. Mein Arm tat so fürchterlich weh, ich wusste ich hätte nicht mehr laufen können. Durch das Gezerre an meinem Turnhemd verstärkte sich der Schmerz und wurde unerträglich. Als mich der Sportlehrer hochgezogen hatte, holte ich aus und trat ihm volle Kanne gegen sein Bein.

„Du bist auch nur so ein blöder Scheißer! Das sage ich jetzt alles Peter und dann bekommst Du mächtig Ärger!“ schrie ich ihn an und verließ die Turnhalle. Ich zog mich um, schnappte meine Schultasche, hängte mir die Sporttasche um und ging nach Hause. Der Arm tat schrecklich weh. Ich weinte vor lauter Wut und ging zu Fuß nach Hause. Das St. Joseph liegt ungefähr 8 Kilometer von der Schule entfernt. Natürlich kam ich mal wieder viel zu spät zurück. Monika war böse mit mir und die Schule hatte auch schon im Heim angerufen.

Als Monika mir die Schultaschen abnehmen wollte, schrie ich auf vor Schmerzen, da sie meinen rechten Arm berührt hatte.
„Was ist denn los, Hendrik? Komm, erzähle es mir! Hast Du Ärger gehabt? Was war los im Sportunterricht? Was ist mit Deinem Arm?“ fragte sie und ich erzählte ihr die Geschehnisse. Monika brachte mich sofort zum Arzt und mein Arm wurde unersucht. Er war an zwei Stellen gebrochen. Dr. Kleinert frage mich, wie ich nach Hause gekommen sei, und wer meine Sachen getragen hätte. Ich erzählte ihm, ich sein zu Fuß gegangen und meine Sachen hätte ich selber getragen. Er wollte mir das einfach nicht glauben. Es war der 26. April 1990 und es war der Geburtstag von Oma Luise. Mein Arm wurde eingegipst. Später legte ich mich auf mein Bett und überlegte, was ich nun zu tun hätte. Mir fiel nichts ein. Ich zog meine Jacke an und verschwand über den Park in die Stadt und fuhr nach Hannover zum Grab meiner Eltern. Ich erzählte ihnen die ganze Geschichte und Mama schien zu sagen: „Halte durch mein Junge, halte durch! Du schaffst das schon!“ Der Busch nickte wieder im Wind und ich schrie ihn an: „Und wie? Wie soll ich durchhalten? Was soll ich denn machen? Ich weiß es nämlich nicht! Wer kann mir helfen?“

Da kam Peter um die Ecke. Ich war so froh! Wir fuhren zu Peter und ich erzählte ihm die ganze Geschichte. Peter war sehr böse über den Sportlehrer. Er rief ihn an und zankte sich mit ihm am Telefon. Peter wollte wissen, wer die beiden Jungs waren, die mir den Haken gestellt hätten und mich so bedroht hätten. Ich wollte es ihm nicht sagen. Ich wollte keine Petze sein. Heute weiß ich, dass Peter dem Sportlehrer ganz schön eingeheizt hat. Er hatte eine Dienstaufsichtsbeschwerde gestellt und die Schule selbst sollte die genauen Umstände klären, die bösen Jungs bestrafen und der Sportlehrer sollte sich bei mir entschuldigen. Die Lehrer müssen ganz schön Schiss bekommen haben und auch Frau Freitag wollte bei der Aufklärung helfen. Die beiden Jungs sollten sich selber melden und dann würde alles wieder gut werden.

Aber die feigen Hunde meldeten sich nicht. Sie waren doch nur echte Hosenscheißer, denn sie hatten solch eine Angst, dass ich sie verraten könnte! Plötzlich waren sie ganz freundlich zu mir. Sie passten sogar auf, dass mir niemand zu nahe trat und auf einmal hatte ich endlich meine Ruhe! Es war ein schönes Gefühl und ich glaubte diesen Kampf gewonnen zu haben.

Doch Peter ließ den Sportlehrer auch trotz dieser für mich positiven Wende nicht in Ruhe. Er meinte, ein Lehrer dürfe sich so nicht verhalten und wenn er es doch tut, dann muss ihm gezeigt werden, dass das nicht geht. Der Sportlehrer muss wirklich mächtig Ärger bekommen haben, denn eines Tages war er fort und wir bekamen einen neuen Sportlehrer. Doch damit war die Geschichte noch längst nicht abgeschlossen!

Gegen Ende des ersten Schuljahres sollte unserer Klasse und unsere Parallelklasse den botanischen Garten in Hannover besuchen. Eine ganze Woche sollten wir dort leben und viel über Pflanzen und Tiere lernen. Meine

Klassenlehrerin, Frau Freitag, sollte aber nicht mitkommen, es sollte die Lehrerin für Sachkunde, Frau Schwerter, mitkommen und der Klassenlehrer der Parallelklasse, Herr Behrens. Ich freute mich sehr auf diesen Aufenthalt und arbeitete begeistert an den Vorbereitungen mit. Aus dem St. Joseph hatte ich schon viel über Pflanzen gelernt und ich war gerne in der Natur. Einen richtigen botanischen Garten hatte ich aber noch nie gesehen. Ungefähr eine Woche vor der Abfahrt kam Frau Schwerter in die Klasse und verteilte einen Zettel an alle Kinder, die diese ihren Eltern geben sollten, und den die Eltern unterschreiben sollten. Wir, Jan und ich, bekamen keinen Zettel. Ich spürte gleich, dass etwas im Busche war. Am nächsten Tag waren die Kinder in unserer Klasse ganz komisch zu uns. Sie sprachen nicht mehr richtig mit uns und sie gingen uns aus dem Weg. Im Sachkundeunterricht sammelte Frau Schwerter die unterschriebenen Zettel wieder ein. Sie sah mich an und sagte: „Zu solchen Maßnahmen muss man greifen, wenn einige Kinder immer aus der Rolle fallen müssen. Wir wollen uns ja unseren Aufenthalt in Hannover nicht beeinträchtigen lassen! Eure Eltern werden Euch das ja richtig erklärt haben!“

Ich spürte, dass das ein Angriff gegen Jan und mich war. „Was für Maßnahmen und wieso haben wir keinen Zettel bekommen?“ fragte ich. Die anderen Kinder lachten und jemand fragte: „Wer sollte den denn bei Euch unterschreiben?“ Wieder Gelächter und auch Frau Schwerter lachte.

„Na, na, so etwas wollen wir aber nicht hören! Aber wenn Hendrik wissen möchte, was ich den Eltern seiner Mitschüler zu sagen habe, werde ich es ihm einmal vorlesen, damit er nicht seinen Anwalt einschalten muss!“

Diese Situation war so schrecklich. Ich wusste, sie würde in einem Fiasko enden. Ich hätte mir fast in die Hosen gepullert und mein Herz schlug so heftig. Jan saß einfach da und malte in seinem Heft herum. Frau Schwerter nahm einen der Zettel und begann vorzulesen. Genau verstand ich den Inhalt nicht, aber heute weiß ich, dass Frau Schwerter die anderen Eltern darauf aufmerksam gemacht hatte, dass ihre Kinder sich mehrere Tage mit Heimkindern und deren ganz persönlichen Problemen in einer Gemeinschaft befinden würden. Sie sollten den Kindern auch nicht zu viel Geld mitgeben, da es in dieser Gemeinschaft auch zu Diebstählen kommen könne. Bei Problemen mit der Gemeinschaft sollte die Kinder sich an die Lehrer wenden und man würde die Störenfriede entfernen. Sie schrieb auch, dass die Eltern ein Recht hätten, auf mögliche Probleme hingewiesen zu werden, da sie ja schließlich, wenn auch indirekt über Steuern, mittellosen Kindern einen Schullandheimaufenthalt ermöglichen würden. Damals verstand ich nicht alles, aber ich verstand, was sie mit Diebstahl und den Störenfrieden meinte. Ich konnte mir nicht helfen. Mit so viel Ungerechtigkeit wurde ich nicht fertig. Ich setzte mich auf meinen Platz und begann zu weinen. Ich weinte meine ganze Wut heraus und konnte es nicht fassen.

Wem hatte ich denn etwas angetan, dass man mich so behandeln durfte? Ich war bestimmt kein Asozialer! Und Jan auch nicht! Ich wusste nur, wer so etwas schreibt, der ist bestimmt ein Asozialer, aber ich konnte mich nicht wehren. Ich muss so laut geweint haben, dass an einen weiteren Unterricht nicht mehr zudenken war. Frau Schwerter stand vor mir und sprach auf mich ein. Ich verstand sie jedoch nicht. Ich bekam nichts mehr mit und weinte mir die Wut aus dem Bauch. Der Hass kam wieder in mir hoch. Ich hasste Herrn Bergmann, der mich in diese Situation gebracht hatte. Warum hatte er sich ausgerechnet unser Auto ausgesucht. Herr Bergmann hatte an allem Schuld! Ich habe ihn so sehr gehasst! Besonders in solchen Situationen. Dann kam er einfach in meine Träume und lachte mich aus! Ich konnte ihn auch in dieser Situation lachen hören. Mein lautes Weinen musste in der ganzen Schule zu hören gewesen sein. Plötzlich bemerkte ich, wie Frau Freitag mich in den Arm nahm und mich trösten wollte. Sie wollte wissen was los sei. Sie versuchte mich abzulenken und es gelang ihr auch. Meine Wut und der Hass wichen von mir und mein Trotzkopf kehrte zurück.

Ich stand von meinem Platz auf, schnappte mir einen dieser gemeinen Zettel und schob ihn unter meinen Pullover. Sofort kam Frau Schwerter und wollte mir den Zettel wegnehmen. Sie traute sich aber nicht mich anzufassen, weil ich nach ihr trat. Ich drückte den Zettel fest an meinen Bauch, setzte mich auf meinen Stuhl und schrie: „Ich will, dass mein Peter kommt! Ich will, dass mein Peter kommt!..." Das Geschrei lockte nun auch andere Lehrer an und der Direktor der Schule kam auch.

Niemand konnte mich zum Schweigen bringen. Sie hätten mich hinaustragen müssen, aber niemand wagte es mich anzufassen. Ich schrie immer weiter: „Ich will, dass mein Peter kommt! Ich will, dass mein Peter kommt!..." Die anderen Kinder wurden nach Hause geschickt. Nur Jan blieb neben mir sitzen und malte wie im Wahn in seinem Heft herum. Irgendwann kam dann endlich Peter. Als ich ihn sah, fühlte ich mich sicher. Ich holte den Zettel unter meinem Pullover hervor und gab ihn Peter. Ich fühlte mich so schrecklich und begann sofort wieder, bitterlich zu weinen.

Peter las den Zettel und sofort verstand er die Situation. Er schaute Frau Schwerter an, schüttelte mit dem Kopf und sagte nur: „Oh je, oh je, mein Gott! Sie sollten sich in Grund und Boden schämen!" Peter nahm mich auf den Arm, Jan an die Hand und wir verließen die Schule. Dieses war ein schlimmer Tage in meinem Leben. Aber er hatte etwas bewirkt. Ich begann mich zu wehren. Niemand durfte mir je wieder so weh tun. Natürlich blieb dieser Tag auch für Frau Schwerter nicht ohne Folgen. Ich habe sie an diesen Tag zum letzten Mal gesehen. Die Klassenfahrt machte nun doch Frau Freitag mit uns und es wurde eine schöne Klassenfahrt, an die ich heuten noch gerne zurückdenke. Ich habe viel gelernt und viele Freunde gewonnen. Doch der böse Zettel von Frau Schwerter hatte noch weitere Folgen.

Während der Klassenfahrt hatte ich mich mit Benny angefreundet. Wir waren in einer Arbeitsgruppe und verstanden uns sehr gut. Auch nach der Klassenfahrt wollten wir weiterhin zusammen arbeiten und daher setzten wir uns nebeneinander. Eines Tages, nach Schulschluss, fragte mich Benny, ob ich nicht Lust hätte, mit ihm nach Hause zu kommen. Ich hatte Lust! Natürlich! Benny war mein erster richtiger Freund außerhalb des Heimes. So gingen wir also zu ihm und spielten in seinem Zimmer. Seine Eltern waren arbeiten und das Essen stand auf dem Herd. Benny musste es alleine warm machen und wir haben es uns geteilt. Nach dem Essen haben wir gemeinsam abgewaschen und haben weiter schön gespielt.

Am Nachmittag kam dann Bennys Mutter von der Arbeit. Sie kam in das Kinderzimmer und begrüßte Benny. „Na, mein Großer, wen hast Du uns denn da mitgebracht? Möchtest Du mir Deinen Freund nicht vorstellen?“ fragte sie. „Das ist Hendrik! Wir sitzen jetzt nebeneinander!“ sagte Benny. „So, Hendrik ist das!“ „Guten Tag Frau Flebbe!“ sagte ich. Bennys Mutter sah mich kurz an und dann ging sie aus dem Zimmer. Benny wollte weiter spielen, aber ich fühlte mich unwohl. Irgendetwas stimmte nicht, ich glaubte Bennys Mutter war es nicht Recht, dass ich da war. Etwas später musste ich auf die Toilette und als ich zurück kam, hörte ich, wie Frau Flebbe mit Benny schimpfte:

„Du bist doch auch nicht mehr ganz normal was? Schleppst uns hier diesen Heimi an! Auch noch ohne, dass Papa oder ich hier sind! Was da alles passieren kann, das habe ich Dir doch schon neulich erklärt! Hoffentlich hat der nicht schon etwas eingesteckt! Bring das mal dann dem Papa bei! Warum setzt Du Dich auch noch ausgerechnet neben so einen Jungen? Kannst Du Dir nicht einen normalen Freund suchen?“

Ich traute meinen Ohren nicht! Ich wollte sofort weglaufen, aber irgendetwas hielt mich zurück. Ich betrat das Kinderzimmer und sagte:

„Ich habe nix eingesteckt! Wollen Sie mich durchsuchen? Und der einzige, der nicht normal ist, das bist Du! So eine gemeine Mutter wie Dich möchte ich voll nicht haben! Da tut mir der Benny aber echt leid! Meine Mama hätte so etwas nie erzählt! Die war nett zu jedem und sah auch viel besser aus als Du!“ sagte ich und packte meine Sachen zusammen.

„Frech und unerzogen ist er auch noch! Zu Erwachsenen sagt ein kleiner Junge „Sie“ und nicht „Du“!“ sagte Frau Flebbe, als sie mich nach draußen in das Treppenhaus schob.
„Mein Papa hat mir beigebracht, dass man zu Erwachsenen „Sie“ sagt, aber zu blöden Erwachsenen sagt man „DU“! Ätsch!“ rief ich. Benny kam uns hinterher.
„Wenn morgen so ein blöder Mann kommt und Deine Mama und deinen Papa tot macht, dann bist Du auch ein Heimi und ein Asozialer und dann klaust Du bestimmt auch!“ platzte es aus mir heraus, ehe ich mich umdrehte

und weglief. Ich lief nach Hause und war so traurig. Ich schmiss mich auf mein Bett und weinte. Monika kam und wollte wissen, was mit mir wäre. Ich sprach nicht mit ihr. Sie ging wieder und ich weinte weiter. Ich hatte so eine Wut!

Plötzlich stand Monika wieder im Zimmer und sagte: „Hendrik, Du hast Besuch!"
„Ich will aber keinen sehen! Ich will niemanden! Ich bin nicht da! Hendrik gibt es nicht!" schrie ich Monika an.
„Ich glaube aber, es wäre besser, wenn Du diesen Besuch empfangen würdest, Hendrik! Ich weiß, es wird Dir gut tun!"

Ich dachte an Peter und darum ging ich mit Monika in das Besucherzimmer. Aber dort saß nicht Peter, dort saß Frau Flebbe. Monika schob mich in den Raum und schloss die Tür. Nun war ich mit Frau Flebbe alleine in diesem Raum. „Hendrik, ich bin zu Dir gekommen um mich zu entschuldigen! Ich war gemein und ungerecht zu Dir! Ich hoffe Du kannst mir verzeihen und hast Verständnis für mich, ich habe den ganzen Tag gearbeitet und die Kontrolle verloren! Da, schau, ich habe für Dich und Deine Freunde etwas Kuchen mitgebracht!"

„Meine Mama hat auch den ganzen Tag gearbeitet, aber so etwas Gemeines hätte sie nie gesagt! Kuchen brauchen wir auch keinen, weil wir auch kein Mitleid brauchen! Wir wollen nur ganz normal behandelt werden! Aber keiner versteht das! Sie auch nicht!" sagte ich und begann zu weinen. Frau Flebbe nahm mich in den Arm und sagte ich hätte Recht und bat mich nochmals um Verzeihung. Dann lud sie mich für den nächsten Tag ein, sie wollte mir zeigen, dass auch Erwachsene von Kindern etwas lernen könnten.

Ich nahm ihre Entschuldigung an und am nächsten Tag war ich wieder bei Benny zu Hause. Die Flebbes sind richtige Freunde geworden und das auch noch bis zum heutigen Tag. Frau Flebbe hat viel für uns Kinder vom St. Joseph getan, in den nächsten Jahren. Ich hatte gelernt, dass ich mich nicht fügen muss! Ich musste nur meine Meinung vertreten! Eine wichtige Erfahrung für mein Leben.

Peter:

Eine schlimme Zeit! Endlich war Hendrik auf dem richtigen Weg und schon die nächsten Schwierigkeiten! „Hört denn das nie auf?" fragte ich mich immer wieder. Ausgerechnet von den Lehrern hätte ich mir etwas mehr Unterstützung erwartet. Hendrik sprach nicht über seine Probleme und Ängste. Den Psychologen im St. Joseph vertraute er nicht und mich wollte er scheinbar nicht mit seinen Sorgen belasten. Ebenso, wie damals, als ich Hendrik aus dem Krankenhaus abholte, machte ich mir über die Situation überhaupt keine Gedanken. Ich ging davon aus, dass Lehrer, also Pädagogen, sich mit dieser Problematik auskannten. Schließlich war Hendriks

Jahrgang nicht der erste, in dem Heimkinder und Kinder mit Familie aufeinander trafen. Mit diesen tiefen Gräben hätte ich nicht gerechnet. Schon bei der Geschichte mit den Wochenendberichten wusste ich, der Kampf geht in die nächste Runde.

Ich hatte ein langes Gespräch mit Hendriks Klassenlehrerin, Frau Freitag, die eigentlich einen ganz vernünftigen und erfahrenen Eindruck machte. Ich hielt es für unprofessionell, die unterschiedlichen Lebenssituationen der Kinder nicht von Anfang an beim Namen zu nennen. Wenn schon die Lehrer ein Geheimnis daraus machten, war es doch nur natürlich, dass die Kinder sich nicht öffnen konnten. Frau Freitag hingegen vertrat den Standpunkt, die Kinder sollten ihre eigenen Erfahrungen machen und sich selbständig austauschen. Nun, bei Kindern ab 13 oder 14 Jahren halte ich das für möglich, aber im Alter von 6 oder 7 Jahren für ausgeschlossen. Die Kinder haben doch nun weiß Gott genug an ihren persönlichen Problemen zu knabbern. Sie brauchen in dieser Phase jemanden, der sie an die Hand nimmt und ihnen den richtigen Weg zeigt. Aber ich kannte das aus meinem beruflichen Bereich. Zwei Richter, zwei Urteile = Drei Richter, drei Urteile. Ich wollte nicht gleich am Anfang sämtliche Register ziehen, darum setzte ich auf eine intensivere Zusammenarbeit zwischen Schule und Heim, natürlich wollte auch ich mich entsprechend engagieren.

Die Geschichte mit dem Sportunterricht bestätigte meine Meinung. Wie groß waren die Gräben tatsächlich! Gut, wenn ein Kind aus der Reihe tanzt, wenn es statt nach links nach rechts läuft, ist das für mich doch eine ganz normale Entwicklung. Es ist doch gerade die Aufgabe eines Pädagogen, diese Situationen zu lenken. Das Verteilen von Tadel und schlechten Noten kann doch nicht als pädagogische Leistung angesehen werden. Dieser Lehrer baute zusätzlich noch persönliche Aggressionen auf und verstärkte dadurch die Bildung der Gräben. Sein Verhalten bei dem „Unfall" war in jedem Fall absolut unprofessionell und unvertretbar. Ein Kind ist zu Schaden gekommen und dieser Lehrer leistet keine Hilfe, sondern tadelt es und verletzt seine Aufsichtspflicht in jeglicher Art und Weise. Das konnte ich so nicht hinnehmen und daher setzte ich mich mit allen Mitteln für Hendriks Interessen ein.

Die Lehrerin aus dem Sachkundeunterricht schlug dem Fass jedoch den Boden aus. Nie hätte ich mit derartigen Geschützen gerechnet. Dieses Schreiben war sicherlich die Reaktion der Lehrer auf meine Aktivitäten gegen den Sportlehrer, es war jedoch absolut unhaltbar und verstieß gegen sämtliche Regeln und sogar gegen das Grundgesetz! Für mich war dieses Schreiben eine Diskriminierung der Heimkinder und nicht nur ein einfaches Informationsschreiben. Ich war entsetzt darüber, wie unfähig diese Lehrerin war und noch entsetzter war ich über die Tatsache, dass kein Elternteil die Ungerechtigkeit dieses Schreibens auch nur versucht hatte, anzugehen. Sie haben tatsächlich alle ihre Kinder vor den bösen Heimkindern schützen wollen! Unfassbar für mich, bis heute!

Stolz war ich auf Hendriks Reaktionen. Er hatte das einzig Richtige gemacht. Er veranstaltete seine eigene Demo gegen diese Unfähigkeit und Ungerechtigkeit. Auch seine Reaktionen gegenüber den anderen Kindern und deren Eltern beeindruckten mich zu Tiefst. Er hatte etwas bewegt. Er öffnete seinen Mitmenschen die Augen. Angefangen mit den Flebbes, entwickelte sich eine Gemeinschaft, die fähig war, Gräben zu schließen.

Wie erwachsen war Hendrik doch schon! Ich erinnerte mich an meine erste Begegnung mit dem kleinen Jan Schreiber, den ich für altklug hielt! Heute weiß ich, wie schnell die Kindheit beendet sein kann und welche Kämpfe Kinder im Stande sind zu kämpfen.

10
Abschied von der Hoffnung

In der Schule hatte sich vieles gebessert. Wir gingen bereits in die dritte Klasse und von den Rivalitäten war nichts mehr zu spüren. Wir waren eine tolle Gemeinschaft und ich hatte viele Freunde. Eigentlich ein ganz normales Leben, bis auf meine persönlichen Schwierigkeiten. Die Depris kamen und gingen. Meine Träume ließen auch nicht locker und noch immer brachten sie Folgen mit sich. Aber daran und an die Kopfschmerzen schien ich mich langsam zu gewöhnen.

Langsam wuchsen auch die beiden Lebenssituationen aus Schule und Heim zusammen. Ich versteckte mich schon lange nicht mehr. Dennoch bewahrte ich mir immer ein Stück meines alten Lebens auf. Tief in mir bildete ich noch eine starke Gemeinschaft mit meiner Familie. Ich besuchte sie bei jeder Gelegenheit und besprach noch immer meine Gedanken und Empfindungen mit ihnen. Nach wie vor waren die Geburtstage, Weihnachten und der Jahrestag des Unfalles schwere Tage für mich, an denen mich die Depris heimsuchten. Die Psychos arbeiteten noch immer mit mir, aber sie konnten mir nicht helfen. Ich sollte lernen, mit den Depris fertig zu werden. Aber es gelang mir nicht. Bekam ich einen, wurde ich ein ganz anderer Mensch. Ich wurde zu einem richtigen Teufel, aber ich lernte, diese Anfälle mit mir selber durchzustehen. Ich ließ meine Aggressionen nicht mehr an anderen

Menschen aus. Ich zog mich zurück und hasste mich selbst. In schlimmen Fällen verletzte ich mich noch immer selbst. Daher wurde ich auch wieder medikamentös behandelt. So brachten mich die Psychos von einem bösen Tag zum anderen, ohne dass etwas Schlimmes passierte. Noch immer wohnte ich mit Jan in einem Zimmer, aber wir hatten die Etage gewechselt, da wir älter wurden. Wir waren im ersten Zwischendeck angekommen. Ich machte mir oft Gedanken darüber, was wohl geschehen würde, wenn ich auf dem Hauptdeck ankommen würde und es eines Tages verlassen müsste. Die großen, die 18 Jahre alt wurden, mussten nämlich das St. Joseph verlassen. Aber ich hatte ja noch Peter. Bestimmt würde ich dann bei Peter wohnen. Aber was wäre mit den anderen Kindern? Würde ich dann auch noch Kontakt zu ihnen haben? Die Kinder, die das St. Joseph verlassen hatten, habe ich nie wieder gesehen. Es war immer schlimm für mich, wenn jemand das Haus verließ, den ich gern gehabt habe. Ich beschloss daher, niemanden mehr in meinen engsten Kreis aufzunehmen. Mein engster Kreis blieb nur für mich und meine Familie. Ich wollte nie wieder einen Menschen verlieren. Ich unterschied zwischen Freunden, Bekannten, Erziehern und zwischen meinem engsten Kreis. Ich hatte auch keine Sehnsucht danach, meinen engsten Kreis zu erweitern.

Jan war da ganz anders. Er war noch immer wild entschlossen, sich adoptieren zu lassen. Er sehnte sich nach einer richtigen Familie und er hatte nicht meine Bedenken. Ich hätte mich in einer anderen Familie nie als wirklich dazugehörig gefühlt. Ich hatte, im Gegensatz zu Jan, eine richtige Familie, mit Vater, Mutter und einem Bruder. In dieser und nur in dieser Familie konnte ich glücklich sein. Eine andere Familie wäre nur ein Notbehelf gewesen, genau wie es das St. Joseph war und ist. Aber Jan träumte weiter. An einem oder manchmal auch an zwei Sonntagen im Jahr kommen Besucher in das St. Joseph. Das sind Menschen, die ein Kind adoptieren wollen. Das Jugendamt prüft diese Menschen genau und entscheidet, ob sie fähig sind, ein fremdes Kind aufzuziehen. Sie bekommen Bilder vorgelegt, die sie mit den Kindern vertraut machen, die auf der Liste stehen, also die Kinder, die adoptiert werden können. Später kommt es dann zu den ersten Besuchen. Die meisten wollen jedoch keine „großen“ Kinder adoptieren, sondern viel lieber kleine. Das ist für mich ganz logisch, weil auch diese Menschen den Makel „Heim“ in ihren Gedanken tragen. Ein Heimkind hat ja immer so seine Probleme, aber wenn es noch ein Baby ist, dann ist es bestimmt noch nicht so ganz versaut! So denken bestimmt nicht alle, aber ich meine, es sind weit über 90%, die so denken. Daher ist es schon ein Wunder, dass sich manchmal doch einige Adoptiveltern in das St. Joseph verirren. Schließlich sind Kinder ab 5 Jahren nicht nur schon „groß“, hinzu kommt, dass wir auch noch traumatisiert sind!

Wir nennen es immer „Fleischbeschauung“. Wir spielen am Nachmittag in unseren Gruppen und dann kommen sie. Erst schauen sie sich um, sprechen mit den

Erziehern und dann sprechen sie die Kinder an. Für mich ist es immer so, als würden sie sich ein Auto kaufen. Sie erkundigen sich, wie viele Kilometer das Auto schon gelaufen ist, wo es schon überall war, ob es einen Unfall hatte und natürlich welche Marke es ist! Schließlich sind ausländische Marken meist lange nicht so wertvoll wie deutsche!

Wenn es Interessenten für Jan gab, dann wurde ihm das immer vorher mitgeteilt. „Am Sonntag bekommen wir Besuch und da möchte mich jemand kennen lernen!" berichtete mir Jan eines Tages wieder. Er war wieder so voller Hoffnung, doch ich hatte Angst, schließlich würde ich einen Freund verlieren, wenn Jan eine neue Familie bekommen würde. Doch dieses Mal war es anders, als zuvor. Es blieb nicht bei dem ersten Besuch, die Pflege- oder Adoptiveltern kamen häufiger. Sie unternahmen Ausflüge mit Jan und später blieb er auch über das Wochenende bei ihnen. Jan schien am Ziel seiner Träume zu sein. Nachts unterhielten wir uns ausführlich über seine Erlebnisse mit den neuen Eltern. Jan war ganz euphorisch und konnte es gar nicht abwarten, bis endlich alles geregelt war.

Es kamen die Sommerferien und Jan verbrachte sie mit seiner neuen Familie. Sie fuhren zusammen in den Urlaub und sollten den Ernstfall proben. Zum ersten Mal hatte ich in dieser Zeit ein Zimmer für mich ganz allein. Ich fühlte mich einsam und mir fehlte Jan sehr. Natürlich wurde ich in dieser Zeit aufmerksam von den Psychos betreut. Zum ersten Mal sprach ich mit ihnen offen über meine Gefühle. Natürlich gönnte ich Jan sein neues Glück, aber der Verlust des Freundes machte mir schwer zu schaffen. Ich fühlte mich um Jahre zurückgeworfen. Die Depris kamen häufiger und auch die Träume verfolgten mich ständig. Immer wieder dieses fiese Lachen in meinen Träumen. Dr. Kleinert kümmerte sich viel um mich und er war es auch, der mich zum Tagebuchschreiben brachte. Ich sollte meine Gedanken in Worte fassen und sie aufschreiben. Früher hatte ich mit den Psychos schon die Bilder gemalt, die meine Gefühle ausdrückten. Nun, da ich schreiben konnte, sollte ich diesen Weg ausprobieren. Die Bilder, die ich früher gemalt hatte, waren noch alle da. Die Psychos hatten sie aufgehoben. Dr. Kleinert zeigte sie mir und ich konnte mich an jedes einzelne Bild erinnern. Ich wusste auch, bei welchen Bildern ich geschummelt hatte. Dr. Kleinert wusste, dass ich bei vielen Bildern geschummelt hatte. Er meinte, wenn ich meine Gedanken aufschreiben würde, könnte ich mich nicht selber beschummeln. Er schenkte mir mein erstes Tagebuch. Das Buch war zum Abschließen und so war sichergestellt, dass niemand meine Gedanken lesen konnte. Ich hatte aber den Vorteil, meine Gedanken später nachlesen und vielleicht auch korrigieren zu können.

Ich fand es sehr spannend, mich so zu verhalten. Seit diesem Tag führe ich ein Tagebuch. Parallel zum ersten Tagebuch führte ich ein zweites. In diesem Buch wertete ich die Bilder aus, die ich früher gemalt hatte. Ich machte mir Notizen, welche Gefühle ich wirklich hatte und welche ich nur gemalt hatte. Das Tagebuch wurde eine wichtige Institution für mich. Bis heute ist es für mich ein Stück tragbares Gewissen. Ich habe gelernt mir selbst nichts mehr vorzumachen. Wieder ein wichtiger Schritt in meinem Leben.

Eines Tages, kurz vor Ende der Sommerferien, war Jan plötzlich wieder da. Heute weiß ich, die Erprobung des Ernstfalles war fehlgeschlagen. Wie jedes Kind im St. Joseph hatte natürlich auch Jan mit seinen Depris zu kämpfen. Da waren noch immer die Schuldgefühle wegen seines Vaters. Er hatte versucht, diese zu überwinden, aber leider ohne Erfolg. Er hatte in seiner neuen Familie ein schlechtes Gewissen und so kam es zu Spannungen. Jan war am Boden zerstört und stand natürlich unter extremer Beobachtung der Psychos. Ich versuchte, Jan aufzuheitern, denn ich war froh, dass er wieder bei mir war. Aber alle Bemühungen halfen nicht. Jan fühlte sich als Versager und bestimmt auch irgendwie abgeschoben.

Es gelang ihm, wie den meisten von uns, seine wahren Gefühle vor den Psychos zu verbergen. Er spielte ihr Spiel der langsamen Besserung. Er gab ihnen, was sie wollten und sie ließen ihn langsam, aber sicher in Ruhe. Doch Jan war längst nicht über den Berg.

Dann, kurz vor Beginn des neuen Schuljahres kam eine neue, bittere Erfahrung auf uns zu. Eines Tages wurden wir nach dem Frühstück in unseren Gruppenraum gerufen. Dr. Faller, Monika und eine fremde Frau wollten uns etwas mitteilen. Dr. Faller stellte uns die fremde Frau vor. Es war Elisabeth König. Frau König, heute nennen wir sie Elfi, sollte zukünftig zu unseren Betreuern gehören. Das war nichts Ungewöhnliches, denn es kamen immer wieder einmal neue Betreuer und andere gingen.

Doch dieses Mal war es etwas Anderes, denn es war Monika, die uns verlassen wollte. Sie wollte ihrem Mann nach Afrika folgen, um dort Entwicklungshilfe zu leisten. Viele von uns traf diese Nachricht wie ein Schlag. Ich erinnere mich, dass ich den Rest des Gespräches gar nicht mehr mitbekommen habe. Meine Gedanken überschlugen sich förmlich. Ich kannte Monika, genau wie Jan, seit meinem ersten Tag im St. Joseph. Bis zu diesem Zeitpunkt hatte ich überhaupt nicht richtig registriert, wie viel mir Monika bedeutete. Für mich stand immer Astrid an erster Stelle und ich wäre nie auf den Gedanken gekommen, dass Astrid oder Monika das St. Joseph verlassen könnten. Irgendwann hatte ich meine Gedanken wieder unter Kontrolle und ich versuchte, mir meine Gefühle nicht anmerken zu lassen. Jan ging es ebenso und auch als wir wieder alleine in unserem Zimmer waren, sprachen wir nicht über unsere Gefühle.

Sie hatten es wirklich ganz geschickt aufgezogen. Monika erzählte von ihrer neuen Aufgabe in einem fremden Land. Wie schlecht es den Menschen in diesem Land ginge und wie viel Gutes sie dort tun könnte, wie froh sie war, bei ihrem Mann zu leben und wie schön die

Landschaft dort sei. Monika erzählte von Bananen, die dort wachsen würden und von schönen Sonnenuntergängen, auf die sie sich so sehr freuen würde. Wir sollten den Eindruck bekommen, dass es gut war, dass Monika dort helfen würde und das es ihr dort gut ergehen würde. Für Ersatz war gesorgt und alles war ganz easy! Keine Probleme an Bord! Tatsächlich konzentrierten sich die anderen Kinder sofort auf die Neue. Elfi war auch gut vorbereitet, sie begann gleich die erste „Verschwörung", denn sie plante mit uns die Schaffung eines tollen Abschiedsgeschenkes für Monika. Jeder sollte einen kleinen bunten Teppich auf seinem Webrahmen weben. Diese würden dann von Elfi alle zusammengenäht und so würde ein schöner Umhang entstehen, den Monika an kühlen Abenden tragen könne.

Ich mochte Elfi nicht, weil ich die Taktik dieses Ablösemanövers durchschaut hatte. Ich wollte auch nicht an diesem Abschiedsgeschenk mitwirken. Ich wollte ein eigenes Geschenk vorbereiten. Ich wollte Monika zeigen, wie sehr ich sie mochte, wie sehr ich sie vermissen würde und wie schlimm ich es fand, dass sie uns verlassen wollte.

Aus meinen gesammelten Bildern suchte ich 12 aus, die ich aneinander klebte. Erst klebte ich traurige Bilder aneinander, dann fröhliche und zum Schluss wieder traurige. An den Enden klebte ich Rundhölzer auf und rollte die Bilder auf. So sah das Geschenk aus wie eine alte Schriftrolle. Ich wollte Monika ein schlechtes Gewissen machen, denn ich hoffte, sie würde bleiben.

Natürlich blieb sie nicht! Der letzte Tag war gekommen und sie verabschiedete sich von uns. Die Kinder gaben ihr das gemeinschaftliche Geschenk und sie verabschiedete sich von uns. Sie sagte jedem einzelnen ihren Dank und wünschte alles Gute. Je näher sie zu mir kam, desto schlechter wurde mein Gewissen, weil ich mich nicht an dem gemeinschaftlichen Geschenk beteiligt hatte und weil ich ihr ein schlechtes Gewissen machen wollte. Ich merkte, dass auch Monika unter dem Abschied sehr litt. Sie weinte, versuchte aber immer wieder zu lächeln und Freude zu zeigen. Monika verabschiedete sich von Jan und als nächstes wäre ich an der Reihe gewesen. Ich hielt diese Situation nicht mehr aus, rannte aus dem Raum und versteckte mich in meinem Zimmer.

Wenig später kam Monika herein. Wie an meinem ersten Tag im St. Joseph saß ich auf meinem Bett und starrte auf den Boden. Monika setzte sich neben mich und legte ihren Arm um meine Schulter. Niemand sagte ein Wort. Ich weiß nicht, wie lange wir so gesessen hatten, aber irgendwann drehte ich mich um, schaute ihr in die Augen und fragte nur: „Warum?“

Lautlos begann ich zu weinen und Monika weinte mit. „Hendrik, Abschied nehmen ist schwer, aber es gehört zum Leben, wie das Brot, das Wasser und die Liebe. Wenn ich auch jetzt nicht gehen würde, einmal würden wir uns trennen. Einmal bist Du erwachsen und gehst Deine eigenen Wege. So ist das Leben!“ sagte Monika und wischte mir die Tränen aus dem Gesicht. „Hast Du diese schöne Rolle für mich gemacht?“ fragte sie weiter. Ich nickte. „Darf ich sie mitnehmen und sie mir zu Hause ansehen?“ Ich nickte wieder. Monika nahm die Rolle, drückte mich an sich uns sagte: „Ich hab Dich lieb, in meinen Gedanken werde ich immer bei Dir und auch bei den anderen Kindern sein!“, gab mir einen Kuss auf die Stirn und ging. Ich habe sie nie wieder gesehen, aber in meinen Gedanken war ich oft bei ihr und ich glaube, sie war auch oft bei mir.

Der Tag ging und übrig blieben meine bösen Träume. Wieder dieses Krachen, dieses Quietschen, das Feuer, die Schreie und dieses fiese Lachen! Immer dieses fiese Lachen! Wieder wachte ich auf und es war geschehen. Wieder hatte ich ins Bett gepullert.

Es war schon zur Routine geworden. Ich hatte stets einen Stapel Bettwäsche in meinem Schrank und so begann ich schon selbständig mit den Aufräumarbeiten. Zornig in meinen Gedanken über diese bösen Träume und zornig über mich selbst. Ich sah zu Jan herüber, der wie immer nichts von meinem Pullerproblem bemerkt hatte. Doch in dieser Nacht war etwas anders. Jan lag so komisch im Bett und als ich mit meinen nackten Füßen in die Nähe seiner Seite kam, trat ich in etwas Flüssiges. Ich musste lachen, denn zunächst dachte ich, Jan hätte auch ins Bett gepullert. Ich wischte mir meinen Fuß mit dem schmutzigen Bettlaken ab und sah, dass es sich rot färbte. Blut! Das war Blut! Was war mit Jan los? Ich riss

die Tür auf und schrie : „Bluuuuut! Es ist Bluuuuut! Astrid! Astrid! Es ist Bluuuuut!"
Astrid kam angerannt, peilte die Lage und riss Jan die Bettdecke weg. Unter der Bettdecke war alles rot. Ich musste mich sofort übergeben. „Lös Alarm aus!" schrie sie, während sie Stücke aus einem neuen Bettlaken riss und Jan die Arme verband. Jan hatte sich die Pulsadern aufgeschnitten. Ich rannte auf den Flur und drückte den Alarmknopf. Ich war wie verrückt. Ich schrie das ganze Haus zusammen. Die Nachtbesatzung der Krankenstation kam und behandelten Jan in unserem Zimmer. Ich durfte nicht mehr in das Zimmer. Wolfgang kam und versuchte mich und auch die anderen Kinder zu beruhigen. Ich war außer mir. Mich konnte er nicht beruhigen. Plötzlich wurde unsere Zimmertür aufgerissen, zwei Pfleger trugen Jan auf einer Trage aus dem Zimmer, der Arzt lief neben der Trage her und fummelte wild an Jan herum. Sie rannten mit ihm über den Gang und verschwanden im Treppenhaus.

„Wo wollt Ihr mit meinem Jan hin? Wo wollt Ihr mit meinem Jan hin?" schrie ich und wollte Jan folgen. Wolfgang hielt mich fest und versuchte mich in das Dienstzimmer zu tragen. Ich strampelte herum und schrie noch immer nach Jan. Wolfgang konnte mich nicht halten und ich riss mich los. Als ich gerade an unserem Zimmer vorbei laufen wollte, kam Astrid heraus. Sie war voller Blut. Ich sah sie an und schrie!

Dann wurde es dunkel!

11
Gefahr im Tal der Einsamkeit

Als ich wieder erwachte, war es bereits hell draußen. Ich erkannte nicht wo ich erwachte, denn ich lag nicht in meinem Bett, ich lag in einem anderen Raum. Meine Augen gewöhnten sich an das helle Licht und ich erkannte die Krankenstation. Wie kam ich hier her? Was war geschehen? Ach ja! Mit einem Ruck fiel mir alles wieder ein. War es also doch kein böser Traum! Was war mit Jan geschehen? Ich schreckte hoch, wollte aufstehen und nach der Schwester rufen. Ich drehte mich um und sah ein zweites Bett. Jan lag in diesem Bett. Er schnarchte! Mann, war ich froh sein Schnarchen zu hören! Immer sagte er zu mir, ich würde so laut schnarchen, dass der Förster die Nachtschicht absagen könne. Jetzt tat er es selber und ich freute mich darüber. Dr. Kleinert kam in unser Zimmer. „Na Hendrik, schon munter?" fragte er. „Ja, Doc Kleinert! Was ist denn mit Jan?" „Alles in Ordnung! Mach Dir keine Sorgen, er hat viel Blut verloren, aber das wird schon wieder! Bleib ruhig noch etwas liegen! Gleich kommt die Schwester Nina und bringt das Frühstück. Ich denke, Jan wird sich freuen, wenn er aufwacht und Du bist in seiner Nähe!" sagte Dr. Kleinert, während er meinen Blutdruck maß.

Jan ging es tatsächlich schnell wieder besser und wir wurden noch engere Freunde. Dennoch gab Jan seine Träume nie auf, er wollte von ganzem Herzen eine neue Familie haben. Ich lebte immer in der Angst, den besten

Freund zu verlieren. Außer der Freundschaft mit Jan nahm ich keine weiteren Freundschaften an. Ich kannte zwar viele Kinder aus dem Heim und aus der Schule, so auch Benny Flebbe, war mit ihnen befreundet und spielte mit ihnen, aber es war eine andere Basis. Meine Gedanken tauschte ich nur mit Jan aus.

Zwischenzeitlich war ich bereits 10 Jahre alt und ich hatte ein neues Hobby entdeckt: Ich ging angeln. An den Wochenenden mit Peter. Früh um 5 Uhr fuhren wir an die Kiesteiche in Hannover und angelten in den Morgen hinein. Ich fand es schön, den Tag anbrechen zu sehen. Im Morgenrot überkam mich stets eine wunderbare Ruhe. Peter saß neben mir, wir hörten nur das Zwitschern der Vögel, den Wind, das Plätschern des Wassers und sonst nichts. Ich saß stets so, dass ich Peter zwar in meiner Nähe spüren konnte, ihn aber nicht sehen konnte. Ich stellte mir vor, nicht Peter würde mit mir angeln, sondern mein Papa säße bei mir. Ich sprach in Gedanken mit ihm und manchmal hörte ich ihn fragen: „Ist dir kalt, mein Hase?“ oder „Möchtest Du einen Schluck Tee, Hendrik?“ Ich antwortete ihm : „Nein Papa, mir ist nicht kalt!“ oder „Au ja, was hat Mama denn für einen Tee gekocht, Papa?“ Natürlich war es nicht mein Papa, der mir diese Fragen stellte, es war Peter. Peter hat mich nie darauf angesprochen, aber heute weiß ich, er hatte gespürt, was in mir vorging.

Angeln durfte ich nur mit Peter, oder mit einem anderen Erwachsenen. Kinder dürfen erst ab 14 einen Angelschein machen. Vorher bekommen sie nur eine

Ausnahme genehmigt und die eben auch nur in Begleitung eines Erwachsenen. Peter ging in Hannover mit mir angeln und Astrid in Nienburg. Wenn sie mit Wolfgang zusammen Nachtschicht hatte, dann weckte sie mich manchmal früh um 5 Uhr und wir gingen angeln. Ich hatte fest versprochen, nie allein angeln zu gehen. Aber ich liebte das Morgenrot und auch noch heute sehe ich mir gerne Sonnenaufgänge an.

Häufig stand ich früh am Morgen auf, zog mich an und schlich mich aus dem Heim. Meistens war es noch dunkel. Ich hatte ein geheimes Plätzchen an der Weser entdeckt, von dem aus ich einen wunderschönen Sonnenaufgang beobachten konnte. Am schönsten war es, wenn über der Weser noch ein leichter Nebelschleier hing, die Vögel zwitscherten und das Gras feucht war. Dann war es auch etwas kühl, aber sowie die ersten Sonnenstrahlen den Tag erblickten, wärmten sie mich sofort auf. Ich liebte diese Energie und nahm sie in mir auf. Außer mir kannte mein geheimes Plätzchen niemand. Auch Jan hatte ich nichts davon erzählt. Es war ja mein Geheimnis.

Es war in den Osterferien 1993, kurz vor meinem 10. Geburtstag. Ich lief, wie fast jeden Morgen, auch diesmal zu meinem Versteck, um den Sonnenaufgang zu beobachten. Es war schon fast sommerlich draußen und so beschloss ich, auch in der Natur zu frühstücken. Ich schnappte mir zwei Brötchen, etwas Wurst und Käse aus dem Frühstückssaal, zog mir eine Fanta aus dem Automaten und lief los. Ich schaffte es gerade noch rechtzeitig, denn die Sonne hatte es jeden Morgen eiliger und kam früher, um die Nacht abzulösen. Wieder ließ ich mich von der Sonne bestrahlen, genoss ihre Wärme und schwebte in meinen Gedanken. Ich hatte Hunger, aß mein Brötchen und lebte in den Tag hinein. Die Sonne hatte schon enorme Kraft, ich zog Hose und Hemd aus, baumelte mit meinen Füßen im Wasser und baute mir einen Kühlschrank für meine Fanta. Das hatte ich von Peter gelernt. Ich band einfach eine Schnur um den Flaschenhals und steckte die Flasche in das Wasser. Jetzt konnte ich die Schnur mit einem Stein beschweren, damit die Flasche nicht abtreiben konnte und so blieb die Fanta schön kühl. Ich legte mich in das schon fast trockene Gras, kaute auf einem Grashalm herum und fast wäre ich eingeschlafen, als ich plötzlich eine Stimme vernahm.

„Ja, wen haben wir denn da? Na, kleiner Junge!" Ich schreckte auf, sah mich um, und vor mir stand ein Mann, den ich nicht kannte.
„Was machst Du denn hier?" fragte er.
„Den Sonnenaufgang schauen!"
„Ah so, Du bist öfters hier, ja?"
„Ja manchmal!"
„Das habe ich schon bemerkt! Wie kommt es, dass ein kleiner Junge wie Du so früh schon aufsteht? Wissen Deine Eltern, dass Du hier bist?"

Ich reagierte nicht, drehte mich um und schaute auf das Wasser. Die Sonne spiegelte sich im Wasser und die

Wasseroberfläche funkelte, als wäre sie aus Tausenden Sternen.

„Hey, sprichst Du nicht mit jedem?“ fragte der Mann weiter. Ich reagierte noch immer nicht! Natürlich wussten meine Eltern wo ich war! Sie konnten mich ja sehen! Aber das erkläre ich doch diesem fremden Mann nicht, dachte ich noch, als er fragte:

„Oder bist Du eines der Kinder aus dem St. Joseph?“ Ich reagierte noch immer nicht. Der Mann kam die Böschung herunter und setzte sich neben mich.

„Das kann ich doch nicht wissen, kleiner Junge! Wie heißt Du denn?“
„Hendrik!“ erwiderte ich.
„So, aha, Hendrik heißt er! Ein schöner Name! Ist Dir denn nicht kalt, Hendrik?“
„Nein!“
„Nun sag schon, bist Du ein Kind aus dem St. Joseph?“
„Ja!“
„Das tut mir leid, möchtest Du mir etwas von Dir erzählen?“
„Nein!“
„Wissen denn Deine Leute aus dem St. Joseph, wo Du Dich so rumtreibst, in aller Frühe?“
„Nein!“
„Verstehe, Du bist hier gerne alleine und schaust Dir den Sonnenaufgang an! Das ist Dein kleines Geheimnis was?“
„Ja!“

„Sag mal, kleiner Hendrik, kannst Du auch noch etwas anderes sagen außer ja und nein?"
„Ja!"
„Ich dachte schon, Du hast Probleme mit dem Sprechen!"
„Nein!"
„Ja, was sehe ich denn da? Angelst Du hier?" fragte der Mann und legte seine Hand auf mein Knie, als er die Schnur von meinem Kühlschrank sah.
„Nein!" sagte ich und zog mein Knie unter seiner Hand weg.
„Ja, was bist Du denn so schreckhaft! Ihr Jungs aus dem St. Joseph mögt es doch ganz gerne, wenn man ein wenig nett zu Euch ist! Ich kenne nämlich einige von Euch! Dich kenne ich auch! Aus dem Schwimmbad! Da bist Du doch öfters, stimmt doch, oder?" fragte er und strich mir über das Haar. Der Mann war mir nicht geheuer, ich bekam Angst, wusste aber nicht, was ich machen sollte. Ich antwortete wieder mit einen knappen „Ja!".
„Wie ja, meinst Du jetzt das Schwimmbad, oder ob ich etwas nett zu Dir sein soll?" fragte der Mann weiter, legte seine Hand wieder auf mein Knie und streichelte mein Bein.
Meine Angst würde immer größer, ich konnte diese Situation überhaupt nicht einordnen, aber es erschien mir als müsste ich mich vor diesem Mann schützen!
„Ich will nicht mit Dir reden! Wenn Du mich nicht in Ruhe lässt, dann rufe ich um Hilfe oder auch die Polizei!" schrie ich ihn an.

„Ja so was! Was ist das denn, der kleine Hendrik hat ja Angst was? Dabei bin ich doch so nett zu Dir!“ sagte der Mann, streichelte mein Bein weiter und fuhr fort: „Weißt Du, wenn Du die Polizei holen willst, dann bekommst Du bestimmt großen Ärger, weil Du hier angelst! Das ist nämlich verboten! Dann wird Euer Direktor, der Dr. Faller, aber sehr böse mit Dir sein! Du siehst, ich kenne Euer Heim ganz gut! Da sollten wir doch lieber nett zueinander sein was?“ bemerkte er, während er begann, meinen Bauch zu streicheln. Ich sprang auf, zog an der Schnur, holte die Flasche Fanta aus dem Wasser und stellte mich vor ihn.
„Das ist ein Kühlschrank, Du Blödie! Ich darf nur angeln, wenn Peter oder Astrid dabei sind! Und Du sollst auch nicht nett zu mir sein!“ schrie ich ihn an und suchte nach einer Möglichkeit, vor diesem Mann wegzulaufen. Aber es gab keine. Er saß genau vor der kleinen Bresche, welche die Böschung hinaufführte. Meine Angst wurde immer größer.
„Ja, der kleine Hendrik ist ja ein ganz schlaues Bürschchen! Und kratzbürstig ist er auch! Das finde ich ja richtig niedlich!“ sagte er, schob eine Hand unter meine Unterhose, streichelte meinen Po, zog mit der andern Hand die Hose von meinem Bauch und fasste mir in die Hose. Jetzt bekam ich Panik. „Hilfe! Lass das, Du olle Sau! Lass mich los!“ schrie ich und stach dem Mann mit meinen Fingern in die Augen. Das war die richtige Attacke! Jetzt schrie er vor Schreck auf, ließ von mir ab und rieb sich die Augen. Blitzschnell lief ich an ihm vorbei, die Böschung hinauf und rannte wie vom Teufel gejagt nach Hause. Immer wieder schaute ich mich um,

doch zum Glück verfolgte der Mann mich nicht. Nur mit der Unterhose bekleidet erreichte ich heulend das St. Joseph. Als ich auf meine Etage kam und in mein Zimmer laufen wollte, sah mich Elfi. „Ja, Hendrik, was ist denn mit Dir passiert? Wie läufst du denn nur herum?“ fragte sie und kam auf mich zu. Ich lief in mein Zimmer, legte mich in mein Bett und versteckte mich unter der Bettdecke. Elfi folgte mir. Sie versuchte mit mir zu sprechen, aber ich reagierte nicht. „Was hast Du denn nur, Hendrik?“ fragte sie und strich über meine Bettdecke. „Lass mich in Ruhe! Lass mich in Ruhe! Ich will nicht mit Dir reden! Ich will alleine sein! Hau ab!“ schrie ich unter meiner Decker hervor. Elfi muss geglaubt haben, ich hätte einen Depri. Sie ließ mich tatsächlich in Ruhe und ich konnte mich wieder beruhigen.

Die nächsten Tage versteckte ich mich im St. Joseph. Ich traute mich nicht mehr heraus. Meine Hose, der Pullover und die Schuhe waren futsch und Elfi wollte wissen, wo die Sachen geblieben wären. „Verloren!“ habe ich gesagt. Elfi wollte einfach nicht locker lassen. „Hendrik, niemand verliert seine Hose, seinen Pullover und seine Schuhe einfach nur so! Möchtest Du mir nicht erzählen, was wirklich passiert ist?“ „Nein! Ich habe sie einfach verloren! Das ist echt so! Ich habe doch genug Hosen und Schuhe auch!“ antwortete ich bockig. Elfi schien zu ahnen, dass etwas geschehen war, aber ich sprach nicht über den Vorfall. Mit niemanden. Auch meinen Eltern habe ich am Grab nichts erzählt. Elfi hatte die Psychos informiert und auch Peter. Alle wussten plötzlich, dass ich angeblich meine Sachen verloren hätte. Aber ich schwieg. Keiner durfte etwas von jenem schrecklichen Morgen wissen!

Ich hatte schon oft Geschichten von sexuellem Missbrauch gehört. Besonders im Mädchenhaus würden viele wohnen, die schlimme Sachen erlebt hätten. Zu dieser Zeit konnte ich mit diesem Begriff aber überhaupt nichts anfangen. Ich wusste auch nicht richtig, was eigentlich geschehen war, aber ich wusste, dass es etwas Schlimmes war. Erst Jahre später entdeckte ich die Sexualität. Ich verstand, was geschehen war. Diese und die anderen Geschichten, von denen ich gehört hatte, haben bei mir den Eindruck hinterlassen, Sexualität sei etwas Böses. Auch heute noch fühle ich mich manchmal schlecht und irgendwie schmutzig. Es war ein großer Fehler, nie über diese Geschichte zu sprechen. Jahrelang hatte ich Ängste. Den Mann habe ich an diesem Tag nicht zum letzten Mal gesehen. Häufig ist er mir im Schwimmbad begegnet und er tut es auch heute noch. Er hat mich aber nie wieder angesprochen. Dennoch habe ich ihn beobachtet. Später habe ich auch andere Kinder gewarnt, wenn er sich mit ihnen unterhalten hatte. „Hey, pass ja auf! Das ist ein böser Mann!“ habe ich oft gesagt. Er verfolgt die Kinder in die Duschräume. Einmal bin ich auch zu einem Bademeister gegangen und habe gesagt, da sei ein böser Mann in der Dusche. Der Bademeister kam auch mit mir, aber der Mann war verschwunden. „Du siehst wohl zu viel Fernsehen was?“ sagte der Bademeister, schüttelte mit dem Kopf und verschwand. Er hatte mich nicht ernst genommen.

Falls der Mann dieses Buch einmal lesen sollte, möchte ich ihm sagen, dass ich sehr aufpasse und einmal wird er sich verraten! Dann werde ich nicht mehr schweigen!

Dieses Erlebnis hat mir natürlich meine Situation nicht leichter gemacht. Ob der Mann sich je über die Folgen seines Handeln Gedanken gemacht hat?

Noch immer verfolgten mich meine bösen Träume und es war keine Besserung in Sicht. Ich verschloss mich meiner Umwelt immer mehr. Ich begann zu malen. Ich malte meine ersten Ölbilder. Mit der Malerei konnte ich die Eindrücke und Gedanken verarbeiten, die ich in meinen Tagebüchern festhielt. Ich war noch immer erfüllt von Trauer, Einsamkeit, Hoffnungslosigkeit und Hass. Ich fühlte mich überflüssig und nutzlos. Welchen Sinn hatte mein Leben?

Peter:

Es war schlimm zu sehen, wie Hendrik sich immer mehr in sein Schneckenhaus zurück zog. Er schien an nichts Freude zu haben. Die Geschichte mit Jan machte ihm zu schaffen. Lange überlegte ich, wie ich ihm helfen könnte. Es musste doch etwas geben, was ihn aus seiner Traurigkeit befreien konnte. So sehr ich mich auch bemühte, es trat keine Besserung ein. Hendriks Hobbys wurden immer einsamer. Er malte Stunden um Stunden in seinem Zimmer. Wenn er nicht malte, dann schrieb er. Einzig die Angelausflüge schienen ihn etwas aufzumuntern. Er wollte bei Wind und Wetter raus in die Natur. Da saß er auf seinem kleinen Stuhl, die Angelrute in der Hand und starrte in den Horizont. Eines Morgens, wir saßen wieder beim Angeln, sagte er Papa zu mir. Zunächst war ich erschrocken. Dann war ich erfreut, weil ich glaubte, er würde in mir einen Vaterersatz sehen. Vielleicht wäre das ein Weg gewesen, aber schnell begriff ich, er schwelgte nur in seinen Erinnerungen und ihm war nicht bewusst, was er sagte. Mir wurde klar, Hendrik versuchte das Bild seiner Familie in seinem Kopf so klar wie möglich zu behalten. In seinen Gedanken lebte er mit ihnen, genau wie früher. Außer einigen Bildern hatte Hendrik nur seine Erinnerungen. Ich habe die Wohnung seiner Familie nie verändert. Es ist alles noch genau so, wie sie es hinterlassen hatten. Einzig den Papageien hatte ich bei Nachbarn untergebracht. Vielleicht war das die Lösung! Wir hatten es vermieden, Hendrik mit alten Erinnerungen zu konfrontieren. Sollten wir hier einen neuen Weg finden?

12
Auf den Weg gebracht

Eines Tages kam ich von der Schule heim, öffnete die Zimmertür, um meine Schulsachen für diesen Tag zu verbuddeln, da sagte doch jemand „Knallkopf!“ zu mir. Ich glaubte meinen Augen nicht zu trauen! Auf meinem Schreibtisch stand ein Vogelkäfig und da schaute rotzfrech der Jacko heraus! Er hatte mich sofort wiedererkannt! Knallkopf hat er immer zu mir gesagt, weil mich Toby immer so gerufen hat, wenn ich ihn geärgert habe. Ich lief zu dem Käfig und steckte meine Finger durch die Gitterstäbe. Jacko kam sofort angelaufen und wollte von mir am Kopf gekrault werden. „Huuuu! Huuuu! Huhu! Huhu!“ Sagte er, genau wie früher. „Jacko, Jacko! Mein Süßer! Wie kommst du denn hier her?“ fragte ich ihn. Ich war so glücklich!

Neben dem Käfig lag ein Brief. Er war von Peter. Ich öffnete ihn und las: „Mein lieber Hendrik, ich hoffe, die Überraschung ist gelungen! Jacko ist ein Teil von Dir und darum soll er auch wieder zu Dir gehören! Wenn Du Dich mit Jacko ausgesprochen hast, dann komm bitte runter in die Aula, ich würde Dir gerne etwas zeigen! Liebe Grüße, Peter!“

Peter war in Nienburg? Mitten in der Woche und so früh? Das war ein Ding! „Bin gleich wieder da!“ sagte ich zu Jacko. „Tschüß! Tschüß! Pass schön auf und komm auch wieder!“ antwortete Jacko! Genau wie früher! Er hatte nichts verlernt! Ich heulte vor lauter Freude! „Na logo, mein Süßer!“ rief ich ihm zu und rannte in die Aula hinunter. Wieder glaubte ich, meinen Augen nicht zu trauen. In der Aula war fast nichts! Alle Stühle und Tische waren weg! In der Mitte des Saales stand ein Tisch mit brennenden Kerzen. An dem Tisch saß Peter.

Als er mich sah, stand er auf und kam mir entgegen. Ich rannte zu ihm und rief: „Peter, Peter, was ist das denn heute? Du bist da, Jacko ist da! Und was ist das denn hier? Ich habe doch voll keinen Geburtstag!“
„Ich weiß, mein Junge! Du bekommst ja auch keine Geschenke! Was einem schon gehört, das kann man nicht mehr geschenkt bekommen!“ sagte Peter.

Er nahm mich an die Hand und ging mit mir zu dem Tisch. Ich erkannte die Kerzenhalter. Es waren die Kerzenhalter, die immer auf Mamas Klavier gestanden haben. Also, es ist kein Klavier, sondern ein Flügel. Auf dem Tisch lagen Mamas Noten und auch Tobys und meine Notenhefte.

„Was ist das hier alles?“ fragte ich und mir kamen die Tränen.
„Das bist Du!“
„Wieso ich?“
„Hendrik, das ist ein Teil von Dir, der Dir einmal sehr viel bedeutet hat! Genau wie Jacko! Ich dachte, es würde Dir Freude machen, wenn Du diese Dinge wiedersehen

würdest. Hättest Du nicht Lust, einmal wieder Klavier zu spielen?"
„Ja! Ja! Das würde ich gerne! Mamas Noten! Das sind Mamas Noten!" sagte ich und die Tränen liefen mir aus den Augen. Ich nahm die Noten und drückte sie fest an mich.

Peter sah mir in die Augen und fragte: „Möchtest Du sie spielen? Möchtest Du sie spielen, mein Junge?"
„Ja! Ja! Das möchte ich!"
„Dann komm!"

Peter nahm mich an die Hand und ging mit mir auf die Bühne der Aula zu. Der Vorhang war wie immer verschlossen, aber als wir uns der Bühne näherten, öffnete sich der Vorhang und wieder traute ich meinen Augen nicht! Mitten auf der Bühne stand Mamas Flügel! Vor dem Flügel die kleine Bank und es brannten 8 Kerzen! Genau wie früher. Ich stockte etwas, dann kletterte ich auf die Bühne und näherte mich dem Instrument. Vorsichtig berührte ich es. Es war ein unglaublicher Moment. Ich dachte, ich berührte Mama!

„Wie kommt es hier her? Wieso..., was...?" stammelte ich, doch Peter legte seine Hand auf meine Schulter und sagte: „Spiel die Noten! Spiel die Noten, wenn Du möchtest!"

Ich nahm Mamas Noten, schlug sie auf, stellte sie auf den Notenständer und setzte mich an das Klavier. Ich hatte „A Happy Day" aufgeschlagen. Es ist ein Lied, das

Mama selbst komponiert hat. Wir haben es immer an besonderen Tagen gespielt. Ich verharrte einen Augenblick, doch dann begann ich zu spielen. Es war so schön! Ich werde diesen Augenblick nie vergessen. Ich spielte und musste weinen. Ich konnte kaum noch die Noten erkennen, aber ich spielte weiter. Immer wieder spielte ich den Refrain. Irgendwann hörte ich auf und sah Peter fragend an.

„Hendrik, es ist Dein Klavier! Wenn Du möchtest, darfst Du es hier behalten! Du kannst spielen, wann immer Du möchtest! Du kannst den anderen Kindern etwas vorspielen und vielleicht magst Du den anderen Kindern auch zeigen, wie man Klavier spielt! Genau so, wie es Deine Mama getan hat! Möchtest Du das?“

„Ja! Ja! Das möchte ich! Danke Peter! Danke Peter!“ weinte ich vor lauter Freude.

Das war der schönste Tag, seit ich im St. Joseph war. Mit diesem Tag hatte sich etwas geändert. Jede freie Minute spielte ich Klavier. Es kamen immer viele Kinder, sie hörten mir zu und später wollten sie mitspielen. Ich wollte nicht, dass jemand Mamas Klavier berührt, aber dann dachte ich daran, wie viel Spaß es ihr gemacht hat, anderen Menschen das Klavierspielen beizubringen. Wir spielten gemeinsam und später bekamen wir auch richtig Klavierunterricht. Es kamen die ersten Samstage, an denen wir in der Aula gefeiert haben. Dann setze ich mich immer ans Klavier und spiele schöne Stücke aus der Hitparade und auch alte

Songs. Das ist sehr schön, es macht viel Spaß und erinnert mich an meinen Bruder Toby. Ich mache es gerne.

Es sei ein neuer Lebensabschnitt, meinte Peter, als ich 1995 in das Gymnasium eingeschult wurde. Ich war 12 Jahre alt und hatte bereits 6 Jahre im St. Joseph verbracht. Zwischenzeitlich ging es mir recht gut. Ich hatte mich an mein neues Leben gewöhnt. Es war normal geworden, ein Heimkind zu sein. Mit den Fragen, Urteilen und Vorurteilen meiner Mitmenschen konnte ich gut umgehen. Ich hatte mir angewöhnt, die Dinge beim Namen zu nennen. Ohne mir einen Kopf darüber zu machen, legte ich den vorsichtigen Nachfragern meine Meinung auf den Tisch. Anzeichen von Verhaltensweisen, die auf die typischen Vorurteile gegen Heimkinder deuteten, ging ich bereits im Keim entschieden an. Gab es etwa Lehrer, die meinten, ein Heimi hätte besondere Probleme, die es nötig machten, eine ihm besondere Behandlung zukommen zu lassen, so hatten sie nicht mit mir gerechnet. In der Orientierungsstufe gab es einen Lehrer, der wollte, dass ich mich in die erste Reihe setzte. Er meinte, es sei besser für mich! Ich müsse mich mehr konzentrieren können, als die anderen! Viele Menschen hielten mich für verarmt in Sachen sozialem Umgang mit anderen Menschen, besonders mit Erwachsenen und Lehrern.

Heimkinder haben keine Eltern, die sich intensiv um ihre Kinder kümmern, in Heimen herrscht Chaos und keine Zucht und Ordnung! Eltern von Freunden hatten regelmäßig Schiss um ihre Wertsachen, andere bedauerten mich und hätten am liebsten ein Spendenkonto eingerichtet. Ich weiß nicht, warum Menschen immer wieder so reagieren, ich meine aber, es ist die Unwissenheit. Daher kläre ich jeden auf, so wie er es braucht. Den Lehrer fragte ich nach seinen Gründen, warum er der Meinung sei, ich müsse in der ersten Reihe sitzen. Es sei seine Erfahrung, war die Antwort. Meine Antwort waren meine guten Noten und dass ich immer im Mittelfeld bzw. hinten gesessen hätte. Ich könne mir also meinen Sitzplatz, genau wie jedes andere Kind, selbst aussuchen!

Eltern mit Ängsten vor Eigentumsdelikten gab ich einfach die Kopie meines Kinderausweises und eine Visitenkarte von Peter mit den Worten: „Wenn etwas fehlt, setzen Sie sich mit meinem Anwalt in Verbindung! Den Ausweis können Sie auch bei der Polizei vorlegen! Dann brauchen Sie nicht gegen Unbekannt Anzeige zu erstatten! Aber seien Sie vorsichtig! Ich habe einen guten Rechtsanwalt! Es könnte teuer werden!“ Ich zeigte den Menschen, wie blöde sie reagierten. Das wiederum half in den meisten Fällen.

Einige fühlten sich jedoch persönlich beleidigt und dazu berufen, mir zu beweisen, was für ein böser Heimi ich sei. Das waren meist Lehrer mit einem echten Sprung in der Schüssel. Ich ließ aber nichts auf mir sitzen. Ich diskutierte Probleme aus, forderte meine Rechte und wenn nichts half, hatte ich auch keine Bange, den Schuldirektor einzuschalten. So hörten die Menschen auf, mich anders zu behandeln. Jedenfalls die, die mich bereits kennen gelernt hatten. Bei neuen Beziehungen begann der Kampf von vorn.

Tief in mir wollte ich auch kein Heimi sein. Selbst für mich war es noch immer ein Makel. Es war aber nicht eines der Vorurteile, welche die anderen Menschen haben, es war die Sonderrolle, die mich seit jenem schrecklichen Tag begleitete. Ich wurde etwas, was ich nicht sein wollte und ich konnte mich nicht dagegen wehren. Ich hangelte mich weiter durch die Jahre und versuchte, meine Gedanken zu umschiffen. Das gelang mir auch ganz gut, aber an gewissen Tagen kamen die Depris zurück und da waren sie wieder, die Gefühle von Einsamkeit und Hass. Diese Gefühle blieben übrig.

Richtig hoffnungslos war ich aber nicht mehr. Die Schule machte mir Spaß und es gab auf der Welt viel für mich zu entdecken, woran ich auch immer Freude hatte. Die Trauer um den Verlust meiner Familie war natürlich noch immer da, aber ich hatte gelernt die Trauer mit meiner Erinnerung zu besiegen. Die Psychos hatten mir beigebracht, meine Erinnerung und meine Liebe gegen die Trauer zu stellen und dankbar zu sein, dass ich diese Erinnerungen und dieses Liebe habe.

Meine regelmäßigen Besuche in der Kirche und die vielen Gespräche mit Pastor Schiefer halfen mir dabei. Ich habe eine komische Beziehung zur Kirche. Ich glaube nicht an Gott und auch nicht an Jesus. Aber ich glaube an die Botschaft der Geschichte. Ich finde viele

Lehren, Bräuche und Handlungen der Kirche gut. Mir gefällt auch die Feierlichkeit der katholischen Kirche. Dann liebe ich die Orgelmusik und das gemeinschaftliche Singen. Es hat etwas von Zusammengehörigkeit. Ich meine, jeder singt auf seine Weise und aus seinen eigenen Motiven. Dennoch singen alle gemeinsam und diese Gemeinsamkeit gibt Kraft und Energie, weil jeder merken kann, dass er nicht alleine ist. Wenn dann der Pastor noch eine schöne und nachdenkliche Predigt hält, dann hat sich der Besuch in der Kirche gelohnt. Ich ziehe also die für mich wichtigen Elemente aus der Messe heraus und die negativen Elemente existieren nicht für mich.

Was ich an der Kirche nicht mag, ist die Übergeordnetheit von Gott und den Heiligen. Ich mag ihnen nicht dienen. Das war früher einmal so, aber das hat sich gewandelt. Das Wort Gottesdienst drückt für mich diese Unterwürfigkeit aus. Sich jemandem zu unterwerfen und dessen Regeln als absolut anzusehen, wiederstrebt mir. Auch, dass Gott uns unsere Sünden vergeben kann, wenn wir sie beichten und um Gnade bitten, finde ich unwürdig.

Ich interessiere mich sehr für Geschichte und daher weiß ich, welche Rolle die Kirche in der Geschichte der Menschheit spielt. Diese Rolle ist nicht immer die Schönste. Der Glaube wurde so häufig zum Ausnutzen und Gängeln benutzt. Ich meine damit nicht die Kriege und die Toten, die aus Glaubensfragen entstanden sind, da hier meistens fanatische Gruppen die Auslöser sind.

Ich meine vielmehr die Erwartungshaltung der Kirche, insbesondere die der katholischen Kirche. Warum mussten im Mittelalter Bauern, also die Ärmsten der Gesellschaft, so viele Opfer für die Kirche bringen? Teile der Ernte mussten der Kirche überlassen werden, starb der Bauer, wurden weitere Opfer fällig und sogar den Sonntagsanzug des toten Bauern hat die Kirche eingefordert. Dafür hat sie sich dann schöne, große Kirchen gebaut und einigen wenigen Funktionsträgern ging es gut! Und alles im Namen Gottes! Ich meine diesen Gegensatz. Es wird von den Gläubigen Unterwürfigkeit und Bescheidenheit gefordert und die Kirche ist gleichzeitig eine riesige Geldmaschine. Das war früher so und heute ist es nicht anders. Für Pastor Schiefer ist meine Einstellung kein Problem. Wir haben viel darüber gesprochen und ich habe gelernt, dass es einfach unterschiedliche Einstellung gibt. Man kann einfach nicht mit jeder Einstellung eines Menschen konform sein. Das ist auch gut so, nur so kann man sich weiterentwickeln.

Ich habe viele Jahre versucht meinen Hass zu bekämpfen, aber es gelang mir nicht. Meine Gefühle für Herrn Bergmann, der mich zu dem gemacht hat, was ich bin, konnte ich eine gewisse Zeit ebenfalls umschiffen, aber irgendwann waren sie wieder da. Die Träume kamen zwar noch häufig, aber die Folgen veränderten sich. Ich pullerte, bis auf wenige Ausnahmen, nicht mehr ins Bett, aber nach den Träumen setzten stets starke Depris ein. In diesen Zeiten war ich vom Hass erfüllt. Ich hatte so sehr den Wunsch, einmal Herrn Bergmann in dieser Situation anzutreffen. Mit Rachegefühlen bekämpfte ich meinen Hass.

Aber ich arbeitete an mir und ich wollte auch diese Gefühl in den Griff bekommen. Wieder konzentrierte ich mich voll auf die Schule. Das Gymnasium war vom ersten Tag an eine völlig andere Schule. Sie hatte einfach eine andere Einstellung zu den Schülern. Ich fühlte mich nicht so bevormundet und kleingehalten. Wir wurden gefordert und zwar nicht nur mit sturem Lernen, sondern unsere Meinungen und Gedanken waren gefragt. Es war einfach eine andere Basis zwischen Schülern und Lehrern. Wir lernten unsere neuen Lehrer kennen, jeder sprach von diesem neuen Lebensabschnitt und ich fühlte wirklich eine neue Chance für mich. Zum ersten Mal freute ich mich auf die Zukunft. Ich wurde sehr viel freier in meinen Empfindungen.

Unser neuer Erdkundelehrer brachte diese Freiheit erstmals zum Überschäumen. Eigentlich konnte er nichts dafür, aber er hat mir sehr geholfen. Herr Packer ist ein sehr fähiger und guter Lehrer, aber das war es nicht, es war vielmehr sein Wesen. Er hat zwar einen strengen Gesichtausdruck, der Respekt einflößt, aber er verhält sich völlig gegensätzlich. Er hat immer ein Kissen bei sich, wie man es in der Kirche benutzt, wenn man sich zum Beten kniet und seine Knie schützen möchte. Dieses Kissen ist jedoch doppelt so groß, wird in der Mitte zusammengeklappt und mit einem Reißverschluss gesichert. Zwei Henkel zum Transport sind auch vorhanden. Während seines Unterrichtes arbeitet Herr Packer mit seinem Kissen. Es dauert so 15 – 20 Minuten, bis er den Reißverschluss geöffnet hat. Immer läuft er während seiner Erzählungen und Erläuterungen mit dem Kissen durch die Klasse, öffnet den Verschluss Stück für Stück, legt es kurz auf sein Pult, um es wenig später wieder aufzunehmen und weiter zu bearbeiten. Der Kissenbezug ist aus schwarzem Leder und schon völlig abgegrabbelt. Hat er es endlich geöffnet, legt er es, immer von links kommend auf seinen Stuhl. Dann geht er weiter um sein Pult und setzt sich auf das Pult. Aber fast immer nur für 2,5 Minuten. Ich habe die Zeiten über eine lange Zeit gemessen und ich teste es noch heute, es sind stets fast exakt 2,5 Minuten. Dann springt er wieder auf und läuft durch den Raum. In der Regel zwei Runden, dann geht er, natürlich von links, um sein Pult herum, zu seinem Stuhl und nimmt das Kissen wieder in die Hand. Den Rest der Stunde schließt er den Reisverschluss. Mit dem Klingelzeichen steht er mit ordentlich verpacktem Sitzkissen vor seiner Tasche, nimmt beides und sagt: „Und da machen wir dann weiter!“ Und schwups ist er verschwunden. Das macht er auch, wenn er Doppelstunden gibt. Er verschwindet für 5 Minuten mit Kissen und Tasche, dann kommt er wieder und das Spiel beginnt von vorn. Ich habe ihn noch nie während des normalen Unterrichtes auf seinem Kissen sitzen sehen. Nur bei Klassenarbeiten sitzt er darauf. Das allein ist schon lustig genug, dazu hat er aber einen ganz eigenwilligen Gang und eine unglaubliche Stimme. Er klingt immer so geheimnisvoll. Bei allem was er erzählt, hat man den Eindruck, es sei die aktuellste Top-Schlagzeile des Tages, die der Schlemil aus der Sesamstraße uns verkaufen möchte. Und er spuckt beim Sprechen. Dennoch hat man einen ungeheuren Respekt vor ihm und niemand würde über ihn lachen, oder Bemerkungen machen, die ihn beleidigen könnten.

Peter sagt immer zu mir, wenn mich einmal jemand so richtig ausmeckert, dann soll ich mir das ruhig anhören und mir den Meckerkopf vorstellen, wie er auf dem Klo sitzt und echte Probleme hat. Herr Packer hatte an diesem Tag nicht mit mir gemeckert und er tat es auch nie. Ich glaube er kann überhaupt nicht meckern, dennoch fiel mir dieser Spruch ein, als Herr Packer mit seinem Kissen durch die Klasse taperte und beim Sprechen spuckte. Ich lachte in mich hinein. Dann lachte ich mitten in seinem Vortrag einige Male kurz auf. Er sprach aber weiter und nun konnte ich mich nicht mehr halten. Ich begann zu lachen und konnte nicht mehr aufhören. Herr Packer sah zu mir herüber und verzog keine Miene. Das Thema war nicht lustig, er referierte über Erdöl und andere Energiequellen, aber ich musste lachen und konnte nicht aufhören. „Das Thema scheint Dich ja sehr zu berühren, Hendrik!“ sagte er und versuchte seinen Vortrag fortzusetzen. Ich konnte mich aber nicht unter Kontrolle bringen. Je mehr ich es versuchte, desto mehr musste ich lachen. Er kam zu mir und sagte: „Welche Erkenntnis aus meinem Vortrag hat Dich so erheitert, Hendrik? Sag es uns doch! Dann können wir alle gemeinsam lachen!“ Diese Bitte und die Ernsthaftigkeit dieser Frage gab mir den Rest. Ich konnte ihm doch nicht sagen, dass ich mir ihn auf dem Klo sitzend, bei einer Problemlösung vorstelle! Ich sah ihn an und musste lachen. Mir liefen die Tränen und mein ganzer Bauch tat weh, aber jetzt wurde es noch heftiger. Ich begann mir vor Lachen auf die Schenkel zu schlagen. Zwischenzeitlich begann auch meine unmittelbare Umgebung zu lachen und plötzlich lachte die ganze Klasse. Ich konnte überhaupt nicht begreifen, warum die alle lachten. Konnten sie meine Gedanken lesen? Herr Packer stand noch immer vor mir und schaute mich an. Er schaute mich mit einem völlig neutralen Gesichtsausdruck an. Er war weder erfreut, noch verärgert oder verwundert. Völlig neutral. Ich musste immer heftiger lachen. „Na, das ist ja heute ein lustiger Abschluss!" sagte er, schloss sein Kissen, nahm Kissen und Tasche und ging, ebenfalls lachend aus dem Raum. Die Stunde war 15 Minuten vorher beendet. Jetzt musste ich noch mehr lachen. Fast wäre ich gestorben. Nur langsam, ganz langsam konnte ich mich beruhigen. Jetzt lachten aber die anderen noch immer so heftig, dass ich wieder mitlachen musste. Irgendwann hatten wir uns beruhigt und ich wurde gefragt, warum ich so gelacht hätte. Ich schilderte meine Gedankengänge und noch während der Schilderung musste ich wieder lachen. Als die anderen mich verstanden hatten, konnten sie sich ebenfalls nicht mehr halten und das Theater begann von vorn. Wir waren so laut, dass unsere Nachbarklassen ebenfalls den Unterricht abbrachen. Von uns gingen einige raus und erzählten die Geschichte den anderen und plötzlich hat der ganze Gang sich kaputtgelacht.

Herr Packer hat mich übrigens nie auf diesen Tag angesprochen. Er war zu mir absolut unverändert, aber ich bin mir sicher, er hat erfahren, warum ich so lachen musste. Dafür wussten es einfach zu viele Leute hinterher. Er ist ein großartiger Lehrer! Ich muss schon wieder lachen, wenn ich daran denke, aber nicht über ihn, sondern über die Situation.

Dieser Lachanfall hatte aber einiges bewirkt. Es war mein erstes, ehrliches Lachen seit 6 Jahren. Es kam von ganz tief innen und erlöste mich auf eine merkwürdige Art und Weise. Unsere neue Klasse war von diesem Tag an eine tolle Truppe und wir sind es bis heute. Niemand hackt auf dem anderen herum, es gibt keine Konkurrenz und keinen Neid. Jan und ich waren nie Außenseiter.

Ich hatte entdeckt, wie schön es ist, richtig zu lachen. Ich glaube ich war eher schwermütig die lange Zeit vorher, aber ich legte diese Schwermütigkeit schlagartig ab. Ich wurde ein ganz anderer Mensch und meine Lebenseinstellung wurde viel positiver.

In den Ferien machte ich zum ersten Mal wieder einen richtigen Urlaub. Ich flog mit Peter nach Kreta. Zum ersten Mal seit jener Zeit war ich wieder am Meer. Ich hatte etwas Angst vor dem Urlaub, weil ich befürchtete, meine Gedanken würden mich nicht loslassen, ich hätte 14 Tage einen riesigen Depri und würde damit Peters Urlaubslaune verderben. Aber das war nicht der Fall.

Das Schlimmste war die Fahrt vom Flughafen zum Hotel, da der Taxifahrer über die Autobahn fahren musste. Ich fahre seit dem Tag des Unfalles keine Autobahn mehr. Wenn Peter mich irgendwo hinfährt, muss er immer Landstraße fahren. Ich habe eine echte Phobie gegen Autobahnen. Mir wird schlecht, ich beginne zu zittern und habe eine riesige Angst. Aber im Urlaub geht es nun mal nicht anders, darum versuchte ich es zu ertragen, was mir auch gelang. Es passierte nichts und ich überlebte den Transfer. Dennoch vermeide ich Autobahnen, wo ich nur kann. Der arme Peter hat schon manchmal eine richtige Krise bekommen, aber er hat es immer akzeptiert.

Während dieses Urlaubes erholte ich mich so, wie ich es schon seit Jahren nicht mehr konnte. Ich lag viel in der Sonne, versunken in meinen Gedanken und schöpfte Hoffnung und Mut, meinen Weg weiter zu gehen. Ich war am Ende des Urlaubes richtig einig mit mir selbst und hatte eine tiefe Ruhe in mir.

Die nächste Zeit verlief fast vollkommen problemlos. Bis auf die üblichen Tage im Jahr, die Geburtstage meiner Familie und dem Jahrestag des Unfalles, umschiffte ich meine Depris und hielt mich für stark. Ich begann, mich um die Situation der anderen Kinder zu kümmern. Ich versuchte, sie zu unterstützen und auch ihnen Kraft zu geben, an sich zu glauben und ihren Weg zu gehen. Ich konnte sogar die Depris der anderen ertragen und versuchte sie daraus zu befreien.

Auch Jan hatte immer wieder Probleme mit sich. Sein großer Wunsch, endlich eine neue Familie zu finden, schien in unerreichbare Ferne gerückt zu sein. Das machte ihm noch immer zu schaffen.

Wir waren auf einer Klassenfahrt in Berlin, als es Jan eines Morgens sehr schlecht ging. Wir wollten eine Stadtrundfahrt machen und den Reichstag besichtigen. Doch Jan steckte in tiefen Depressionen. Er war richtig krank und ich wollte ihn nicht alleine lassen. Die anderen fuhren los und ich blieb bei Jan. Ich machte uns ein Frühstück und brachte es ihm ans Bett. Wir wohnten in einem Gästehaus und schliefen alle in Zweibettzimmern. Die Verpflegung war ähnlich organisiert, wie im St. Joseph. Es gab einen großen Speisesaal und daher fühlte ich mich fast wie zu Hause. Ich überredete Jan etwas zu essen und wir unterhielten uns über unsere Empfindungen und Gedanken.

Jan wünschte sich so sehr eine neue Familie, was mir nicht lag, aber wir hatten beide eine besondere Sehnsucht. Wir wollten einmal in den Armen unserer Mutter bzw. unseres Vaters liegen und einfach nur gestreichelt werden. Über diese Gefühle sprach ich auch sehr selten, aber diese Sehnsucht hatte ich seit 7 Jahren und sie wurde immer stärker. Jan fühlte genau wie ich.

Es gibt dieses Lied, aus dem Musical „Phantom der Oper“. Es heißt: „Könntest Du doch wieder bei mir sein“. Das Lied ist einfach unglaublich. Es ist zwar aus einem anderen Zusammenhang, aber es beschreibt genau die Situation, die ich empfinde. Text und Musik sind wie aus einem Stück meiner Seele. Ich bekomme ein ganz besonderes Gefühl, wenn ich es höre. Wenn ich einen Depri habe, höre ich es öfters. Es ist vielleicht eine Art von Masochismus, weil das Lied so traurig ist, aber es hilft mir, Hoffnung zu finden, wenn ich es geschafft habe, dieses Lied zu hören, ohne durchzudrehen.

„Du allein warst mein Beschützer, Inhalt meines Leben.
Du warst mir ein Freund und Vater, jetzt ruf ich vergebens.

Könntest du doch wieder bei mir sein,
seit du fort bist bin ich kaum.
Oft schien es mir, ich wär bei dir,
doch es war nur ein Traum!

Könnte ich doch Deine Stimme hörn,
wärst du doch noch mal ganz nah!
Träumen allein hilft mir nicht zu sein!“

oder

„Wie lang muss ich weinen um dich,
kann ich mich nie mehr freun?

Könntest du doch wieder bei mir sein,
mich verstehn und mich befrein!“

oder

„Keine Träne mehr, keine Bitterkeit,
keine Trauer mehr um längst verlorne Zeit.
Hilf mir stark zu sein,
hilf mir stark zu sein!"

Das sind Textausschnitte, die meine Gedanken genau auf den Punkt treffen. Die Stelle: „Hilf mir stark zu sein, hilf mir stark zu sein!" kann eine ungeheure Energie in mir auslösen, die es schafft den Depri zu zerschlagen. Wenn sie es aber nicht schafft, dann droht Unheil!

Ich verstand Jan so gut und wir taten, was uns übrig blieb. Wir steigerten uns in unsere Sehnsucht hinein und als wir nun beide weinend auf Jans Bett saßen, nahmen wir uns in den Arm und trösteten uns gegenseitig. Ich dachte an Toby, der mich auch oft getröstet hatte. Ich habe mich noch nie einem Menschen so nahe gefühlt, seit ich allein war, wie in diesem Moment. Es war eine ungeheure Verbundenheit. Wir lagen zusammen und kuschelten uns aneinander. Wir weinten, drückten und streichelten uns. Ich fühlte eine ungeheure Energie in mir. Ähnlich, wie die Zeile „Hilf mir stark zu sein, hilf mir stark zu sein!", schien mich diese Nähe zu Jan aus meiner Depression zu befreien. Ein neues Gefühl erwachte in mir. Ich hatte so etwas noch nie erlebt. Wir streichelten uns immer intensiver und ich wollte noch näher bei Jan sein. Ohne dass ich wusste, was ich tat und warum ich es tat, zogen wir uns aus. Wir streichelten und berührten uns überall, es war ein unglaubliches Gefühl und ich glaubte mein Herz würde jeden Moment platzen, so heftig schlug es. Jede Bewegung, jede

Berührung schlug wie ein Blitz in meinen Körper ein. Dann waren die Gefühle nicht mehr aufzuhalten. Wir schienen zu explodieren. Ich wusste überhaupt nicht wie mir geschah und so hatte ich meinen ersten Orgasmus.

Da lagen wir nun nebeneinander, sahen uns an und mussten lachen. Ich konnte noch gar nicht richtig begreifen, was da gerade geschehen war, musste lachen und fühlte mich unglaublich entspannt.

„Was war das denn?“ fragte ich Jan.
„Kennst Du das nicht?“
„Nein!!“
„Das war Sex! Wir haben gedödelt und hatten eine Höhepunkt! Das Wort kennst Du aber, ja?“
„Ja, aber ich wusste nicht, dass es das ist!“
„Hattest Du echt noch nie einen? Auch nicht im Traum?“
„Nein, ich glaube nicht! Du?“
„Ja schon oft!“
„Du hast das schon oft gemacht? Mit wem denn? Wieso hast Du das nie erzählt?“
„Du kannst das auch selber machen! Ich habe das immer für mich gemacht!“

Jetzt verstand ich gar nichts mehr. Mann, war ich doof! Jan musste es mir erklären, ich probierte es aus und es klappte tatsächlich! Jemand hatte mal gesagt, Sex sei gut gegen Depressionen. Ich hatte das nie verstanden, doch jetzt wusste ich, er hatte Recht! Ich war 13 Jahre alt, hatte den Aufklärungsunterricht in der Schule längst hinter mir und war dennoch dumm wie ein Stück Brot. Die Biolehrerin hatte einmal gefragt, warum ein Junge immer einen Kondom bei sich haben sollte. Niemand sagte ein Wort. „Weil man nie weiß, was passiert, weil er nicht Vater werden will und weil er auch kein Aids haben will! Ist doch logo!“ habe ich zu Jan geflüstert. Die Lehrerin war ganz entzückt und ich musste meinen Spruch laut wiederholen. Ich tat es und irgendwie veränderte sich die Lage plötzlich. Die Klasse sah mich so komisch an. Besonders einige Mädchen. Nach dem Unterricht stellten sie mir komische Fragen, oder wollten sich mit mir treffen! Ich verstand überhaupt nicht warum! Jetzt, in diesem Moment wurde es mir klar! Sie mussten mich für einen ganz schönen Schlawiner gehalten haben!

Tatsächlich hatte ich aber nicht den geringsten Plan! Den Sexualkundeunterricht habe ich bis auf diesen Anfang komplett ignoriert. Ich kann mich zwar an einige Schaubilder erinnern, aber ich habe in diesen Stunden auf Durchzug geschaltet. Es blieb nichts haften. Ich kannte zwar diesen Spruch aus der Werbung, aber ich wusste weder genau, was ein Kondom ist, da ich selbst noch nie eines gesehen hatte, noch wusste ich, wie man es anwendet. Dass Kinder aus der Liebe zwischen Mann und Frau entstehen, das wusste ich, aber nicht wie! Dass Aids eine schlimme Krankheit ist, das wusste ich auch und ich wusste, dass man diese bekommen konnte, wenn man Sauereien machte! Ich wollte keine Sauereien machen und darum interessierte mich dieses ganze

Thema nicht. Ich ignorierte es sicherlich auch wegen des Vorfalles am Weserufer. Daher war Sexualität für mich auch eine Sauerei. In der Klassenarbeit zum Thema hatte ich übrigens eine 5! Es war meine erste 5 und bisher auch die letzte. Ich hatte mich wirklich bei keinem Thema so blöde angestellt.

Doch was war da geschehen? Irgendwie war ich richtig stolz auf mich, so etwas zu können! Es war ein unglaubliches Gefühl und ich konnte gar nicht genug davon bekommen. Natürlich probierte ich es auch weiterhin häufig mit Jan zusammen aus. Doch dann bekam ich plötzlich Zweifel. War ich etwa schwul? Zwischenzeitlich hatte ich nämlich begriffen, was das Wort bedeutete. Ich hatte schon oft gehört, dass einer zum anderen gesagt hatte: „Du schwule Sau!" Schwul sein war also etwas Negatives. Ein Schwuler ist doof! Ein Schwuler ist eine Sau! War der Mann vom Weserufer ein Schwuler? Er war doof und er war eine Sau! Also musste er ein Schwuler sein! Ganz klar! Aber ich durfte doch kein Schwuler sein! Aber ich machte Sauereien mit Jan! Ja, war ich denn doof?

Ich hatte so einen Schiss davor, ein Schwuler zu sein, dass ich versuchte, mein neues Wissen zu verdrängen. Ich wollte nicht mehr dödeln! Aber es ging nicht! Das Gefühl war stärker. Mein Gewissen wurde immer schlechter. Ich hatte so eine Angst, als Schwuler wieder in eine Randgruppe zu gelangen, dass es mich fast krank gemacht hätte.

„Bist Du schwul, Jan? Sind wir schwul?“ fragte ich Jan eines Tages, nach einem neuerlichen, erfolgreichen Test unserer Männlichkeit.
„Quatsch! Sind wir nicht! Das ist voll normal! Das machen alle!“
„Wie, alle? Jörn und Daniel auch?“
„Bestimmt!“
„Und die sind auch nicht schwul?“
„Nein! Das ist nur alles Testphase!“
„Testphase?“
„Ja! Du probierst es aus, damit es dann mit Deiner ersten Freundin richtig klappt!“
„Woher willst Du das wissen?“
„Aus der Bravo! Da steht alles drin! Noch nie gelesen?“

Nein, die Bravo las ich nicht! Das war doch eine Mädchenzeitung! Klaro steht da viel über Musik drin, aber noch mehr über Pickel und so Quatsch! Ich las den „Rolling Stone“! Das ist eine Musikzeitung! Aber jetzt wollte ich es doch genauer wissen. Und tatsächlich, Dr. Sommer schrieb es alle paar Wochen. Jungs und Jungs, das ist voll normal und eines Tages hört das wieder auf, wenn die Mädchen nicht mehr so blöde sind. Na gut! So ein Glück. War ich doch kein Schwuler.

Sex wurde schon ein wichtiger Bestandteil meines Lebens, aber er wurde bestimmt nie der Wichtigste. Viele von uns hatten schon mit 12 oder 13 die erste Freundin. Für uns war das ja auch leichter, schließlich wohnten wir gleich neben 80 Mädchen und konnten uns treffen, wann immer wir wollten. Es gab auch Jungs, die mit 15 oder 16 fest dazu standen, schwul zu sein. Ich fand das sehr mutig, aber eigentlich wusste ich nicht warum. Ich meine, Sex machten sie bestimmt alle. Vorurteile kannten wir auch alle und wussten, dass sie nicht stimmten. Natürlich gab es immer wieder unter den Heimis schwierige Menschen, aber die gab es in normalen Familien auch. Also, was unterschied uns von den anderen Kindern? Nichts, außer dass sie normal waren, weil sie Eltern hatten, die lebten und wir hatten Eltern, die tot waren oder böse. Sonst waren wir genau gleich.

Was ist also normal? Ich wusste schon lange was normal ist. Normal ist ein ziemlich bescheuertes Wort!
Daher war mir eigentlich recht früh vollkommen egal, wer wie lebte oder leben wollte. Für mich war jeder Mensch normal.

Ich hätte keine Angst davor, schwul zu sein. Sex ist etwas sehr Schönes und ich habe es ja selber ausprobiert. Aber ich bin der Überzeugung, dass es nur wenige echte Lieben zwischen Homosexuellen gibt, die über viele Jahre halten. Auch können aus homosexuellen Lieben keine Kinder entstehen. Aber ich möchte eine Familie haben, mit Kindern, die aus der Liebe zwischen mir und meiner Frau entstehen. So wünsche ich es mir jedenfalls. Ob ich das erreichen werde, ist noch eine ganz andere Frage. Ich finde jedenfalls, jeder soll auf seine eigene Art und Weise glücklich sein. Niemand hat das Recht, sich darüber aufzuregen. Aber jeder sollte immer darauf achten, dass er den anderen nicht in seinen eigen

Rechten und seinem eigenen Willen verletzt. So, wie es der böse Mann am Weserufer mit mir tat und wie es viele andere Menschen, jeden Tag mit anderen Kindern und Erwachsenen, auch versuchen.

Eine richtige Freundin habe ich bis heute nicht gehabt. Nicht, dass ich nicht neugierig wäre, aber ich habe da eine besondere Einstellung. Ich finde es ungerecht und gemein, wenn ich mit einem Mädchen schlafen würde, nur weil ich gerade einen Drang danach habe. Mädchen denken halt doch anders als Jungs. Jungs wollen oft erst nur Sex und später erst kommt die Liebe. Mädchen sind dann verletzt und traurig. Also sagen die Jungs all die Sprüche, welche die Mädchen hören wollen.

„Ich liebe dich!" ist nach meiner Meinung die häufigste Lüge der Welt! Das Wort Liebe ist das meist missbrauchteste Wort aller Zeiten, für mich! Ich möchte dieses Wort nicht missbrauchen und darum habe ich viel Zeit.

Seit dem Unfall habe ich zu keinem Menschen gesagt: „Ich liebe dich!" Ich hatte nur meine Liebe zu meiner Familie. Als ich meine Familie nicht mehr hatte, blieb mir nur die Liebe zu ihnen. Daher weiß ich, wie stark Liebe ist, was sie bedeutet und wie sehr sie schmerzen kann. Die Psychos meinen, ich hätte ein Problem, wenn ich die Liebe zu meiner Familie so hochwertig positioniere, dass keine andere Liebe sie erreichen könne. Ich würde so einer neuen Liebe keine Chance geben. Aber ich glaube, sie haben Unrecht!

13
Rückschlag mit Folgen

Das Jahr 1996 verlief auch sonst recht harmonisch. Wir hatten viel Spaß in der Schule, machten jede Menge Blödsinn und auch im St. Joseph wurden wir eine tolle Truppe. Wir wurden auf das Leben in Freiheit vorbereitet. Einmal würden wir 18 Jahre alt sein und dann hieße es Abschied nehmen. Wir sollten in unserem zukünftigen Leben selbständige und gut erzogene Menschen sein. Die Hausaufgabenhilfe und die Schulungen im St. Joseph sorgten für unsere Bildung und die Hauswirtschaftlehre sollte uns für den Alltag fit machen. Wir lernten das Waschen, Bügeln, Putzen und Kochen von A-Z. Wir fanden es ja wirklich erst absolut unmännlich, solche Dinge zu lernen, aber das St. Joseph hat es gut verstanden, uns zu begeistern. Genau wie es richtige Eltern auch tun würden. Kochen wurde ein weiteres Hobby von mir. Es war auch das erste Hobby, welches ich nicht für mich allein ausübte. Ich kochte für Astrid und meine Freunde und ich kochte mit Astrid und meinen Freunden. Das machen wir bis heute und es macht irre viel Spaß.

Ein weiteres Highlight des Jahres 1996 war die Welttournee von Tina Turner für mich! Ich mochte die Musik von Tina ja schon als Kind, aber jetzt bemerkte ich ihre Faszination. Sie strahlt eine ungeheure Energie aus, die ansteckt. Ich war 1993 mit Peter auf einem Festival in Lüneburg. Tina war auch dabei, aber jetzt war es etwas Anderes. Tina auf Tournee, das hieß ich konnte sie mehrfach sehen, wenn ich wollte. Und ich wollte! Ich war auf Konzerten in Bremen, Hannover, Hamburg und München. Der arme Peter musste immer mitkommen. Und das war echte Arbeit! Ich wollte natürlich auf keinen Fall in einer Menschenmasse stehen. Die erste Reihe musste es schon sein! Das bedeutet, früh am Morgen bereits am Stadion zu sein, damit man auch tatsächlich als einer der Ersten Einlass bekommt. Dann die Füße in die Hand und losrennen, was das Zeug hält, um den besten Platz zu erwischen. Wir haben es immer geschafft. Es waren für mich immer unglaubliche Stunden. Ich habe einen ungeheuren Respekt vor dieser Frau. Zu dieser Zeit kannte ich aber nur ihre Musik. Das schönste Konzert war am 25. November 1996 in der Dortmunder Westfalenhalle. In dieser Nacht hatte Tina Geburtstag und es wurde richtig gefeiert auf der Bühne. Tina wusste nichts davon, glaube ich jedenfalls, denn sie war wirklich überrascht. Ich fühlte mich dieser Frau so nahe und wusste nicht warum. Es ist einfach ihr ganzes Wesen. Sie ist genau meine Linie. Wie für mich geschaffen. In dem Finale des Konzertes kam Tina in die erste Reihe. Ich konnte es kaum fassen! Sie stand direkt vor mir. Sie schob mir ihr Mikrofon rüber und ich sollte „Nutbush!“ hinein singen. Ich tat es und während ich es tat, zückte ich meinen Fotoapparat, den ich heimlich mitgeschmuggelt hatte und fotografierte sie, als sie direkt vor mir stand! Tina ging zum nächsten Fan und während sie das tat, versuchte ich sie zu berühren. Ich schaffte es, für einen Bruchteil einer Sekunde ihre Schulter zu berühren.

Mann, war ich aufgeregt! Fast wäre ich gestorben. Dieser Moment gehört zu den magischen Momenten in meinem Leben. Es ist für mich jedes Mal wieder ein magischer Moment, wenn Tina auf die Bühne kommt. Das Foto ist übrigens unglaublich geworden. Es hängt super vergrößert gegenüber meinem Schreibtisch an der Wand, damit es mich bei langweiligen Hausaufgaben immer inspirieren kann.

Der November ging und der Dezember kam. Weihnachten stand vor der Tür und ich hasste es noch immer. Es liegt bestimmt an der dunklen Jahreszeit, dass meine Gedanken sich zu dieser Zeit auch immer verdunkeln. Pünktlich mit dem ersten Dezember setzten meine Depris wieder ein. Ich hatte inzwischen gelernt, meine Depris nicht nach außen sichtbar werden zu lassen. Ich kämpfte mit mir in meinem Kopf. Ich konnte lächeln und dabei an die bösesten Dinge denken.

Wie jeden Donnerstag besuchte ich Peter. Ich traute meinen Augen nicht, in Peters Wohnzimmer saß Sylvie, die Sprechstundenhilfe von meinem Papa. Peter saß neben ihr und erklärte mir, dass Peter und Sylvie sich ineinander verliebt hätten und zukünftig zusammen wohnen wollten. Früher mochte ich Sylvie besonders gerne, aber ich nahm ihr übel, dass sie mich nie besucht hatte, seit ich im St. Joseph war. Ich dachte immer, sie wäre meine Freundin. Ich konnte auch nicht verstehen, warum all die anderen Menschen, die ich aus meinem früheren Leben kannte, sich nie bei mir gemeldet hatten. Heute weiß ich, wie dumm diese Gedanken waren. Sie hatten Berührungsängste und wollten mich nicht an alte Zeiten erinnern. Ich hatte mich ja auch nie wieder bei ihnen gemeldet. Sylvie muss auch richtig Schiss vor unserem Wiedersehen gehabt haben, denn heute weiß ich, dass sie mir ihre Liebe lange verheimlicht haben. Sie hatten Angst vor meinen Reaktionen und wollten mir nicht schaden. Und tatsächlich, ich reagierte! Und wie ich reagierte! Ich war unglaublich eifersüchtig. Ich glaubte, Sylvie würde mir den Peter jetzt wegnehmen.

Außerdem würde sie viele Dinge über mich erfahren, die sie nicht wissen sollte. Zur Krönung brachten sie mir noch bei, dass sie Weihnachten gemeinsam verbringen wollten und daher am 25. Dezember in den Urlaub fliegen wollten. Na toll, dachte ich! Das fängt ja gut an! Peter versicherte mir, es würde sich nichts ändern und er wollte wissen, ob ich mit der Situation ein Problem hätte. Oh ja! Ich hatte damit ein Problem! Sogar ein ganz großes Problem! Aber ich fühlte, es war nur der Depri, der dieses Problem hatte und nicht ich. Ich überspielte meinen Depri und freute mich für die beiden. Kein Problem für mich! Verbringe ich Weihnachten im St. Joseph! Ich bin doch jetzt kein Kind mehr! Meine Argumente waren gut und sie glaubten mir.

Der Depri aber vernebelte meine Gedanken. Ich fühlte mich nutzlos und abgeschoben. Das alles wäre nicht passiert, wenn der blöde Herr Bergmann nicht so einen großen Fehler gemacht hätte. Der Hass kam wieder hoch. Ich hatte einen Entschluss gefasst. Jetzt sollte Ende sein. Ein für alle mal. Nie mehr Depris, nie mehr traurige Gedanken. Aber es musste klappen. Dieses Mal musste es klappen. Im Gegensatz zum letzten Mal hatte ich wirklich den Entschluss gefasst, zu sterben. Auch war ich mir völlig im Klaren, was das bedeutete. Ich wollte es. Ich wollte es am Abend und ich wollte es am nächsten Morgen. Aber wie? Pulsadern aufschnippeln tut weh. Aus dem Fenster springen kam auch nicht in Frage, ich habe Höhenangst. Vor den Zug springen war zu brutal. Es blieben nur wieder Tabletten. Aber dieses Mal mussten es die richtigen sein. Es durfte nichts schief gehen.

Im Heim täuschte ich Schlafstörungen vor. Ich bekam jeden Abend eine Schlaftablette. Es wurde darauf geachtet, dass ich sie auch wirklich einnahm, aber ich tat nur so, schob die Tablette unter die Zunge und trank einen Schluck Wasser. Schon hatte ich eine Tablette gebunkert. Bis Weihnachten schaffte ich es so bis auf 20 Tabletten. Den Rest hatte ich mir bei Peter besorgt. Er war mit der Zeit wieder unvorsichtig geworden und hatte eine ansehnliche Sammlung. Ich kannte mich ganz gut aus, las die Packungsbeilagen und wusste, welche Tabletten gefährlich waren. Dann hatte ich eine ganze Schachtel von den Psychos bekommen. Es waren die „Scheißegal-Macher", oder auch Depritöter genannt.

„Ich muss mich in der Schule konzentrieren und der blöde Depri stört mich so!" sagte ich zum Psycho und schon schob er mir die Schachtel über den Tisch. Ich war richtig stolz auf mich. Ich bereitete meinen Abschied richtig vor. Ich räumte alle meine Sachen ordentlich auf, damit sie es beim Leeren meiner Schränke leichter hatten. Einen Abschiedsbrief schrieb ich nicht, das war mir zu schmalzig. Nun musste ich nur noch einen Platz finden, wo ich es tat. Im Heim war die Gefahr zu groß, entdeckt zu werden. Bei Peter ging es nicht, der war ja im Urlaub. Aber ich hatte ja einen Schlüssel zu Peters Wohnung. Einen Platz hatte ich also gefunden, jetzt musste ich nur noch einen Trick finden, dass mich niemand vermissen würde. Ich erzählte einfach im Heim, ich würde Weihnachten bei Peter verbringen und darum wäre ich nicht da. Niemand hatte auch nur den geringsten Zweifel an meiner Erklärung.

So machte ich mich am 25.12.1996 auf nach Hannover, um zu sterben. Ich verbrachte den Nachmittag in Hannover und dachte noch einmal genau über mein Vorhaben nach. Ich wägte alle Vor- und Nachteile noch einmal genau ab. Ich war mir sicher, ich wollte sterben.

Am Abend kam ich in Peters Wohnung an. Ich ließ die Jalousien herunter und machte nur spärlich Licht in meinem Zimmer, damit mich niemand bemerkte. Ich holte meine Tablettensammlung und begann sie zu schlucken. Eine nach der Anderen. Ich musste würgen, mein Körper wehrte sich gegen mein Vorhaben, aber ich war stärker und hatte mich im Griff. Es dauerte bestimmt eine Stunde, bis ich alle Tabletten geschluckt hatte. Die ersten Wirkungen setzten schon ein. Ich wurde so leicht. Ich glaube es war schon eine gewissen Betäubung vorhanden, darum war es mir auch gelungen, meinen eigenen Körper zu überlisten. Ich legte mich in mein Bett, losch das Licht und wartete.

Dann wurde es dunkel.

Ich kann heute nicht mehr sagen, wann ich zum ersten Mal wieder erwachte. Nicht ich erwachte, sondern mein Gehirn. Ich konnte denken, richtig klar denken, aber meinen gesamten Körper konnte ich nicht bewegen. Selbst die Augen konnte ich nicht öffnen. Ich hatte registriert, was ich getan hatte und war der Meinung, mein Körper sei schon tot und nun müsse noch das Gehirn sterben. Ich versuchte einzelne Körperteile zu bewegen, aber es tat sich nichts. Ich war mir sicher, die Hülle sei tot. Jetzt wollte ich, ganz zufrieden mit diesem Zwischenergebnis, mein Gehirn wieder abschalten und es ebenfalls sterben lassen. Dann hätte ich es geschafft.

Aber es ging nicht. Mein Gehirn ließ sich nicht abschalten. Es meckerte gegen meine eigenen Gedanken. Es waren zwei Stimmen in mir. Die eine sagte „Ganz ruhig, Hendrik! Gleich hast Du es geschafft!“, während die andere sagte: „Du bist ja wohl total bescheuert, Hendrik! Was hast Du getan? Jetzt reiß Dich zusammen und bring das wieder in Ordnung!“ Die beiden Stimmen kämpften miteinander, aber ich konnte nicht eingreifen.

Dann wurde es dunkel.

Irgendwann schaltete sich mein Gehirn wieder ein. Noch immer konnte ich meinen Körper nicht bewegen. Ich nahm überhaupt nichts auf. Kein Gefühl und kein Geräusch. Warum dauerte es so lange? Plötzlich bekam ich Angst. Was, wenn die Dosis zwar ausgereicht hätte, meinen Körper zu töten, für mein Gehirn aber zu schwach gewesen wäre? Ich hörte in mich hinein. Ich spürte keinen Herzschlag. In meinem Gehirn war nur ich und eine weitere Stimme. „Los, Hendrik! Fang an zu kämpfen! Du schaffst das schon! Du hast noch eine letzte Chance! Pack sie und kämpfe!“ Sollte ich? Ich wusste es nicht.

Dann wurde es dunkel.

Wieder erwachte mein Gehirn und es redete auf mich ein: „Jetzt tu doch endlich was! Sei nicht so dumm! Reiß Dich jetzt zusammen und kämpfe, Du Pfeife!“ Ich hörte auf die Stimme und versuchte zu kämpfen. Ich wollte meinen Körper bewegen, aber es ging nicht. Ich sah nichts, ich hörte nichts und ich fühlte nichts. Nur mein Gehirn arbeitete. Es ließ mich nicht mehr los. Ich versuchte, zu überlegen, wo ich war und was ich tun könnte. Irgendwann fiel es mir wieder ein. Ich war bei Peter, in meinem Zimmer und wollte sterben. Niemand war da, der mir helfen konnte, ich musste mir selber helfen, oder ich musste sterben. Ich begriff, dass es jetzt nur noch diese zwei Möglichkeiten gab. Leben oder sterben. In diesem Moment brauchte ich mich nicht mehr zu entscheiden. Ich hatte mich längst entschieden.

In Bruchteilen von Sekunden war die Entscheidung gefallen. Ich wollte leben! Ja! Ich wollte leben! Doch wie?

Dann wurde es dunkel.

Eines meiner Augen öffnete sich einen kleinen Spalt und mein Gehirn weckte mich wieder auf. Der Kampf! Ja, ich wollte kämpfen! Wieder machte ich eine Funktionskontrolle, doch es trat keine Besserung ein. Nur durch das halb geöffnete Auge konnte ich ins Dunkel sehen. Ich hatte ja die Jalousien geschlossen und das Licht geloschen. Es war pure Nacht in meinem Zimmer. Aber ich konnte ein Auge öffnen. Das war doch ein Fortschritt, oder? Ich weiß nicht, wie lange ich so gelegen hatte, aber plötzlich fühlte ich etwas. Ich fühlte eine Kruste an meinem Augen. Es war sicherlich getrocknete Tränenflüssigkeit. Sie schien sich durch mein Gesicht zu schleifen, wenn ich mein Augenlid bewegte. Wieder schlief ich ein und wieder erwachte ich. Auf einmal fühlte ich, dass beide Augen geöffnet waren. Ich konnte sehen, aber der Raum war stockduster. Ich schaute in die Richtung des Fensters und ich konnte einige helle Punkte erkennen. Es war also hell draußen. Ich dachte, ich müsste die Jalousie öffnen, aber es ging nicht. Ich konnte meinen Körper nicht bewegen.

Immer schlief ich wieder ein und immer wieder wachte ich auf. Die hellen Punkte waren mal da und dann waren sie wieder weg. Ich glaubte schon, ich hätte mir diese Punkte nur eingebildet. War ich wach, begann ich zu kämpfen. Ich wollte mich bewegen, aber es ging nicht. Ich wollte schreien, aber ich bekam den Mund nicht auf. Doch plötzlich konnte ich meinen rechten Arm bewegen. Er schmerzte dabei sehr, aber ich konnte ihn bewegen. Wieder schlief ich ein und als ich wieder erwachte, versuchte ich meinen Arm zu bewegen und es gelang mir. Nach und nach füllte mein Körper sich wieder mit Leben und ich konnte Arme und Beine bewegen. Irgendwann wollte ich aufstehen. Ich weiß noch, dass ich mich wunderte, dass ich nicht einmal auf die Toilette musste. Ich nahm mir also vor, auf die Toilette zu gehen, aber es gelang mir nicht. Ich hatte nicht die Kraft, meinen Körper zu erheben. Immer wieder schlief ich ein und immer wieder erwache ich.

Dann war es soweit. Ich erwachte wieder und wusste, wenn ich jetzt nicht etwas unternehme, dann würde ich den Kampf verlieren. Ich hatte Durst. Mann, hatte ich einen Durst! Ich nahm mir vor, aufzustehen und mir in einem Geschäft etwas zu trinken zu kaufen. Es gelang mir, mich in meinem Bett hinzusetzen. Sofort wurde mir schwindelig und übel. Aber ich kämpfte dagegen an. Ich wollte mich nicht wieder hinlegen. Ich schaute zum Fenster und sah wieder die hellen Punkte. Ich schaffte es, aufzustehen und wollte zum Fenster laufen, doch mein Körper ging in die andere Richtung und so lief ich gegen die Zimmertür und fiel hin. Ich rappelte mich wieder hoch und es gelang mir, die Zimmertür zu öffnen. Das Licht des Tages fiel über den Flur in mein

Zimmer. Ich erkannte meine Hose und meinen Pullover. Ich zog den Pullover auf dem Boden sitzend an und nun war die Hose an der Reihe. Ich stand auf, aber ich schwankte zu sehr und fiel wieder hin. Doch ich gab nicht auf. Ich wollte raus an die frische Luft. Ich war mir sicher, das würde mir helfen. Wieder stand ich auf, nahm meine Hose in die Hand und lehnte mich mit dem Kopf an die Wand, um eine Stütze zu haben. Endlich hatte ich es geschafft. Die Hose war angezogen. Über Socken machte ich mir gar keine Gedanken. Ich schlüpfte in meine Schuhe, nahm meinen Schlüssel und ging aus der Wohnung. Besser gesagt, ich stolperte aus der Wohnung. Ich konnte nicht richtig gehen. Ich öffnete die Haustür und war endlich draußen, an der frischen Luft. Ich beschloss, nicht zu dem Einkaufsladen um die Ecke zu gehen, da ich befürchtete, Peters Nachbarn könnten mich erkennen. Ich torkelte also zu einem anderen Geschäft und bemerkte, wie die anderen Menschen mich ansahen.

Ich muss schrecklich ausgesehen haben. Ich lief mit halb offener Hose, Pullover, in Halbschuhen, ohne Socken und Jacke, mitten im Winter auf der Straße herum und torkelte wie ein Betrunkener. Niemand sprach mich an. Ich musste so 20 Minuten gegangen sein, bis ich das Geschäft erreichte. Ich ging hinein und torkelte zum Getränkestand. Ich kaufte mir eine Flasche Fanta und torkelte weiter zur Kasse. Ich weiß noch, dass die Kassiererin mich ziemlich ekelig angeschaut hatte, aber das war mir egal. Ich hatte so einen Durst. Ich verließ das Geschäft und wollte die Flasche öffnen, doch es gelang mir nicht. Ich hatte keine Kraft.

„Hey, Hendrik! Was machst Du denn hier?“ hörte ich plötzlich eine Stimme. Ich schaute mich um und sah Frank, einen Jungen, den ich aus Peters Nachbarschaft kannte. Ich hatte ja noch nicht gesprochen, versuchte es, aber es gelang mir nicht richtig. Ich muss gelallt haben, wie ein Betrunkener. „Hey, Hendrik! Bist Du besoffen? Morgen ist doch erst Sylvester!“ rief Frank mir zu. Er bemerkte aber, dass ich meine Flasche nicht öffnen konnte und half mir dabei. Ich trank einige Schlucke, dann fiel ich mitten auf die Straße, weil ich mich nicht halten konnte. Frank half mir auf. Wir verschlossen die Flasche und ich wollte wieder nach Hause gehen. Frank begleitete mich und wollte wissen, was mit mir wäre. „Schon alles in Ordnung!“ lallte ich ihm zu. Vor meiner Haustür angekommen, ließ ich Frank einfach stehen und schloss die Tür auf. Es war schon verwunderlich, aber ich traf das Schlüsselloch gleich beim ersten Versuch. Mit der Wohnungstür klappte es genau so gut und schon war ich wieder zu Hause. Völlig am Ende meiner Kräfte fiel ich im Flur auf den Boden und schaute an die Decke. „Man, bist du bescheuert!“ dachte ich noch, als ich plötzlich die Klingel hörte. Es klingelte und klingelte wie verrückt. Wer konnte das denn sein? Der klingelt ja das ganze Haus zusammen! Das Klingeln war ein unerträglicher Lärm in meinen Ohren. Das musste aufhören, also öffnete ich die Tür und da stand Frank vor mir. „Was willst Du denn? Was ist denn los?“ lallte ich ihm entgegen. Er drückte mich zur Seite, kam in die Wohnung, verschloss die Tür und sagte:

„Das will ich ja gerade von Dir wissen! Mit Dir stimmt doch etwas nicht! Was ist los?“
„Nix ist los!“
„Hendrik! Da stimmt doch etwas nicht! Wo ist Herr Goebel?“
„In den Bergen!“
„Und warum bist Du hier?“
„Weil ich in den Himmel wollte!“
„He, wie?“
„Das verstehst Du nicht!“ sagte ich und legte mich, am Ende meiner Kräfte wieder auf mein Bett. Frank kam mir nach und irgendwie muss er verstanden haben, was geschehen war. Er öffnete die Jalousien und das Fenster, kam an mein Bett und fragte:
„Hendrik, was hast Du gemacht? Hier stimmt etwas nicht! Du trinkst doch keinen Schnaps! Hast Du Drogen genommen?“
„Ich habe alle Pillen gefuttert! Alle! Jetzt muss ich sterben!“ sagte ich und wollte einschlafen. Doch Frank hatte verstanden. Er rief einen Krankenwagen und hielt mich wach. Er kam mit kalten Umschlägen und ich war schon richtig böse, als der Krankenwagen endlich kam. Ich wurde auf die Trage gelegt und abtransportiert.

Heute bin ich mir sicher, ich wäre eingeschlafen und nie wieder aufgewacht, wenn Frank nicht gewesen wäre. Er hatte etwas bemerkt und war nicht einfach achtlos mit seinen Gedanken umgegangen. Das machen leider nicht mehr viele Menschen heute. Ich kam also ins Krankenhaus, es war Montag der 30. Dezember 1996 und ich hatte 5 Tage mit mir gekämpft. Die Formalitäten wurden erledigt, ich wurde behandelt und kam auf eine Krankenstation. Ich wurde in ein Zimmer geschoben und bemerkte Gitter an den Fenstern. Ich ahnte Schreckliches, doch es war mir egal, ich war froh zu leben und wusste, hier würde man mir helfen.

Ich erwachte am nächsten Morgen und fühlte mich schon recht gut. In meinem Zimmer lag ein Mann, der mich jedoch nicht beachtete. Er lag auf seinem Bett und las Zeitung. Ich wollte lesen, welche Schlagzeilen es wohl gab, doch ich konnte mit den Buchstaben nichts anfangen. Ich sah die Buchstaben, wusste auch, dass es Buchstaben waren, aber nicht welche. Für mich war klar, jetzt war ich bescheuert und in einer Klapsmühle! Die Ärzte kamen, die Psychos kamen, untersuchten und befragten mich. Ich wollte auf stur schalten, doch ich fühlte, dass ich dadurch erst richtige Probleme bekommen würde. Ich erzählte die ganze Geschichte, weinte mich aus und bat um Hilfe.
„Ich kann nicht mehr lesen!" sagte ich.
„Nur Geduld, Hendrik, das wird schon wieder! Arbeite richtig mit uns zusammen und es wird alles wieder gut! Aber, es muss sich etwas ändern und das kannst nur Du ändern! Jetzt ruh Dich etwas aus, dann bekommst Du Frühstück und später bekommst Du Besuch aus Nienburg! Du hast denen einen schönen Schrecken eingejagt!" sagte Dr. König zu mir. Dr. König war der Stationspsychologe und er hat mir in dieser Zeit sehr geholfen.
Ich fühlte es selbst, es musste sich etwas ändern. Doch was und wie? Könnte ich diese Depris je besiegen?

Viele gute Ratschläge hatte ich in den letzten Jahren bekommen, unzählige Behandlungen bei Psychos absolviert, doch immer wieder stand ich am Nullpunkt.

Am Nachmittag kamen Dr. Faller, Elfi und Astrid. Sie schimpften nicht mit mir, sie waren nett und freundlich und ich spürte, dass ich ihnen nicht egal war. Sie machten sich so große Sorgen und in den nächsten Tagen bemerkte ich, dass auch die Kinder aus dem St. Joseph sich sehr um mich bemühten. Jeden Tag kamen 10 bis 15 Kinder und besuchten mich. Sie kamen von allen Stationen und sogar aus dem Mädchenhaus. Ich fühlte mich richtig gut. Der Aufenthalt in diesem Krankenhaus wurde zu einer Wende in meinem Leben. Astrid schenkte mir ein Buch. Es war ein ganz besonderes Buch, es war das Buch: „Ich, Tina – Mein Leben". Tina Turners Lebensgeschichte war wirklich ein Buch wert. Sie hatte so viel Leid erfahren. Auch körperliches Leid. Eine Erfahrung, die ich zum Glück nie machen musste. Ich wurde nie schlimm verprügelt oder misshandelt. Dennoch war sie so stark. Sie hatte ihr Ziel vor Augen, sie wollte es schaffen, sie wollte es alleine schaffen und sie hat es geschafft. Sie bekämpfte ihre Angst und ihre Depris und schaffte es. Sie erreichte alle ihre Ziele. Ich las zum ersten Mal etwas über Buddhismus. Tina zieht die Kraft und Energie, die sie benötigt, aus dem Buddhismus. Ich fand es faszinierend und ich wollte diese Kraft und Energie auch spüren.

Ich erzählte Dr. König von einer Lehre aus dem Buddhismus, die ich in Tinas Buch gelesen hatte und die mich sehr faszinierte: „Der Lotus ist eine Blüte, die im Sumpf wächst. Je tiefer der Sumpf, desto schöner blüht der Lotus.“ Ein Gesang drückt diesen Satz aus und der geht so: „nam – myo – ho – renge – kyo...“. Ich fand es faszinierend, welche Energie Tina aus diesem Satz zog und was dieser kleine Satz alles ausdrückte. Dr. König war ein großer Freund und Anhänger des Buddhismus. Wir unterhielten uns Stunden um Stunden über dieses Thema. Er besorgte mir Bücher über den Buddhismus und ich fühlte mich, als wäre mir das Tor zu einer neuen Welt aufgestoßen worden. Dahinter ein unendlich großer, schöner Raum, der eine unglaubliche Energie ausstrahlte.

Ich lernte, Buddhismus führt zu dem Weg, der aus dem Dunkel führt. Buddhismus soll dich erleuchten. Du findest den Weg aus dem Dunkel, wenn du Hass, Unwissenheit und Gier überwindest.
Du gelangst aus dem Dunkel auf eine andere geistige Ebene, die dir die Chance gibt, anderen zu zeigen, dass es einen Weg an das Licht gibt. Wenn du es geschafft hast, dann kann es jeder schaffen. Im Buddhismus steht hierfür die Wiedergeburt. Die Wiedergeburt auf einer anderen geistigen Ebene.

Das alles kam mir anfangs recht verworren vor. Doch je mehr ich mich damit beschäftigte, desto klarer wurde mir die Botschaft. Im Buddhismus gibt es keinen Gott oder ein anderes übergeordnetes Wesen, dem, oder dessen Regeln und Lehren du dich zu unterwerfen hast. Du fängst im kleinen Kreis an, dich selbst zu sortieren und weitest dann deinen Horizont, Stück für Stück aus. Dabei helfen dir die Gesänge wie eben: „nam – myo – ho – renge – kyo...“. Ich persönlich habe sie nie gesungen oder rezitiert. Für mich waren die Gedanken an diesen Satz schon ausreichend.

Ich freute mich auf meine Rückkehr in das St. Joseph und wollte allen, die ich wieder einmal so sehr enttäuscht hatte, zeigen, dass ich jetzt auf dem richtigen Weg war. Meine Genesung verlief schnell und nach 14 Tagen war ich wieder in Nienburg. Sofort begann ich mich auf mein neues Leben vorzubereiten. Ich wollte, ganz wie es die Lehre des Buddhismus sagt, Hass, Unwissenheit und Gier besiegen, um den Weg an das Licht zu finden. Die Sache mit der Unwissenheit war einfach, ich war sowieso schon immer äußerst neugierig und immer offen für neue Erkenntnisse. Die Gier zu besiegen, dachte ich, sei auch nicht schwer für mich, da ich eigentlich meinte, nicht gierig zu sein. Doch bei näherer Betrachtung war ich es doch. Ich war gierig auf Peter, ich wollte ihn mit niemandem teilen. Ich war gierig auf Jan, er sollte bei mir bleiben und keine neue Familie bekommen. Ich war gierig auf Astrid, wenn es nach mir ginge, hätte sie niemals Freihaben oder Urlaub haben dürfen. Ich war gierig nach mir und nach der Befriedigung meiner Bedürfnisse und so gingen mir erste Lichter auf.

Ich änderte meine Gier. Ich machte meinen Frieden mit Sylvie. Wir sprachen uns aus und freuten uns auf eine gemeinsame Zukunft. Mit Peter vereinbarte ich, jeden

Gedanken auszutauschen, damit nie wieder eine ungeklärte Angelegenheit für neue Probleme sorgen könnte. Diese Praktik führte ich übrigens im meinem ganzen Leben ein. Ich begann immer sofort alles genau abzuklären. Dinge, wie: „Na ja, also heute mache ich das noch einmal, aber morgen, da werde ich etwas sagen...", gab es ab sofort nicht mehr. Wenn ich mit jemandem nicht einverstanden bin, dann kläre ich das sofort. So wurde ich eine ungeheure Last los. All die Dinge, die man immer vor sich herschiebt, waren weg. Es gab kein schlechtes Gewissen mehr und keinen Neid. Eine tolle Erfahrung.

Ich beendete meine Gier auf Jan. Ich machte ihm sogar Mut, neue Versuche zu unternehmen, seinen Traum von einer neuen Familie zu verwirklichen. Ich sagte ihm, jeder könne es schaffen, seine Träume zu verwirklichen, wenn er es nur wolle. Ganz, wie es Tina geschafft hatte. Jan unternahm tatsächlich neue Anstrengungen. Er ging von sich aus zum Jugendamt und bat um Hilfe. Unsere neuen Aktivitäten machten uns unheimlich stark und frei. Es hatte sich tatsächlich vieles geändert. Ich war nicht mehr nur mit mir selbst beschäftigt, ich hatte meine eigene Umlaufbahn verlassen.

1998, kurz vor meinem 15. Geburtstag zogen wir erneut eine Etage höher. Jan und ich waren nun auf dem Hauptdeck angekommen, aber wir hatten keine Angst mehr vor der Zukunft. Wir bekamen jeder ein Zimmer für sich. Das war eine neue Erfahrung für mich, denn erstmals konnte ich mich auf mein Zimmer zurückziehen und ganz für mich alleine sein. Seit 9 Jahren war ich, bis auf wenige Ausnahmen, nie allein gewesen. Ich richtete mir den Tag neu ein. Eine wichtige Neuerung war, ich nutzte die Zeit zwischen 16.00 Uhr und 17.30 nur für mich. Ich gehe in mein Zimmer und schaue in mich hinein. Es ist die Zeit der Selbstfindung. Ich überprüfe meine Handlungen des Tages und meine Einstellungen zu den Geschehnissen des Tages. Ich mache mir, in meinen Gedanken, einen Plan welche Dinge ich noch korrigieren muss, um mein Ziel, frei ohne Hass und Gier zu sein, zu erreichen. Dann schreibe ich mein Tagebuch für den Vortag und ich fühle mich danach sehr gut.

Es blieb jedoch die Sache mit dem Hass. Ich hasste nur einen Menschen. Ich hasste Herrn Bergmann. Wenn du so nach den buddhistischen Regeln lebst, wie ich es tat, kannst du dich selbst nicht mehr belügen. Ich konnte also nicht sagen: „So, ab jetzt hasst du den ollen Bergmann nicht mehr, er ist dir völlig egal!" Das ging nicht. Aber ich machte einen Kompromiss mit mir selbst. Ich gestand mir ein, dass ich ihn hasste, aber ich wollte einen Weg suchen, damit fertig zu werden. Ich setzte mir keinen Zeitraum, indem ich diesen Hass besiegen wollte, aber ich setzte diesen Punkt immer auf meine Tagesordnung, wenn ich in mich schaute. Dieser Punkt war immer der letzte Punkt und ich wusste, wenn ich diesen letzten Punkt besiegen könnte, dann wäre ich richtig frei. Eine schwere Aufgabe. Das war mir klar.

14
Lähmende Lehren

Im St. Joseph hatte sich auch viel geändert. Dr. Faller suchte den Kontakt zu uns Kindern, um zukünftig Probleme besser erkennen und lösen zu können. Ich war ja nicht die einzige Person, die schwer mit ihren Depris zu kämpfen hatte. Irgendeinem ging es immer schlecht und viele hatten bereits Erfahrungen mit Selbstmordversuchen gemacht. Andere liefen weg, um sich ein Leben in Freiheit und Unabhängigkeit zu verschaffen, machten aber meist schlimme Erfahrungen.

Da war der Maik, er war zu dieser Zeit 14 Jahre alt und seit 4 Jahren im St. Joseph. Auch Maik hatte Schreckliches erlebt. Seine Eltern stritten sich viele Jahre und der Streit eskalierte, als seine Mutter sich von seinem Vater trennen wollte. Sein Vater drehte völlig durch, erschoss die Mutter, Mikes ältere Schwester, schoss auf Maik und schließlich erschoss er sich selbst. Maik war der einzige Überlebende und hatte alles mit ansehen müssen. Er hatte nie eine harmonische Familie erlebt. Das war sein größter Wunsch. Er wollte in einer glücklichen Familie leben und er wollte geliebt werden. Denn das wurde er nie. Durch den Schuss mit einem Schrotgewehr war Maik am Rücken und am Unterleib schwer verletzt worden. Er behielt schlimme Narben zurück. Er fühlte sich schrecklich und war der Meinung, durch sein Aussehen würde es nie einen Menschen mehr geben, der ihn lieben könne. Maik hatte auch schlimme

Alpträume. Während ich am Ende meiner Träume ins Bett pullerte, erwachte Maik mit einem unheimlichen Schrei aus seinem Traum. Es war schwer mit Maik in einem Zimmer zu wohnen, da sein Mitbewohner natürlich mit jedem Alptraum ebenfalls aus dem Schlaf gerissen wurde. Im Gegensatz zu mir nahm Maik von Anfang an jede Hilfe der Psychos an. Er bekam mehr Selbstvertrauen und die Ärzte arbeiteten auch an seinen Verletzungen. Seine Träume konnte ihm jedoch niemand nehmen. Als wir älter wurden, bekam Maik erneut schwere Depris wegen seines Aussehens. Während andere aggressiv gegen sich oder ihre Umwelt wurden, wurde Maik in seinen Deprianfällen immer hilfloser. Dann weinte er nur noch und war zu nichts mehr im Stande.

Mit uns zog auch Maik auf das Hauptdeck. Er war zwar ein Jahr jünger, aber auf dem Hauptdeck gab es mehr Einzelzimmer und für Maik war es gut, in einem Einzelzimmer zu wohnen. Zunächst aber fühlte er sich abgeschoben. Er meinte, seine Schreie und sein Aussehen könne niemand mehr ertragen und deshalb sei er so untergebracht worden.

Jan und ich, wir waren ein gutes Team und beschlossen, Maik in unser Team aufzunehmen. Wir wurden eine coole Truppe und hatten jede Menge Spaß. Wir begannen uns gegenseitig zu unterstützen und uns bei unseren Problemen zu helfen. Das war eine wichtige Erfahrung, denn zu uns selbst waren wir weitaus ehrlicher, als zu den Psychos oder den Betreuern.

Jan arbeitete weiter an seiner neuen Familie. Er hatte tatsächlich eine Familie kennen gelernt, mit der er sich regelmäßig traf. Familie Willescheit hatte bereits 3 Kinder. Zwei Mädchen im Alter von 16 und 18 Jahren und einen Jungen im Alter von 14 Jahren. Jan hatte Herrn Willescheit auf dem Jugendamt kennen gelernt. Es war eine komische Geschichte. Herr Willescheit und seine Frau hatten schon seit Jahren vor, etwas von ihrem Glück und ihrer Sicherheit an ein anderes Kind weiter zu geben, dem es nicht so gut ging. Doch das Jugendamt stellte sich quer, da Herr Willescheit berufstätig war und seine Frau schon 3 Kinder zu versorgen hatte. So ein Quatsch! Wenn sie noch ein weiteres Kind bekommen hätte, wäre das ja auch gegangen. Aber so war es halt.

Herr Willescheit kam aus dem Büro und sagte zu der Sachbearbeiterin: „Also, da bin ich noch nicht mit durch! Wir haben die Möglichkeiten und den festen Willen. Sie haben mit Sicherheit genügend Kinder im Kopf, die gerne bereit wären, sich aufnehmen zu lassen! Ich kann mir nicht vorstellen, warum sie es im Heim besser haben sollten als bei meiner Familie und mir! Ich muss Ihnen leider sagen, ich habe den Eindruck, Sie arbeiten nicht für das Wohl der Kinder, Sie arbeiten dagegen, oder es ist Ihnen schlicht egal! Jedenfalls sind Ihnen Ihre Paragrafen wichtiger als Ihr Herz!“

Jan saß auf dem Gang und hörte diese Unterhaltung. Als Herr Willescheit seinen Dampf abgelassen hatte, begann Jan zu applaudieren und sagte:

„Jawohl! Das stimmt genau! Mir hat sie das ja nicht geglaubt!"
„Was möchtest Du denn?" fragte Frau Kleiber, die Sachbearbeiterin vom Jugendamt.
„Jetzt nix mehr! Hat sich erledigt! Wenn Sie schlechte Laune haben, lohnt es sich nicht, mit Ihnen zu reden!" sagte Jan und ging. Herr Willescheit folgte Jan und sprach ihn an. Die beiden gingen gemeinsam in ein Cafe und unterhielten sich. Sie waren sofort auf einer Wellenlänge und Jan war ganz aufgeregt. Wenige Tage später lernte Jan die ganze Familie Willescheit kennen und dann gab es für ihn kein Halten mehr. Er wollte so gerne Mitglied dieser Familie sein. Alles schien perfekt. Im Weg stand jedoch noch das Jugendamt. Jan und die Familie Willescheit kämpften wie die Löwen.

Im Herbst 1999, kurz vor der dunklen Jahreszeit, hatten sie es geschafft. Jan zog zur Familie Willescheit und es geht ihm dort bis heute sehr gut. Er hatte gekämpft und es hat sich gelohnt. Wir dürfen uns gegenseitig besuchen, wann immer wir wollen. Wir gehen noch immer gemeinsam in eine Klasse, sind noch immer die besten Freunde und das werden wir auch bleiben.

Im September 1999 heirateten Peter und Sylvie. Ein Baby war unterwegs und ich sollte Patenonkel werden. Ich war sehr stolz und freute mich unheimlich auf dieses neue Kind. Maik zog in das Zimmer von Jan und so wurden wir Nachbarn. Natürlich fehlte mir Jan sehr und so ergab es sich, dass ich mich noch mehr mit Maik anfreundete. Maik ging auch gerne in die Kirche und wir hatten viel Spaß zusammen. Einmal haben wir Essig in den Weinkelch von Pastor Schiefer geschüttet. Wir wären vor Lachen bald gestorben, als wir sahen, wie es sein Gesicht zusammenzog, als er einen ordentlichen Hieb aus seinem Kelch nahm. „Oh, der Herr geht seltsame Wege!" brummelte er und versuchte sich im Zaum zu halten. Einmal haben wir eine Maus gefangen und diese während der Messe freigelassen. Das war der Hit! Die Frauen und die Mädchen schrieen nur so rum, als sie die Maus sahen und liefen fluchtartig aus der Kirche. Natürlich liefen die Männer hinterher und an diesem Sonntag war an eine Fortführung der Messe nicht mehr zu denken. Dennoch zog Pastor Schiefer sein Programm durch. Er hat auch nie nachgeforscht, wer ihm diese Streiche gespielt hat. Ich meine er weiß es.

Im St. Joseph waren wir auf eine neue Form des Zusammenlebens gestoßen. Wir wollten die Gruppen nicht mehr nach dem Alter trennen. Es wäre doch viel besser, wenn ältere und jüngere Kinder zusammen leben könnten.

So wurden wir bunt gemischt und in jeder Etage wurde unter den Kindern ein Gruppensprecher gewählt. Unsere Etage wählte mich zum Gruppensprecher. Wir treffen uns jede Woche einmal mit Dr. Faller und den Betreuern und sprechen über unsere Probleme und Pläne. Das ist eine gute Einrichtung. Niemand steht mehr allein mit sich und seinen Ängsten da. Jeder nimmt, soweit er kann, Anteil am Leben des Anderen.

Joschi kam auf unsere Etage und wohnte mit Jörn in einem Zimmer. Joschi war 11 Jahre alt und in einem Zustand, den ich mit 6 Jahren auch durchlebte. Er sprach nicht. In seiner Familie hatte Joschi wohl das Schlimmste durchgemacht, was einem Kind passieren kann. Er wurde seit seinem fünften Lebensjahr von seinen Eltern sexuell missbraucht. Er führte sechs Jahre ein richtiges Doppelleben. Nach außen waren sie eine ganz normale Familie. Joschi ging zur Schule und seine Eltern zur Arbeit. Ganz normal, wie in jeder Familie.

Sein zweites Leben war jedoch die reinste Hölle. Er wurde missbraucht, fotografiert und gefilmt. Seine Eltern vermarkteten Joschi richtig und er wurde sogar verliehen. Niemand bemerke etwas und so schien es für Joschi völlig normal zu werden, so zu leben. Wenn er ein guter Junge war, bekam er Geschenke von seinen Eltern und es wurde ihm eingeredet, dass es seine Aufgabe sei, sich so für seine Familie einzusetzen. Er durfte über die Geschehnisse nicht sprechen und wurde, wenn er nach außen unauffällig lebte, mit freien Tagen belohnt. Freunde hatte Joschi in der Schule nicht und keiner seiner Lehrer bemerkte etwas. Er zog sich immer mehr in sich zurück und eines Tages hörte er auf zu sprechen. Selbst da bemerkten die Lehrer nicht, was mit ihm los war. Seine Eltern hatten den Lehrern erzählt, Joschi würde unter dem Tod seiner Großmutter sehr leiden und es sei eine Phase, die bald vorbei wäre.

Die ganze Sache kam erst heraus, als ein Fotograf in die Schule kam, um von den Kindern Erinnerungsfotos zu machen. Joschi muss so Angst bekommen haben, dass nun auch in seinem ersten Leben, jene schrecklichen Dinge geschehen würden, die er aus seinem zweiten Leben kannte, dass er fluchtartig die Klasse verließ. Vor der Schule rannte er blind über die Straße und wurde von einem Auto angefahren. Es war der Fotograf, der sofort gemerkt hatte, das etwas nicht stimmen konnte. Er berichtete der Lehrerin spontan von seinen Gedanken, doch diese nahm ihn nicht ernst. Die Lehrerin und der Fotograf rannten hinter Joschi her, doch sie konnten den Unfall nicht verhindern. Dennoch ließ der Fotograf nicht locker und berichtete seinen Verdacht der Polizei.

Zum Glück war Joschi nur leicht verletzt, doch bei der Untersuchung im Krankenhaus bestätigten die Ärzte den Verdacht des Fotografen. Sofort ermittelte die Polizei gegen Joschis Eltern und so wurde die ganze Sache aufgedeckt.

Joschi kam, zunächst vorübergehend, zu uns ins St. Joseph. Mit Hilfe der Psychos sollte Joschi wieder zu sich finden und man wollte die ganze Wahrheit an das Tageslicht bringen. Joschi hatte jedoch zu niemanden Vertrauen und sprach auch weiterhin nicht ein Wort.

Ich sah ihn erstmals, als ich Jörns Bücher zurück brachte, die er mir geliehen hatte. Joschi saß, genau wie ich früher, auf seinem Bett und starrte auf den Boden. Ich kannte seine Geschichte nur in Bruchstücken, doch ich fühlte gleich, dass ich ihm helfen musste. Ich fragte Jörn, ob er mich mit Joschi allein lassen könne und er tat es. Ich setzte mich Joschi gegenüber auf Jörns Bett und tat es genau wie Joschi, ich starrte auf den Boden.

Niemand sagte ein Wort. Irgendwann ging die Tür auf und Elfi kam herein. „Hau ab!“ schrie ich sie an und starrte wieder auf den Boden. Ohne ein Wort zu sagen verließ Elfi das Zimmer wieder und schloss die Tür.

„Die hat hier nix zu suchen, wenn einer nicht sprechen und nicht gesehen werden will!“ rief ich in den Raum und starrte weiter auf den Boden. Ich weiß nicht warum, aber ich begann plötzlich Joschi meine ganze Geschichte zu erzählen. Ich erzählte ihm alles, von dem Tag an, als ich wie er, auf meinem Bett gesessen hatte und den Boden anstarrte. Ich erzählte von dem Unfall, meiner Flucht am ersten Tag, von der Beerdigung meiner Familie, von dem Prozess und wie ich das Sprechen wieder gelernt hatte. Ich erzählte ihm von meinen bösen Träumen und von meinem Pullerproblem. Ich erzählte ihm auch von meiner Verzweiflung und meinem Wunsch zu sterben. Aber ich erzählte ihm auch von meinen positiven Erlebnissen. Ich erzählte von Peter, von Jan und von Maik. Ich erzählte ihm, dass ich für mich einen Weg gefunden hätte, der das Leben wieder schön mache. Als ich fertig war, verstummte ich und schaute weiter stur auf den Boden. Niemand sagte ein Wort.

Wieder ging die Tür auf. Jörn und Elfi wollten hereinkommen, doch ich schrie: „Haut ab! Wir wollen euch nicht sehen!“. Die beiden sahen sich an, zuckten mit den Schultern und gingen wieder. Kaum war die Tür geschlossen, begann Joschi zu lachen. Ich lachte mit. Er hörte auf zu lachen und ich hörte auch auf. Wieder starrten wir beide auf den Boden.

„Pullerst du immer noch ins Bett?“ fragte er plötzlich.
„Ja, manchmal, wenn die bösen Träume kommen!“
„Und dann?“
„Nix, ich mache es sauber!“
„Kannst Du das?“
„Ja!“
„Ich puller auch ins Bett!“
„Das macht nix! Komm das nächste Mal zu mir! Ich bin im Zimmer gegenüber! Dann helfe ich Dir beim Saubermachen!“
„Ehrlich?“
„Ja, na logo!“

Ich stand auf, kniete mich zu ihm herüber und fragte:
„Essen wir am Abend gemeinsam?“
„Ja, können wir!“
„Ich hole Dich ab zur Fütterung, um 18.00 Uhr, ja? Wenn Du magst, kannst Du auch schon früher zu mir kommen!“ sagte ich und ging. Ich lief zu Elfi und bat sie, Joschi noch etwas allein zu lassen. Jörn war auch einverstanden und so ging ich in mein Zimmer und wartete.

Ich brauchte nicht lange zu warten. Etwa eine halbe Stunde, nach dem ich Joschi verlassen hatte, klopfte es an meiner Tür.

„Ja! Komm rein!“ rief ich. Ich wusste nicht wer es war, ich rufe das immer, wenn es klopft, aber es war Joschi.
„Darf ich mal Deinen Papageien sehen?“ fragte er.
„Ja, na logo! Komm nur! Aber sei vorsichtig, dass er Dich nicht beißt!“

Joschi setzte sich vor den Käfig und schaute sich Jacko an. Er wollte ihn mit seinen Fingern berühren, doch er hatte Schiss. Jacko mag aber gerne gestreichelt werden und wenn er merkt, jemand hat Schiss, hängt er sich mit dem Schnabel an den Käfig und streckt seine Kralle hervor, als wolle er dir die Hand geben. Ich zeigte Joschi, wie man Jacko die Hand gibt und er versuchte es auch. Ich gab Joschi einige Erdnüsse und zeigte ihm, wie man Jacko füttert. Er fütterte Jacko und lachte. Plötzlich begann er zu reden:

„Immer, wenn ich aus der Schule komme muss ich nach dem Mittagessen ins Bett gehen. Aber nicht in mein Bett, ich muss in das Bett von Mama und Papa gehen. Später kommt dann Papa dazu und tut mir weh. Ich darf nicht weinen, weil Papa sagt ich würde mich anstellen und es tut nicht weh. Es sei nur ein Spiel. Weine ich doch, verhaut er mich. Manchmal kommen Freunde von Papa und spielen mit. Mama kommt mit dem Fotoapparat und macht Bilder. Dann spielen wir auch eine Geschichte und die filmen sie mit einer Kamera.

Papa sagt, damit verdienen wir Geld und das brauchen wir, weil wir unser Haus bezahlen müssen. Papa geht arbeiten und ich muss auch helfen, Geld zu verdienen.

Papa bringt mir Geschenke mit, wenn ich lieb war. Manchmal, wenn ich am Abend in meinem Bett liege, dann kommen Männer, die ich nicht kenne. Die bringen mir auch Geschenke mit und dann spielen sie mit mir. Ich darf nicht weinen. Manchmal spielen sie die ganze Nacht. Ich will nicht mit ihnen spielen! Ich will mit keinem spielen! Papa sagt, ich bin böse, wenn ich nicht spielen will. Er ist auch lieb zu mir und ich soll mir Mühe geben, aber ich will es nicht! Ich will es einfach nicht!“

Er begann zu weinen und ich nahm ihn in den Arm. So etwas hatte ich noch nie gehört. Ich war entsetzt und musste auch weinen. Wie konnte es Eltern geben, die ihren Kindern solche Dinge antun können? Wie konnte es Menschen geben, die da mitmachten und nicht halfen? Wieso hatte niemand etwas gemerkt? Ich verstand das alles nicht.

„Es wird nie wieder jemand mit Dir solche Spiele spielen! Nie wieder! Das verspreche ich Dir!“ sagte ich zu ihm und versuchte ihn zu beruhigen. Wir gingen an diesem Abend nicht zur Fütterung in den Speisesaal. Wir blieben in meinem Zimmer und ich holte uns etwas zum Essen herauf. Joschi erzählte mir den ganzen Abend lang seine schlimme Geschichte. Es war furchtbar. Aber Joschi war stark. Es war gut, dass er endlich sprach. Ich erklärte ihm, er müsse auch mit den Psychos darüber sprechen, damit sie ihm helfen könnten. Er hatte Angst davor und ich versprach, ihm dabei zu helfen. Ich brachte Joschi zu Dr. Faller und sagte, Joschi wolle eine

Geschichte erzählen. Dr. Faller verstand, wie ich das meinte und er holte Dr. Kleinert, einen von den Psychos und auch einen Mann von der Polizei. Joschi war tapfer und erzählte seine ganze Geschichte noch einmal.

Von diesem Tag an, war Joschi so etwas wie mein kleinerer Bruder. Ich hätte nie jemanden auf die Stufe meiner Familie gestellt. Doch Joschi hatte das geändert. Ich fühle mich sehr mit ihm verbunden. Er vertraute mir auch vom ersten Tag an und ich half ihm, wo immer ich konnte. Ich war für ihn da, wenn er schlimme Träume hatte und wir beseitigten die Folgen. Genau wie Astrid es für mich getan hatte. Er ist ein schlaues Kerlchen und in den nächsten Monaten sollten wir noch viel näher zusammenwachsen.

Der Herbst verging und es wurde wieder weihnachtlich. Im St. Joseph war man bemüht, die Weihnachtszeit so problemlos wie möglich zu halten. Die schlimmste Zeit ist die Woche vor Weihnachten, wenn es ernst wird, bis zum 24. Dezember. Am 25. Dezember ist das Schlimmste überstanden. Dann verschwinden die Depris fast über Nacht und wir freuen uns auf Silvester. Wir Älteren hatten die Aufgabe bekommen, uns um die Jüngeren zu kümmern. Maik und ich, wir nahmen uns vor, auf unserer Station besonders gut aufzupassen, damit es niemandem schlecht ginge.

Für mich war es eine gute Möglichkeit, meine eigenen Depris zu unterdrücken. Bei mir war es auch so, dass ich ab dem 25. Dezember diese Problematik einfach wieder in den Schrank stellen konnte, eben so wie man es mit Weihnachtsschmuck macht. Ich war zwischenzeitlich recht nachlässig geworden, was meine neue Lebenseinstellung und den Buddhismus betraf. Ich schrieb noch immer Tagebuch und meine Taktik der sofortigen Problemlösung praktizierte ich auch noch immer, aber ich hatte aufgehört, mir die Zeit zu nehmen, in mich hinein zu hören. Ich hätte es tun sollen, heute bin ich davon überzeugt, ich wäre aufmerksamer gewesen.

Mir selbst ging es recht gut in diesem Jahr. Meine schwere Deprizeit schien vorbei zu sein und ich war mit mir zufrieden. Peter hatte mir eine neue Möglichkeit geschaffen, meine Gedanken mitzuteilen. Gegen viele Wiederstände der Heimleitung bekam ich einen Computer und einen Internetzugang.

Ich war gespannt darauf, mich mit Menschen aus der ganzen Welt zu unterhalten. Ich hatte erstmals die Möglichkeit, mich mit mir völlig unbekannten Menschen über jedes Thema der Welt zu unterhalten und ich war gespannt auf unterschiedliche Meinungen, Reaktionen und Hinweise.

Es dauerte nicht lange, da hatte ich auch schon die ersten Internetbekanntschaften gemacht. Ich weiß noch, ganz am Anfang habe ich natürlich erst einmal das ganze Internet nach Tina Turner Seiten abgesucht. Ich fand eine Seite mit einem Fan Forum. Dort konnten Fans aus aller Welt eine Nachricht hinterlassen, die jeder lesen konnte und auf die auch jeder antworten konnte, sofern er die Nachricht lesen konnte. Es waren wirklich alle Sprachen der Welt vertreten. Natürlich hinterließ auch ich eine Nachricht auf dieser Seite. Ich schrieb, natürlich auf englisch, wie sehr ich mich über die neue Welttournee von Tina freute und wünschte allen Fans viel Spaß. Die Reaktion auf diesen kurzen Satz war unglaublich! Ich bekam Emails aus der ganzen Welt! Sogar aus Australien.

Es macht viel Spaß sich mit so vielen Menschen unterhalten zu können. Später lernte ich das Chatten kennen. Ich konnte es gar nicht fassen! Es war wie am Telefon. Nur viel billiger. Und ich konnte mit mehreren Menschen gleichzeitig sprechen.

Ich lernte auch Menschen kennen, die sich für mich interessierten. Ich meine, man stellt sich vor und sagt: „Huhu! Ich bin der Hendrik!“ und der Andere fragt: „Wer bist Du? Was machst Du? Wo kommst Du her?...“ Wenn ich erzähle, wer ich bin und wo ich herkomme, dann ist da schon Interesse vorhanden, mehr über mich und mein Leben zu erfahren. Das war eine schöne Erfahrung für mich und ich habe im Laufe der Zeit nette Menschen kennen gelernt, die mir auch in schweren Zeiten sehr nahe waren, obwohl wir doch weit voneinander entfernt waren. Diese Menschen waren auch die ersten Kontakte, die ich außerhalb meines Kreises hatte. Ich hatte endlich Menschen, mit denen ich sprechen konnte, ohne dass ich Angst haben musste, dass irgendjemand von diesem Gespräch erfahren würde. Im Heim ist es doch so, du erzählst jemandem deine Gefühle oder Probleme, schon ist jemand da, der dich nervt und dir helfen möchte. Das ist ja auch gut so, aber ich habe immer das Gefühl gehabt, das geschieht nur, weil es ja so sein muss! Also fängst du an und besprichst gewisse Dinge nicht, weil es dir lästig erscheint, schon wieder ein Problem zu haben. Aber du hast dieses Problem nun einmal! Und du willst es selbst lösen! Ohne Astrid, ohne Peter und natürlich ohne die Psychos! Vielleicht eine ganz normale Reaktion, die andere Kinder auch haben und sich irgendwann lieber Rat von Freunden holen, als von ihren eigenen Eltern.

Nun waren aber meine Freunde zum größten Teil auch die Mitglieder meiner Heimfamilie. Schlimm ist es auch mit dem Telefonieren. Es besteht die Möglichkeit, deine Gespräche von der Zentrale aus mitzuhören. Möchtest du einmal wirklich ungestört telefonieren, musst du in die Telefonzelle gehen, die natürlich entweder immer besetzt oder kaputt ist. Gut, ich habe die Möglichkeit, bei Peter zu telefonieren, aber das eben auch nur einmal die Woche, wenn ich bei Peter bin. Da wurde doch das Internet zu einer wichtigen Institution in meinem Leben. Ich kann jederzeit über meine Gedanken und Empfindungen sprechen. Eine tolle Sache.

Ich war so fasziniert von meinen Möglichkeiten, dass ich Maik bei jeder Gelegenheit meine neuen Entdeckungen mitteilte. Ich bemerkte gar nicht, wie wenig es ihn interessierte, so habe ich ihn besprochen. Irgendwann hatte ich aber mitbekommen, Maik hatte eine Freundin.

Es war Melanie aus dem Mädchenhaus. „Cool“, dachte ich, „hat ihn ja doch jemand lieb! Braucht er ja keinen Weihnachtsdepri zu bekommen!“ Tatsächlich schien es Maik gut zu gehen und so vergingen die Tage.

Am Morgen des 24. Dezember 1999 hatte Maik absolut schlechte Laune. Ich hatte heimlich fast die ganze Nacht gechattet und war müde. Beim Frühstück muffelten wir uns an und ich sagte:
„Manno! Hast Du eine beschissene Laune! Ist was mit Deiner Melanie?“
„Quatsch! Was soll sein? Du hast beschissene Laune!“

Also hatten wir beide beschissene Laune und ich nahm mir vor, nach dem Frühstück noch etwas zu schlafen, ehe die Weihnachtsvorbereitungen in die Endphase gingen und ehe die alljährliche Weihnachtsfeier die Endphase der Depris einläuten sollte.

Ich schlief ein und verpasste sogar die Mittagsfütterung. Erst weit nach 14.00 Uhr wachte ich auf und der Stress begann. Duschen gehen, schick anziehen, Schuhe putzen und all das Zeug, was eben zu Weihnachten dazugehört. Um Punkt 16.00 musste ich in der Aula sein, denn dann fing die Weihnachtsfeier an und ich musste ja schließlich den Chor am Flügel begleiten. Ich half Joschi beim Anziehen, war nebenbei am Chatten und suchte meine Brille, die ich bekommen hatte. Sie sollte gegen meine Kopfschmerzen helfen. Auf den letzten Drücker schaffte ich es und die Weihnachtsfeier begann. Sie dauert immer bis gegen 17.30 Uhr, dann ist Bescherung. Nach der

Bescherung gehen wir um 18.30 in die Kirche und dann ist die Weihnachtsfütterung angesagt. Während der Bescherung schaute ich mich immer nach Maik um. Aber wo ich auch schaute, ich fand ihn nicht. Niemand hatte ihn gesehen. Ich dachte mir, er sei vielleicht in das Mädchenhaus gegangen, um sich mit Melanie zu treffen. Doch dann sah ich Melanie. Sie stand mit einigen anderen Jungs und Mädchen in einer kleinen Gruppe. Maik war nicht zu sehen. Ich ging zu ihr und fragte:
„Huhu Melanie! Wo ist denn Maik?"
„Keine Ahnung! Den habe ich seit gestern nicht gesehen!!"
„Wieso? War etwas? Habt ihr Euch gezankt?"
„Nein, nicht direkt gezankt!"
„Was denn dann?"
„Ach, war nicht so wichtig!"

Da stimmte doch etwas nicht. Wo war Maik?
„Maik! Maik!" rief ich laut und lief hinauf in sein Zimmer. Doch das Zimmer war leer. Ich lief wieder hinunter in die Aula und schrie: „Maik! Maik ist weg!" Es wurde still. Ich kann nicht sagen warum, aber ich lief ins Treppenhaus und rannte die Treppen hinunter in den Keller. Hatte Maik sich vor Weihnachten unter der Kellertreppe versteckt? „Bleib hier! Hendrik! Bleib hier!" schrie Dr. Faller und rannte mir hinterher, er muss eine Ahnung gehabt haben, doch ich blieb nicht stehen. Ich rannte die Treppen hinunter und Dr. Faller folgte mir. Unten angekommen schrie ich noch immer: „Maik! Maik! Wo bist Du? Komm raus! Du machst mir Angst!" Es war kein Geräusch zu hören. Aus

irgendeinem Grund wagte ich es nicht die letzten Stufen hinab zu gehen. Noch einmal rief ich leise: „Maik?“, doch niemand antwortete. Dr. Faller hatte mich nun eingeholt und beschwor mich dort stehen zu beleiben, wo ich stand. Ich tat was er sagte. Er lief die wenigen Stufen bis zum Ende der Treppe und rief: „Einen Arzt! Schnell einen Arzt!“ Nun folgte ich Dr. Faller doch. Ich sah von der letzten Stufe aus nach unten. Eine rote Spur schlängelte sich den kleinen Gang hinunter und mündete im Abfluss. Es war Blut. Es war Maiks Blut.

Dann wurde es dunkel.

15
Abrechnung mit dem Hass

Ich erwachte wenig später und Weihnachten war gelaufen, denn Maik war tot. Das ganze St. Joseph war im Schock. Wie konnte das passieren? Wir hatten uns doch so viel vorgenommen. Statt Abendessen gab es für uns alle Beruhigungspillen. Es war eine brenzlige Situation. Alle verfügbaren Betreuer wurden aus dem Urlaub gerufen, um uns besser unter Kontrolle halten zu können. Doch wir wären zu nichts mehr im Stande gewesen, so tief saß der Schock.

Die Polizei kam und versuchte die Geschehnisse zu klären. Sie untersuchten Maiks Zimmer und befragten später auch mich, was ich gesehen hätte oder ob ich mir einen Grund vorstellen könne, warum Maik das getan hätte. „Er hat nix gesagt, wir waren doch Freunde!“ sagte ich nur immer wieder in meiner Verzweiflung und meiner Trauer. Natürlich hatte er nichts gesagt. Ich habe ja auch nichts gesagt, als ich es versucht habe.

Später kam heraus, dass Maik und Melanie ein Erlebnis hatten, welches Maik wahrscheinlich in seinen Gedanken bestärkt hat, sich das Leben zu nehmen. Am Abend vor Weihnachten waren die beiden sich in Maiks Zimmer näher gekommen. Wahrscheinlich wäre das passiert, was sonst zu den schönsten Erlebnissen eines Menschen gehören sollte, doch als Melanie Maiks schlimme Verletzungen sah, war sie hysterisch aus dem

Zimmer geflüchtet. Diese Situation konnte Maik nicht verarbeiten. Die Psychos nahmen uns zwar alle Schuld, aber ich machte mir trotzdem schwere Vorwürfe und Melanie ging es nicht anders. Warum habe ich mich nicht richtig mit ihm unterhalten? Hätte ich ihm helfen können?

Peter:

Am Morgen des 25. Dezember 1999 rief Hendrik mich an und erzählte mir, unter Tränen, die ganze traurige Geschichte. Ich fuhr sofort nach Nienburg, um zu sehen, ob und wie ich helfen konnte. Mehr wie Trost spenden konnte ich jedoch nicht. Das ganze St. Joseph schien in tiefe Depressionen verfallen zu sein. Selbst bei Dr. Faller saß der Schock tief.

Tapfer, wie sie alle waren, versuchten sie sich auf Maiks Beerdigung vorzubereiten. Das St. Joseph glich einer Festung. Es wurde jede Bewegung und jede Äußerung registriert. Die Kinder wurden auch medikamentös behandelt. Sicher, wie sollten die Verantwortlichen die Situation auch anders in den Griff bekommen? Natürlich waren die Kinder im Schock und mussten beruhigt werden.

Doch ich bekam Zweifel, ob das St. Joseph noch der richtige Aufenthaltsort für Hendrik war. Er hatte in den letzten Jahren so gute Fortschritte gemacht. Er war wie ausgewechselt, hatte Energie und Hoffnung in sich. Jetzt schien er wieder um Jahre zurückgeworfen. Wieder

wurde er medikamentös behandelt, obwohl Hendrik so stolz war, es ohne zu schaffen.
Hendrik sollte nicht mehr mit derartigen Situationen konfrontiert werden. So konnte er doch nie in ein normales Leben zurückkehren. Meine Frau war meiner Ansicht und so suchten wir nach Internaten, in denen Hendrik sich auf seine Zukunft vorbereiten konnte, ohne sich mit seiner oder mit der Vergangenheit seiner Freunde auseinander setzten zu müssen. Ich war der Überzeugung, Hendrik hatte sein eigenes Trauma überwunden und war reif für eine Änderung in seinem Leben.

Wir hatten Maik am 3. Januar 2000 beerdigt. Es war ein schlimmer Tag für uns alle, doch er hatte eine Wirkung, die wir sofort spürten und die bis heute anhält. Wir sind sehr viel näher zusammengewachsen. Nicht nur wir Kinder, sondern auch die Heimleitung, die Betreuer und die Psychos. Ich war zwar noch immer wie im Schock, doch ich hatte ein Ventil, um meine Gedanken zu verarbeiten. Ich ließ meinen Dampf im Internet ab. Ich hatte schon einige Freunde kennen gelernt, die mich nun in dieser Zeit sehr unterstützen, indem sie mir zuhörten. Sie gaben mir auch Ratschläge und versuchten mich zu trösten. Bis spät in die Nacht konnte ich so meine Gedanken neu ordnen. Das half mir sehr, die nächste Zeit zu überstehen.

Peter machte mir den Vorschlag, das St. Joseph zu verlassen und in ein Internat zu gehen. In der Nähe von Freiburg hatte Peter ein Internat herausgesucht, welches einen guten Ruf hätte und wo ich mich, ohne schlimme Zwischenfälle auf mich und meine Zukunft konzentrieren könne. Noch immer von den Ereignissen der letzten Tage geprägt, stimmte ich dem Vorhaben spontan zu, doch Peter meinte, ich solle es mir ganz in Ruhe überlegen. Wir machten einen Zeitraum von 10 Tagen aus, in denen ich mich entscheiden sollte. Wäre ich einverstanden, hatte ich schon zum 1. Februar 2000 an das Internat wechseln können.

Ich brauchte nur eine Nacht, um mich zu entscheiden. Meine Entscheidung lautete: „NEIN!“ Nein, das konnte ich nicht machen und das wollte ich auch nicht machen.

Ich habe in den letzten Jahren so viel Unterstützung und Hilfe erfahren, jetzt konnte ich mich doch nicht zum Dank einfach aus dem Staube machen und nur noch an mich denken. Das neue Konzept des St. Joseph beruht ja auf der Weitergabe der Erfahrungen von älteren Kindern an die jüngeren Kinder. Wie vielen Kindern konnte ich noch helfen? Bei Joschi hatte ich gesehen, wie wichtig Hilfe war. Für mich war es auch wichtig, meine Erfahrungen weiter zu geben. Wie sollte ich zwischen einem Haufen Internatskindern, die aus sogenanntem „Guten Hause“ stammen und die sich sicherlich nicht mehr zu sagen hätten, als die neusten Modetrends und wie gut doch das Essen bei dem neuen Franzosen ist, leben? Nein, das war nicht meine Welt.

Ich besuchte schon eine gute Schule und das St. Joseph bietet hervorragende Ergänzungsmöglichkeiten. Ein wichtiger Grund für meine Entscheidung waren natürlich auch meine Freunde. Nie hätte ich Jan oder meinen neuen Freund Joschi zurückgelassen.

Peter akzeptierte meine Entscheidung, aber er wollte, dass ich mir Gedanken über mich und meine Zukunft machte. Peter machte mir klar, dass ich in den letzten Jahren gute Fortschritte gemacht hätte und dass ich sehr viel reifer geworden wäre. Ich sollte diese Fortschritte jetzt nicht aufgeben, sondern weiter an mir arbeiten.

Ich hatte ihn nicht richtig verstanden, denn ich machte mir in den nächsten Tagen tatsächlich Gedanken über mich. Ich wollte binnen einer Woche herausfinden, welchen Beruf ich später einmal ergreifen wollte, um mich richtig darauf konzentrieren zu können. So ein Quatsch! Jedenfalls war ich nicht sehr einfallsreich, denn ich schwankte zwischen Zahnarzt und Rechtsanwalt. Zahnarzt lag auf der Hand, meine Zukunft wäre gesichert gewesen, da Papas Praxis noch existierte und nur verpachtet war. Peter hatte immer nur Verträge über 5 Jahre geschlossen, mit dem weisen Hintergedanken, dass ich eines Tages in die Fußstapfen meines Vaters treten wollte. Rechtsanwalt wählte ich, da ich zukünftig gerne Menschen und besonders Kinder aus einer schlimmen Situation befreien wollte. Ich berichtete Peter von meine Erkenntnissen. Doch Peter lachte und sagte:

„Dann werde Zahnarzt! Da kannst Du beides verbinden! Du trittst in die Fußstapfen Deines Vaters und kannst Menschen und besonders Kinder aus einer schlimmen Situation befreien! Als Zahnarzt bekommst Du das dann auch noch ganz gut bezahlt, als Rechtsanwalt brauchst du zum Überleben auch noch andere Klienten, die ja nicht so Deine Wellenlänge sind! Nein, Hendrik jetzt mal im Ernst, es ist schön, dass Du Dir Gedanken über Deine Zukunft machst, aber ich meinte nicht die berufliche Zukunft vorrangig, ich dachte eher an Deine persönlichen Fortschritte. Denke doch bitte einmal darüber nach! Du hast so viel gelernt und erfahren in den letzten Jahren. Mehr, als viele Menschen in ihrem ganzen Leben weder erfahren, noch lernen! Du hast so große Fortschritte für Dich gemacht! Hendrik, ich meine ganz bewusst für Dich! Jetzt bist Du scheinbar wieder ziemlich am Anfang! Wenn Du im St. Joseph bleiben möchtest, was ich verstehe und ich rechne Dir Deine Überlegungen auch hoch an, dann musst Du aber zunächst etwas für Dich tun, sonst bist Du den anderen Kindern keine Stütze! Denk einmal darüber nach, mein Junge!“

Nun, Peter hatte Recht! Es stimmte tatsächlich, ich war wieder in meinen Depris gefangen. Ich hatte mich nur unter Kontrolle, weil ich wieder Medikamente nahm. In der folgenden Nacht dachte ich viel nach. Ich hatte kaum geschlafen, aber am nächsten Morgen wusste ich, was ich zu tun hatte.

Astrid gab die tägliche Dosis Ruhe und Frieden aus und dabei hatte sie zu beobachten, dass niemand seine Dosis bunkerte. Doch ich nahm meinen Seelentröster in seinem Schälchen vom Tablett und ging fort.
„Hendrik! Wo willst Du denn hin! Komm zurück! Du kennst die Regeln!"
„Ja! Kenne ich! Aber ich habe eine neue Regel erfunden und die heißt Umtausch!" antwortete ich und ging auf direktem Wege in die Krankenstation. Ich enterte quasi die Krankenstation und stürmte in das Dienstzimmer der Psychos. Sie saßen gerade sehr gemütlich beim Kaffee zusammen und sahen mich ziemlich überrascht an, als ich die Tür öffnete und sagte:
„Huhu Psychos! Na, habt Ihr gut geschlafen? Ich habe voll die ganze Nacht nur nachgedacht und darum bringe ich euch diesen Prügel wieder zurück! Den brauche ich ab sofort nicht mehr! Tschüssi!"

Ich stellte die Schale mit der Pille auf den Tisch und ging.
„Ja, aber das geht nicht so ohne weiteres! Hendrik, sei vernünftig und komm zurück!"
„Ich bin voll vernünftig! Darum gehe ich jetzt auch! Tschüssi!" sagte ich und schon war ich wieder verschwunden.

So sehr sie mich auch versuchten umzustimmen, ich lehnte jede weitere Pille ab. Ich wollte es schaffen, meine Gedanken zu ordnen, ohne die Hilfe von diesen blöden Pillen. Die plötzliche Absetzung der Medikamente kann aber eine starke Verschlimmerung der Situation bedeuten. Doch das war mir egal. Ich war stark genug, das durchzustehen.

Tatsächlich schaffte ich es und nach einigen Tagen war ich frei und ohne Depris. Ich hatte mir viel vorgenommen, ich wollte wieder zu meiner alten Form kommen, ich wollte Spaß haben und an die Zukunft denken. Maik behielt ich in meinem Herzen, dennoch konnte ich die Tatsachen nicht ändern. Ich nahm mir vor, doppelt Spaß zu haben, gleich für Maik mit.

In Maiks Zimmer zog nach wenigen Tagen ein komischer Kauz ein. Es war Lars. Lars sah aus wie ein Ire. Er war ziemlich lang, hatte knallrote Haare und unzählige Sommersprossen im Gesicht. Dann hatte er einen geheimnisvollen Koffer bei sich, den er hütete wie ein rohes Ei. So einen Typen wie Lars hatte ich noch nie gesehen. Er war 16 Jahre alt und hatte komische Angewohnheiten. Also, er zog in sein Zimmer ein und weil ich ja ein höflicher Nachbar bin, klopfte ich an seine Tür, ging in sein Zimmer und sagte:

„Huhu! Ich bin der Hendrik! Ich wohne neben Dir! Schnarchst Du? Dann rege ich mich nämlich künstlich auf! Ist voll hellhörig hier!“

Völlig entgeistert schaute er mich an, verbuddelte seinen Koffer unter dem Bett und sagte, nein er faselte mehr:

„Ha hm ha, ja, Hendrik! Ha hm ha, ja Hendrik!“ dann lachte er so blöde, holte einen kleinen Zettel und einen superkleinen Bleistift aus der Hosentasche und schrieb etwas auf diesen Zettel.

„Was ist das denn?“, dachte ich noch, als Lars auf mich zukam, mir die Hand gab, mich aus dem Raum schob und die Tür schloss! He? Was war denn mit dem los? Ehe ich die Situation noch deuten konnte, öffnete Lars die Tür einen Spalt, schaute heraus und sagte:

„Tschüß! Tschüß! Hendrik!“ Wieder lachte er so komisch, wie ein kleiner Zwerg und schloss die Tür. Ganz klar, dieser Kerl hatte einen Sprung in der Schüssel, aber einen richtigen! Nein, ich war mir sicher, das war kein Sprung, es war ein Riss! Aber holla!

Bei der Abendfütterung saß Lars an unserem Tisch und sprach kein einziges Wort. Er kam an, sah mich, sagte „Huhu!“, lachte wie ein Giftzwerg und futterte, nein er schaufelte jede Menge in sich hinein. Als er fertig war, fischte er wieder Stift und Zettel aus der Hosentasche, kritzelte etwas auf den Zettel, verstaute beides in der Hosentasche, lachte wieder und verließ kopfschüttelnd den Speisesaal.

Wir sahen uns an, dann sahen alle mich an, Jörn sagte: „Huhu!“ und obwohl wir nie über jemanden gelacht hatten, fingen wir alle an zu lachen. Wir grölten richtig und fast hätte ich mir in die Hose gemacht, als Elfi sagte: „Das ist nicht zum Lachen!“

Alle verstummten. „Hast Du so etwas schon gesehen?“ fragte ich. „Nein, aber dennoch solltet Ihr nicht lachen!“ meinte Elfi.

Sie hatte Recht, ich bekam ein schlechtes Gewissen und nahm mir vor, den Grund für dieses Verhalten heraus zu finden. Doch das war sehr schwer. Lars reagierte immer so, wie niemand es erwartet hätte. Es hatte eine unheimliche Komik, doch niemand wagte mehr zu lachen. Dennoch hatte Lars schnell seinen Spitznamen weg. Lars war Mr. Spock.

Es vergingen Wochen, bis ich endlich das Vertrauen von Lars erlangt hatte. Ich ließ ihn einfach nicht mehr in Ruhe. Ich besuchte ihn wegen jeder Kleinigkeit und irgendwann schmiss er mich nicht mehr hinaus.

„Was schreibst Du da immer auf?“ fragte ich ihn, als er wieder Zettel und Stift aus der Hosentasche kramte.
„Darf nichts vergessen! Ist wichtig! Lars darf nichts vergessen!“
„Wieso darfst Du nichts vergessen?“
„Ich muss doch alles berichten!“
„Und wem?“
„Papa! Ich muss es Papa berichten!“
„Wieso? Wo ist er denn?“
„Auf dem Schiff! Auf dem Schiff!“

Lars hatte schreckliche Wochen und Monate hinter sich. Sein Vater war Seemann und fuhr als Ingenieur um die ganze Welt. Lars lebte mit seiner Mutter zusammen und der Vater war nur selten zu Hause. Bei seiner letzten Rückkehr war die Mutter sehr krank, doch der Vater verließ die Familie wieder. „Pass schön auf Deine Mutter auf! Ich komme bald zurück!“ sagte er zu Lars und ging.

Wenige Tage später starb die Mutter. Doch sie starb zu Hause und Lars tat so, als würde sie noch leben. Er ging ganz normal zur Schule und wartete, dass sein Vater nach Hause kommen würde, um ihm zu helfen. Doch der Vater kam nicht. Niemand bemerkte etwas. Nach einigen Wochen waren alle Vorräte aufgebraucht und Lars hatte nichts mehr zu Essen. Selbst, als er tagelang die gleichen Klamotten trug und immer seltsamer wurde, bemerkte niemand was geschehen war. Erst nach fast drei Monaten beschwerten sich die Nachbarn über einen Gestank im Haus. Sie klingelten bei Lars, doch er ließ niemanden in die Wohnung. Eines Tages kam die Polizei und öffnete die Tür gewaltsam. So wurde Lars entdeckt und kam zu uns. Unfassbar!

Jetzt wurde mir vieles klar und ich hatte einen ungeheuren Respekt vor Lars. Was hatte er alles ertragen und durchgestanden, um auf seinen Vater zu hören. Denn das tat er! Er passte auf seine Mutter auf. Unglaublich!

Die Psychos leisteten gute Arbeit an Lars, denn in wenigen Wochen ging es ihm sehr viel besser und ich hatte einen neuen Freund.

Ich arbeitete weiter an mir und begann auch wieder meine Lehren aus dem Buddhismus zu ziehen. Es tat mir gut, mich Selbst zu kontrollieren und ich hatte eine ruhige Zeit ohne Depris, obwohl ich im März die Geburtstage meiner Eltern vor mir hatte und ich keine Medikamente mehr nahm.

Peter hatte einen umwerfenden Plan. Wir wollten in den Urlaub fahren, Sylvie, Peter, mein Patenkind Ariane und ich! Und dann auch noch vor den Osterferien, also mitten in der Schulzeit! Peter meinte, er hätte genug graue Wolken gesehen und er müsse jetzt Sonne haben! Eine gute Idee, wie ich fand! Dr. Faller fand die Idee nicht so gut, doch Peter konnte ihn überzeugen.

Am 16. März 2000 flogen wir nach Gran Canaria. Nach all den Erlebnissen der letzten Wochen und Monate, tat mir dieser Urlaub wirklich gut. Ohne eine einzige Pille war ich völlig ausgelassen und frei von jedem Depri. Ich begann die Geburtstage meiner Eltern, indem ich in meinen Gedanken bei ihnen war und mich neu ordnete.

Ich hatte ein Gefühl, von dem ich mich noch immer nicht befreit hatte. Es war der Hass. Ich fühlte mich nach dem Urlaub stark genug, mich von meinem Hass zu befreien, doch ich wusste nicht wie. Ich konnte doch nicht einfach sagen: „Huhu Herr Bergmann, es ist alles vergeben und vergessen!" Nein, so einfach war das nicht. Doch was musste geschehen, damit aus Hass Frieden werden konnte? Ich versuchte mir Rat aus meinen Büchern über den Buddhismus zu holen, doch konnte ich nicht richtig deuten, was sie mir sagen wollten. Wie sollte ich mit dieser Geschichte abschließen? Wie, und ginge das überhaupt? Ich weiß nicht, ob er es geahnt hatte, wieder einmal war es Peter, der mir half.

„Du Hendrik, ich habe da einen Brief bekommen, über den ich mit Dir sprechen möchte!" sagte Peter eines Tages, es war einer unserer Donnerstage, an denen ich Peter immer besuche.
„Bäh, aus der Schule? Ich habe nix schlimmes gemacht!"
„Nein, rede keinen Unsinn, es handelt sich um eine ernste Angelegenheit!"

Peter hatte einen Brief erhalten. Dieser Brief war von Herrn Bergmann. Bereits im März war Herr Bergmann aus der Haft entlassen worden und suchte den Kontakt zu uns, besser zu mir. Er schrieb, er habe Fehler gemacht und eine schlimme Zeit hinter sich. Er wolle Frieden machen, Frieden mit sich und der Vergangenheit. Das war jawohl der Hammer. Wieso hatte er eine schlimme Zeit hinter sich? Ich konnte es nicht fassen. Jetzt, nach 11 Jahren will er seinen Frieden machen? Mit sich und der Vergangenheit? Ja, bin denn ich Vergangenheit? 11 Jahre hatte er sich nicht die Bohne um mich gekümmert!

„Was will der denn? Soll ich ihm verzeihen? Der hat doch nicht mehr alle Latten am Zaun! Der olle Scheißer! Glaubt der denn, ich hätte schön im Sandkasten gespielt und eine tolle Kindheit gehabt, während er im Gefängnis sitzen musste? Das ist ja wohl ein Blechpenner, ein blöder!“ regte ich mich auf.

„Hendrik, einmal musst Du deinen Frieden mit ihm schließen. Bist Du Dir darüber im Klaren? Du kannst ihn nicht immer hassen. So kommst Du nie zur Ruhe!“
„Das weiß ich auch! Aber doch nicht so!“
„Hast Du eine bessere Lösung? Hendrik, vielleicht ist das die Chance, einen Schlussstrich zu ziehen. Bitte denke darüber nach! Es ist Deine Entscheidung, ich werde sie akzeptieren, egal wie Du Dich entscheidest!“

In den nächsten Tagen hatte ich wirklich etwas zum Nachdenken. Wie oft habe ich davon geträumt, einmal diesem blöden Herrn Bergmann die Meinung zu sagen. Mich einmal rächen zu können, für die Schmerzen und das Leid? Ihm einmal um die Ohren hauen, wie sehr ich ihn hasse und wie sehr ich sein fiesen Lachen hasse, dass mich noch immer des Nachts verfolgt. Einmal wollte ich wissen, wie er sich in all diesen Jahren gefühlt hat. Warum hat er sich nie bei mir gemeldet? Einmal wollte ich ihm links und rechts eine Backpfeife geben und ihm sein fieses Lachen austreiben, oder ihn einfach nur einmal ordentlich in den Hintern treten.

Nun hatte ich die Chance dazu. Vielleicht die erste und auch die letzte Chance. Was sollte ich tun? Mit den Psychos sprach ich nicht darüber. Ich war ja kein Fall mehr für die Psychos und daher wollte ich alleine mit dieser Frage fertig werden. Wieder nutzte ich mein neues Medium. Ich besprach die Situation mit meinen neuen Chattfreunden. Die Meinungen waren geteilt. Einige waren streng dagegen und andere wussten es nicht genau. Richtig „JA!“ hatte niemand gesagt. Je mehr ich auf die Antworten reagierte, desto sicherer wurde ich mir. Ich würde es tun. Ja, ich würde es tun.

Ich wollte mir diesen Tag nicht merken. Ich wollte einen Schlussstrich ziehen, aber ich wollte diesen Tag nicht in meinen persönlichen Kalender aufnehmen. Daher weiß ich nicht mehr, wann genau es war, aber es war Anfang April. Wir trafen uns in Peters Kanzlei. Als ich ankam, war Herr Bergmann schon da und saß mit Peter im Besprechungszimmer. Sylvie sprach mir Mut zu, drückte mich und sagte: „Du schaffst das schon!“, als sie mich in das Besprechungszimmer begleitete. Peter stand auf, begrüßte mich und auch Herr Bergmann stand auf. Ich hätte ihn bestimmt nicht wiedererkannt, hätten wir uns auf der Straße getroffen. Eigentlich sah er ganz nett aus.

„Wir haben uns schon etwas unterhalten, Herr Bergmann und ich. Geht es Dir gut, mein Junge?“ fragte Peter.
„Ja!“ sagte ich und begrüßte Peter. Dann war es soweit. Ich stand Herrn Bergmann gegenüber. Er streckte mir vorsichtig seine Hand entgegen und sagte:
„Hallo, guten Tag, Hendrik!“
„Guten Tag!“ sagte ich, zögerte etwas, doch dann gab ich ihm die Hand. Wir setzten uns, Sylvie kam herein und brachte uns Tee und Kekse.
„So, der Anfang ist gemacht! Das ging doch schon ganz gut!“ sagte Peter zu mir und meinte, er würde uns nun allein lassen, damit wir uns in Ruhe unterhalten könnten.

Peter ging, schloss die Tür und es herrschte absolute Stille in diesem Raum. Irgendwann, es erschien mir Stunden später, fragte Herr Bergmann:
„Hendrik, darf ich Dir etwas sagen?“

„Ja!“

„Ich weiß nicht, ob es richtig ist, dass wir uns treffen, aber ich möchte Dir sagen, wie leid es mir tut, was ich Dir und Deiner Familie angetan habe. Heute weiß ich nicht mehr, welcher Teufel mich an diesem Tag geritten hat, dass ich mich so verhalten habe. Ich weiß auch, dass meine Strafe, die ich fast komplett verbüßt habe, meine Tat nicht mehr gutmachen kann. Ich bereue diesen Tag sehr und ich möchte Dich um Verzeihung bitten. Genau wie Du, muss auch ich weiterleben und ich würde gerne herausfinden, ob und wie ich Dir helfen kann!“

Ich schaute ihn an und fragte:
„Haben Sie das auswendig gelernt?“

„Nun ja, es ist nicht leicht für mich, aber das waren die Worte, die ich Dir sagen wollte. Ich habe oft und lange überlegt, was ich Dir sagen würde, wenn ich Dich treffen könnte!“ sagte er.

„Was glauben Sie, wie oft ich mir überlegt habe, was ich Ihnen alles sagen würde, wenn ich nur einmal die Gelegenheit gehabt hätte! Nie haben Sie sich um mich gekümmert! Nie haben Sie sich bei mir gemeldet! Wieso denn nicht? Und warum wollen Sie es heute? Weil Ihre Strafe vorbei ist? Meine wird nie vorbei sein! Nie! Verstehen Sie das überhaupt?“ schrie ich ihn an.

„Ich habe mich einfach nicht getraut! Ich habe mich nicht getraut!“ sagte er.

Dann schmiss ich Herrn Bergmann all meine Gedanken, Gefühle und Erlebnisse der letzten 11 Jahre um die Ohren. Ich erzählte von meiner Sprachlosigkeit, von meinem Leben als Heimi, von den Vorurteilen und meinen Kämpfen. Ich berichtete von meinen Träumen und den Folgen, von meinen Selbstmordversuchen von meinem Hass und meiner Sehnsucht.

„Für Sie ist die Welt wieder in Ordnung! Wann wird sie es für mich sein? Können Sie mir das sagen? Nie! Nie wird sie wieder in Ordnung sein! Nie!“ sagte ich und begann zu heulen. Ich hatte mir so vorgenommen nicht zu heulen, doch jetzt tat ich es. Herr Bergmann nahm meine Hand und heulte mit mir.

„Das weiß ich! Das weiß ich!“ sagte er immer wieder.

Irgendwann hatte ich mich wieder unter Kontrolle, wischte mir die Tränen aus dem Gesicht und sagte:

„Vergessen werde ich nie können! Sie haben mein Leben verändert. Es wird nie mehr so, wie es war! Das weiß ich. Ich weiß aber auch, dass ich Sie nicht mehr hassen darf, weil das nicht gut für mich ist. Ich möchte auch meinen Frieden haben, darum muss ich Ihnen verzeihen können. Ich möchte morgens aufwachen und keinen Hass mehr fühlen! Darum verzeihe ich Ihnen. Ich verzeihe Ihnen und ich hoffe , dass auch Sie nie vergessen werden, wie leicht ein kleiner Fehler so viel Hass auslösen kann!" sagte ich zu ihm.

„Nein, das werde ich bestimmt nie vergessen!" beschwor er und damit war eigentlich alles gesagt.

Die Aussprache, von der ich so lange geträumt hatte, war doch, entgegen meinen Vorstellungen, so unspektakulär verlaufen. Ich hatte Herrn Bergmann nichts mehr zu sagen und ohne ein weiteres Wort verließ ich den Raum und ging in die Teeküche, wo ich mich verkrümeln wollte, bis Herr Bergmann wieder verschwunden war. Peter erledigte den Rest und Herr Bergmann verschwand aus meinem Leben. Mit ihm ging der Hass und erst seit diesem Tage war ich wirklich frei.

Ich hatte die Gier, die Unwissenheit und den Hass überwunden, genau wie es der Buddhismus lehrt. Darüber hinaus hatte ich den Neid, die Angst und die Hoffnungslosigkeit besiegt. Obwohl ich mich an diesem Abend leer und verbraucht fühlte, wusste ich, ein neues Leben würde beginnen.

Back to the light?

16
Back to the light

Es war ein gutes Gefühl, am Morgen ohne Hass aufzuwachen. 11 Jahre habe ich einen Menschen gehasst und es hat mich sehr belastet. Doch nun war diese Last nicht mehr da. Ich war ausgelassen und kampfeslustig, wie schon lange nicht mehr.

Lars kam auf unsere Schule und wir gingen, gemeinsam mit Jan, in eine Klasse. Noch immer war Lars ein komischer Kauz, aber er passte gut zu uns und er sorgte für Abwechslung. Auch in der Schule kritzelte Lars lauter kleine Zettel voll. Unser Mathelehrer beobachtete ihn dabei und Lars bemerkte es. Er hörte abrupt mit dem Schreiben auf, grinste den Lehrer an und kritzelte weiter, als wäre nichts geschehen. Lars konnte grinsen, von einem Ohr zum anderen. Überhaupt drückte sein Gesicht immer genau das aus, was er dachte. Da er oft sehr verwinkelt oder auch fast verworren dachte, schnitt er immer die tollsten Grimassen, ohne es zu merken.

„Was macht er den da?" fragte der Lehrer, Herr Bollmann erstaunt.

„Er schreibt auf! Er schreibt alles auf! Er darf nix vergessen! Er! Ha, ha, er! Er ist Lars!" sagte Lars, grinste und schrieb weiter. Er war so komisch! So etwas hätte doch nie jemand von uns gesagt. Selbst ich nicht und das sollte schon etwas heißen. Wer aber meinte,

Lars sei bekloppt oder dumm, der hatte sich gewaltig getäuscht. Er schien häufig so abwesend, doch er registrierte alles und jede Kleinigkeit. Ich habe einmal mein Moped auseinandergebaut. Ich wollte den Vergaser reinigen und beim Zusammenbau hatte ich plötzlich drei Teile übrig. Drei winzige dumme Dinger und ich wusste nicht, wo ich sie unterbringen sollte. Lars hatte mir zugesehen und bemerkte, dass ich mit meinem Latein am Ende war. Er grinste mich an.

„Hey, nun grins mich nicht so an, von einer Arschbacke zu anderen! Das ist voll nicht lustig! Jetzt kann ich den ganzen Müll wieder aufschrauben!“ meckerte ich ihn an.

Lars grinste weiter, nahm mir das Werkzeug aus der Hand und innerhalb kürzester Zeit hatte er die drei Teile eingebaut. Er hatte genau beobachtet, wo ich sie ausgebaut hatte. Ich schaute ihn an und sagte:
„Hey, cool!“
„Hey, cool! Lars ist nicht cool! Lars hat aufgepasst!“ antwortete er trocken und grinste.

In der Schule war Lars auch unglaublich. Im Matheunterricht hatten wir das wohl bescheuertste Thema der Welt. Jedenfalls dachte ich das, ich wusste ja nicht, was es noch alles für bescheuerte Themen gibt. Wir sollten Gleichungen lösen mit Unbekannten. Bolle, also Herr Bollmann, ist nun wirklich nicht der Hit im Erklären. Wenn Bolle ein neues Thema einführt, kann ich gleich nach Hause gehen und die Nachschulungen buchen. Ich muss ein Thema erst einmal richtig geschnallt haben, dann löse ich alle Aufgaben, oder fast alle. Jedenfalls nach seiner Erklärung gibt Bolle uns dann immer 3 Aufgaben, die wir selbständig lösen müssen. Ich könnte jedes Mal verrückt werden, wenn ich diese Aufgaben nicht lösen kann, weil ich wieder einmal nichts kapiert habe. Für Lars war das nie ein Problem. Er sah die Aufgaben und im nächsten Moment waren sie schon gelöst!

„Was machst Du da?“ fragte ich.
„Rechnen!“
„Bäh, dass Du nicht pullerst sehe ich auch! Aber was rechnest Du da rum?“
„Die 3. Aufgabe!“
„Manno! Ich meine doch wie!“
„Mit dem Stift!“

Er konnte einen echt verrückt machen. Aber erklären konnte er ebenso wenig wie Bolle.

Bis zu 10. Klasse war Deutsch echt eines meiner Lieblingsfächer! Unsere Lehrerin, Frau Dr. König, wir nennen sie nur „die Königin“, war ja bei ihren Vorlieben schon immer etwas undicht, aber jetzt übertrieb sie es wirklich. Wir mussten Texte lesen von Böll, Grass, Kafka und so ein wirres Zeug! Goethe und Schiller gingen ja noch, aber Kafka gab mir den Rest. Sie gab uns die Kurzgeschichte „Der Nachbar“ zu lesen. Wir sollten jedoch keine Interpretation schreiben, denn sie hatte folgende Aufgabe an die Tafel geschrieben:

„Bewerte die Kurzgeschichte und zeichne auf, welche Schlüsse und Lehren aus der Geschichte gezogen werden können!“

Also, ich kannte die Königin ja und wusste, wie verliebt sie in diese Literatur ist, daher hatte ich mir angewöhnt, bei Interpretationen stets soviel Schmalz wie möglich zu bringen, denn ich wusste, es würde ihr gefallen und meine Noten aufbessern. Was die Königin aus diesen Geschichten alles herleitet, ist die wahre Pracht in Tüten.

Doch nun war ich gefragt. Meine Meinung! Ich sollte diese Geschichte bewerten. Haha! Und ich habe sie bewertet. Für mich handelte die Geschichte von einem kleinen Mann, der an Verfolgungswahn leidet, zudem geizig ist und neidisch. Ein Angeber war er auch noch. Ich konnte mit dieser Geschichte nun wirklich nichts anfangen. Schlüsse oder gar Lehren konnte ich aus dieser Geschichte schon überhaupt nicht ziehen. Doch ich konnte dem Mann gute Ratschläge geben. Er sollte nämlich meiner Meinung nach echt mal einen Psycho aufsuchen, oder sich ein Buch über den Buddhismus kaufen. Das hätte ihm bestimmt geholfen.

Nun habe ich es mir aber auch nicht ganz so einfach gemacht, ich habe meine Meinung zu jedem Punkt begründet. Zum Schluss habe ich dann die Frage gestellt warum sich Schüler in der 10. Klasse mit derartig nutzlosen Dingen beschäftigen müssen, wo es Tausende andere Dinge gibt, über die es sich lohnt nachzudenken.

Das war meine ganz persönliche Lehre, die ich aus dieser Geschichte gezogen hatte.

Ich war richtig stolz auf meine Arbeit und daher traf es mich wie ein Blitzschlag, als ich unter meiner Arbeit eine fette 5 lesen musste. Dann hatte die Königin noch einen Satz unter die 5 geschrieben: „Das war ja wohl nichts!“ Eine 5 in Deutsch! So etwas ging doch gar nicht! Hendrik schreibt keine Fünfen, vielleicht in Sexualkunde, aber das war lange her. Jedenfalls schrieb ich keine 5 in Deutsch.

„Bei mir hat es einen schlimmen Fehler gegeben, Frau Dr. König!“ sagte ich noch während des Unterrichtes zu ihr.
„Was für einen Fehler, Hendrik?“
„Ja, bei mit steht eine fette 5 im Heft! Ich glaube, Sie haben da etwas verwechselt!“
„Ja, sei froh! Es könnte dort auch eine runde 6 stehen!“
„Aber wieso denn?“
„Weil das, was Du da abgegeben hast, alles ist, aber bestimmt keine Interpretation!“
„Ja, aber...“
„Nichts aber! Ich möchte darüber nicht diskutieren!“
„Das werden Sie aber müssen! Frau Dr. König!“
„Und warum, wenn ich fragen darf?“
„Weil ich darüber diskutieren möchte!“

Die ersten Lacher konnten sich kaum noch auf den Stühlen halten, Jan trat mich schon unter dem Tisch, doch ich machte stur weiter!

„Sie können doch nicht einfach eine 5 geben und sagen: „Das war es!“ Ich brauche doch eine Begründung, was ich falsch gemacht habe, damit ich von Ihnen lernen kann!“ stachelte ich weiter.

„Hendrik, wie heißt unser derzeitiger Lernabschnitt?“
„Interpretationen“
„Gut, und was heißt Interpretation?“
„Interpretation bedeutet, etwas so darzulegen, dass die Absicht des Verfassers oder des Komponisten verdeutlicht wird.“
„Gut! Dann frage ich mich, warum Du das nicht gemacht hast!“
„Weil ich es nicht sollte! Sie haben mich nach meiner Meinung gefragt!“
„Nun rede aber keinen Unsinn, Hendrik! Eine 5 ist kein Beinbruch! Die kannst Du schon verkraften! Sei ein Mann und stecke sie ein! Lamentieren wird Dir nicht viel helfen!“
„Oh doch! Ich werde so lange diskutieren, bis ich weiß, warum eine Bewertung eine Interpretation sein soll!“
„Hendrik, hör jetzt bitte auf, Du störst den Unterricht!“
„Dieses ist die Besprechung einer Klassenarbeit und wenn ich dazu Fragen habe, dann ist das keine Störung des Unterrichtes!“
„Doch, denn die Besprechung ist bereits beendet!“ entgegnete sie mir und schon klingelte es, die Stunde war vorbei.

Natürlich ging ich sofort zur Königin, doch sie ignorierte mich und verließ das Klassenzimmer. Ich lief ihr hinterher, doch sie verschwand wortlos im Lehrerzimmer. Ich hieße nicht Hendrik, wenn ich aufgeben würde. Ich wartete, bis sie wieder aus dem Lehrerzimmer kam. Sie musste sich mit mir unterhalten. Doch sie tat es nicht. Sie sagte ich sei ein uneinsichtiger Bengel, der noch seine Grenzen lernen müsse und ließ mich einfach stehen.

Das konnte ich nicht auf mir sitzen lassen. Wenn sie nicht mit mir sprach, dann musste ich leider mit dem Direktor sprechen. Ich erzählte dem Direktor die ganze Geschichte und er stimmte mir zu, eine Bewertung sei meine Meinung und eine Interpretation sei eben eine Interpretation. Aber er wollte die Sache noch einmal mit der Königin besprechen, um festzustellen, ob sie wirklich nach einer Bewertung gefragt habe. Natürlich stritt die Königin ab, nach einer Bewertung gefragt zu haben, doch ich ließ nicht locker und legte Hefte von Schülern vor, die die Aufgabe ganz ordentlich von der Tafel abgeschrieben hatten. Nun konnte sie sich nicht mehr wehren und wollte meine Arbeit und die 5 in der Gesamtnote unberücksichtigt lassen. Da das aber den anderen Schülern gegenüber ungerecht gewesen wäre, wurde die ganze Klassenarbeit nicht gewertet.

Also, der Lieblingsschüler der Königin war ich bestimmt nie, aber jetzt war ich sicherlich noch einige Punkte abgesackt, zumal ich forderte, sie solle den uneinsichtigen Bengel, dem man seine Grenzen zeigen müsse, zurücknehmen. Hätte ich „Blöde Kuh!“ zu ihr gesagt, hätte ich ja auch einen Verweis bekommen und hätte mich entschuldigen müssen. Doch für Lehrer gelten da leider andere Bestimmungen. Sie nahm den Bengel nicht zurück, daher musste ich mir eine besondere Rache einfallen lassen.

Das besondere Merkmal der Königin ist ihr tolles Parfüm. Bei jeder Gelegenheit besprüht sie sich mit diesem Zeug und es riecht fürchterlich. Ich habe einmal mitten im Unterricht, als sie sich gerade wieder besprüht hatte, gesagt: „Mit Tosca kam die Einsamkeit!“ Die ganze Klasse hatte sich vor Lachen fast in die Hosen gemacht, doch die Königin hatte es nicht richtig verstanden. Sie sagte mir den richtigen Namen ihrer Duftnote und meinte, es sei kein Tosca. Nun beschloss ich, ihr ein neues Parfüm zu kreieren.

Ich nannte es „0815 – Echtes Nienburger Weserwasser“! Und das war es auch! Lars, Jan und ich hatten einen fiesen, alten, stinkigen und schon lange toten Fisch aus der Weser gezogen und ihn mit etwas stinkigem, faulen Weserschlamm zwei Stunden lang in Weserwasser gekocht. Der Küchensaal stank wie eine Fischhalle und es war trotz der geöffneten Fenster kaum zum Aushalten, aber es gab einen herrlichen Sud, der von allen Seiten gleich stank.

Wir füllten unser 0815 in eine kleine Flasche und nahmen diese mit in die Schule. Nun musste der Austausch eingefädelt werden. Wir hatten vor, die Sprühflasche der Königin in der kleinen Pause aus ihrer

Tasche zu entführen, um ihr ein neues Leben mit einem neuen Duftstoff zu ermöglichen. Lars und Jan verwickelten die Königin in ein Gespräch und ich entführte die Sprühflasche. Schnell lief ich auf den Pausenhof, entlehrte die Flasche, lief auf die Toilette und spülte die Flasche mit ordentlich viel Spülmittel aus, damit sie möglichst neutral roch. Dann füllte ich das 0815 ab. Eigentlich hätte ich einen Schutzanzug benötigt, so stank das Zeug. Zum Schluss reinigte ich die Flasche noch von außen, damit die Königin nicht gleich Verdacht schöpfen konnte. Dann rannte ich zurück in die Klasse, die Sprühflasche unter dem Pullover und legte sie zurück in die Tasche der Königin.

Mann, waren wir gespannt! Wann würde sie sich wieder eindieseln? Die nächsten 45 Minuten vergingen wie im Fluge, doch sie griff nicht in ihre Tasche. So ein Ärger! Die ganze Arbeit umsonst.

Doch am nächsten Tag, nach der großen Pause kam nicht die Königin in unsere Klasse, sondern unser Direktor. Er schickte uns nach Hause, weil es der Königin nicht gut ginge. Sie wäre krank und hätte nach Hause fahren müssen. Lars, Jan und ich schauten uns an und mussten uns das Lachen verkneifen. Hatte sie sich in der großen Pause im Lehrerzimmer eingedieselt? Das wäre ja der Hammer gewesen. Und genau so war es. Am Folgetag entschuldigte sich die Königin für ihr Fehlen und meinte, es sei ein „Attentat“ auf sie verübt worden. Voller Mitleid fragten wir, was denn nur passiert sei, doch sie wollte es einfach nicht erzählen. Jedenfalls riecht sie seit diesem Tag immer erst an der Flasche, ehe sie sich eindieselt!

Nicht immer greife ich zu so harten Mitteln, wenn es im mir nach Rache gelüstet. Es gibt auch Lehrer, die mit der Meinung und den Einstellungen ihrer Schüler richtig umgehen können. Mein Lieblingsfach in der Schule ist Geschichte. Ich besuche auch den Leistungskurs Geschichte. Wir sollten jeder ein 45 Minuten langes Referat zu einem bestimmten Thema halten, welches der Lehrer, Herr Kreike, vergeben wollte. Er verteilte die schönsten Themen und als ich an der Reihe war, hätte mich fast der Schlag getroffen. Ich sollte ein Referat über die Verfassung der DDR schreiben. So ein Quatsch! Die DDR gab es längst nicht mehr und außerdem war das ein Unrechtsstaat, mit dem ich mich nun wirklich nicht befassen wollte. Jan sollte ein Referat über die Verfassung der Bundesrepublik Deutschland schreiben. Ich fragte Jan, ob wir tauschen wollten, doch Herr Kreike erlaubte es nicht.

„Dann möchte ich ein anderes Thema!“ sagte ich frech. „Das bekommst Du aber nicht! Und denke daran, Hendrik, das Referat zählt doppelt! Trotz Deiner guten Zensuren könntest Du Dir theoretisch eine 3 im Zeugnis einhandeln!“

So eine Gemeinheit. Aber ich war mir sicher, ich würde dieses Referat nicht schreiben. Nach der Reihe mussten alle ihr Referat vortragen. Es dauerte lange, bis ich an der Reihe war und ich überlegte und überlegte, doch ich wollte einfach nicht. Nein, dieses Referat schrieb ich nicht! Ätsch!

Vor mir war Jan an der Reihe und am Ende der Stunde sagte Herr Kreike:
„So, und am Montag hören wir uns dann das Referat über die Verfassung der DDR an. Hoffentlich wird es auch so gut, wie das von Jan, Hendrik!"
„Oh, das wird sogar noch viel besser. Ich bin jetzt schon voll gespannt!" erwiderte ich.

Am folgenden Montag sollte ich nun mein Referat halten. Ich trat vor die Klasse und sagte:

„Ich soll ein Referat zu dem Thema „Die Verfassung der Deutschen Demokratischen Republik" halten. Dieses habe ich jedoch nicht gemacht. Es ist nicht, weil ich faul bin, sondern es ist, weil ich keine Lust habe, mich mit diesem Staat und dieser Verfassung zu beschäftigen. In diesem Land wurden Leute verhaftet, gefoltert und erschossen, die anders gedacht haben. Die Menschen wurden gefangen gehalten und nichts an diesem Staat war demokratisch. Kinder wurden ihren Eltern weggenommen und niemand konnte sich wehren. Zum Glück gibt es diesen Staat nicht mehr. Ich hätte gerne ein Referat über die Entstehung und das Ende der DDR geschrieben, aber in jedem Falle nicht über die Verfassung, die sowieso nur Müll war!"

Peng! Das war es! In weniger als einer Minute war mein Referat beendet. Ich ging wieder an meinen Platz und setzte mich hin. Einige lachten, doch Herr Kreike sagte: „Also, zum Lachen finde ich das nicht! Du weißt was das bedeutet, Hendrik?“
„Ja!“

Herr Kreike schrieb etwas in sein Lehrerbuch und das war alles. Ich war mir meiner 6 sicher. Und sie zählte doppelt. Ich hatte 4 Einsen geschrieben, nun 2 Sechsen und das ergibt einen Durchschnitt von 2,6667. Also eine glatte 3 im Zeugnis. Die Ungerechtigkeit der DDR hatte überlebt. Doch es war mir egal. Ich hatte ihr jedenfalls Paroli geboten.

Am Tag der Notenbesprechung fragte mich Herr Kreike: „Na Hendrik, was möchtest Du denn für eine Note haben?“
„Also, ich möchte natürlich eine 1 haben! Ist doch voll logo!“
„Und was meinst Du, was Du bekommst?“
„Na, ne olle 3! Wegen der blöden Ostzone!”
„Kannst Du rechnen?“
„Ja!“
„Was ist 6 geteilt durch 6?“
„1!“
„Gut! Da hast Du sie ja! Deine 1!“
„Ha, ha, ha! Und was bekomme ich nun in Echt?“
„Sag ich doch! 6 durch 6!“

Ich konnte es nicht glauben, doch dann sagte Herr Kreike:
„Wisst Ihr, als Hendrik sein Referat halten sollte, da hat er etwas gemacht, dass mir sehr imponiert hat. Er hat Charakter bewiesen. Mit seiner Begründung hat er bewiesen, dass er sich um das Thema Gedanken gemacht hat. Er hat sich eine Meinung gebildet und er hat zu seiner Meinung gestanden, obwohl er eine schlechte Note im Zeugnis zu erwarten hatte. Das nennt man Charakter. Die Bürger der ehemaligen DDR haben auch Charakter bewiesen, als sie sich gegen das Regime durchgesetzt haben. Darum habe ich seine Erklärung mit einer glatten 1 bewertet."

Mit dieser Reaktion hätte ich nie gerechnet. Ich glaube ich hätte auch keinen Aufstand gemacht, wenn ich eine 3 bekommen hätte. Schließlich hatte ich ja wirklich nicht gearbeitet. Ich finde es sehr gut, dass Lehrer auf die Meinung der Schüler eingehen und auch selbst bereit sind, neue Meinungen und Ansichten zu akzeptieren. Ich glaube, bei der Königin hätte ich schlechtere Karten gehabt. Jedenfalls zu dieser Zeit.

17
Irrwege

Das Schuljahr neigte sich dem Ende entgegen und wir bereiteten uns auf die Ferien vor. Das Wetter war zum Abgewöhnen und daher wusste ich nicht, was ich in den Ferien machen sollte. Das St. Joseph hatte zwei Urlaubsziele zur Verfügung: Bayern oder Langeoog. In die Berge wollte ich nicht so gerne und Langeoog kannte ich auch schon. Wir können uns aussuchen, wo wir für je 2 Wochen hinwollen. Wir wohnen in den Urlaubsgebieten in städtischen oder kirchlichen Schullandheimen. Eigentlich eine schöne Einrichtung, aber in diesem Jahr war es wirklich nicht mein Fall. Langeoog war zwar ganz schön, aber bei diesem Wetter hätte ich dort bestimmt eine Krise bekommen. Ich hatte etwas ganz anderes vor. Ich wollte mit dem Moped nach Italien fahren. Ich weiß nicht, warum ausgerechnet Italien, vielleicht war ich auf einem Selbstfindungstrip. Natürlich hatte Peter etwas gegen meinen Plan. Viel zu gefährlich. Die Alternative war mit Jan und einigen anderen Freunden zum Camping, an die Kiesteiche in Hannover, zu fahren. Das ist zwar verboten, aber macht jede Menge Spaß. In den Pfingstferien machen wir das häufig. Doch es regnete nur und damit war das Zelten auch gestorben. Die Ferien hatten schon begonnen und ich hatte mich in keine Gruppe eingetragen. Fast alle Kinder waren eingetragen, es würde also ziemlich leer im St. Joseph werden. Lars hatte auch keine Meinung, er wollte zu Hause bleiben, weil er hoffte, sein Vater würde kommen. Er sei immer zu Beginn der Sommerferien nach Hause gekommen. Doch er kam nicht. Plötzlich, in der ersten Ferienwoche, wollte Lars auf einmal unbedingt nach Langeoog. „Cool!“ dachte ich, dann würden es doch noch lustige Ferien werden. Schnell hatten wir uns für die nächste Woche eingetragen und bald ging es los. Schade war nur, dass Joschi nicht mitkommen durfte. Die Psychos hatte ihn noch in der Mangel und es wurde ihm nicht erlaubt, in den Urlaub zu fahren.

Ich hatte wieder jede Menge Klamotten eingepackt und da ich so gerne am Meer sitze und male, wollte ich meine Ölfarben und meine Staffelei mitnehmen. Das gab vielleicht ein Theater, aber ich setzte meinen dicken Kopf durch.

Petrus blieb hartnäckig und schaltete auf Dauerregen. Die Betreuer des Schullandheimes hatten einen straffen Aktionsplan für uns aufgestellt. Es gab alle möglichen Aktivitäten. Fußball, Tischtennis, Radfahren, Strandlaufen, Wattwandern und Tausende andere Dinge. Die Teilnahme war natürlich freiwillig. Lars und mir war nicht so nach Aktivitäten. Wir schliefen lange und verpassten laufend die Morgenfütterung. Ich konnte nicht richtig schlafen, weil ich es nicht mehr gewöhnt war, mit 6 Jungs in einem Zimmer zu schlafen. Daher fiel ich nach 8.00 Uhr, wenn die anderen aufgestanden waren, noch einmal in einen richtigen Tiefschlaf.

Am vierten Tag erwachte ich früh um 7.00 Uhr. Ich schaute aus dem Fenster und es sah nach einem tollen Sonnenaufgang aus.
„Hey Lars, kommst Du mit, den Sonnenaufgang am Strand schauen?“ flüsterte ich Lars an. Keine Reaktion. „Na gut! Dann gehe ich alleine! Aber wehe Du meckerst, weil Du etwas verpasst hast!“ Es wurde ein wunderschöner Sonnenaufgang und ich kam erstmals so richtig in Urlaubsstimmung. Jetzt ein lecker Frühstück, dann am Strand sitzen und das Meer malen. Das wäre ein guter Tagesplan. Ich lief zurück in das Heim und frühstückte mit den anderen Kindern. Es ist immer sehr lustig, die vielen Kinder aus ganz Deutschland zu treffen. Nicht nur die unterschiedlichen Dialekte machen es so spannend, sondern es ist schön, viele Freunde wiederzusehen, die ich schon seit vielen Jahren aus unseren Urlaubsaufenthalten kenne. Ich traf an diesem Morgen Knuth beim Frühstück. Knuth ist in meinem Alter und kommt aus der Nähe von München. Ich kenne ihn schon seit 7 oder 8 Jahren. Er spricht diesen unglaublichen bayrischen Dialekt. So schnell und irre, dass ich ihn immer kaum verstehe. Wenn ich noch keine Urlaubsstimmung gehabt hätte, wäre sie spätestens jetzt gekommen, als ich mit Knuth unterhielt. Wie immer lief er in seinen Lederhosen herum. Ich glaube, er wurde schon mit Lederhosen geboren. Ich habe ihn nie mit anderen Hosen gesehen, außer beim Baden natürlich. Da trägt auch der richtige Bayer eine Badehose.

„Huhu Knuthi! Alter Seppel! Was machen die Berge?“ begrüßte ich ihn und wir hatten uns jede Menge zu

erzählen. Knuth futtert wie eine siebenköpfige Raupe. „Hey, mal wieder richtig satt futtern hier im coolen Norden was?“ ärgerte ich ihn.
„A geh!“ brachte er zwischen Ei, Brötchen und Milch hervor. Wir verabredeten uns für den Nachmittag am Strand. Die Sonne schien noch immer und es konnte nur ein schöner Tag werden. Ich lief in unser Zimmer, um meine Malsachen zu holen. Bis auf Lars war niemand mehr im Zimmer.
„Hey Lars, Du alter Penner! Sei nicht so faul! Steh auf und halte Deinen Hintern in die Sonne! Kann nicht schaden! Es ist cooles Wetter heute!“ animierte ich ihn, während ich meine Sachen zusammen suchte. Von Lars jedoch keine Reaktion.

„Huhu! Jetzt steh endlich auf und komm mit. Olle Rothaut!“ ärgerte ich ihn und zog ihm im Vorbeigehen die Bettdecke weg. Von Lars jedoch keine Reaktion. Ich schaute zu ihm herüber und er sah irgendwie komisch aus.

„Hey, jetzt kannst Du aber was erleben!“ kündigte ich an, als ich mich ihm nährte, um ihn aus dem Schlaf zu kitzeln. „Kannst echt ein bisschen Sonne vertragen. Siehst aus wie ein Ziegenkäse!“ lästerte ich noch, als ich ihn gerade so richtig aufwecken wollte. Ich wollte ihm die Nase zuhalten und als ich ihn berührte war er irgendwie steif und kalt. Keine Reaktion. Ich merkte sofort, dass etwas nicht stimmte. Was war das? In Bruchteilen von Sekunden hatte ich einen schrecklichen Verdacht! „Lars! Hey Lars! Wach auf!“ schrie ich ihn an. Ich schrie so laut und wie im Wahn, dass sich sofort die Tür öffnete und Petra, unsere Betreuerin kam herein.

„Was ist denn hier los?“ fragte sie.
„Lars! Es ist etwas mit Lars!“ schrie ich.
„Was ist denn?“
„Weiß ich doch nicht! Lars! Wach auf! Lars! Petra, tu doch was!“

Dann wurde es dunkel!

Ich erwachte und lag auf einem Bett. Ein Arzt war da, er hatte mir eine Spritze gegeben. „Lars! Lars!” schrie ich ihn an. „Was ist mit Lars? Ist er ... ist er...“ „Ja, ja mein Junge!“ Es bedurfte keiner weiteren Worte. Ich hatte verstanden. Aber warum? Lars konnte doch nicht einfach so sterben. Die Spritze machte mich müde und ich schlief ein. Als ich wieder erwachte war bereits ein neuer Tag angebrochen. Ich stand auf und wollte in unser Zimmer gehen, um mich davon zu überzeugen, dass ich nicht nur einen bösen Traum hatte, doch ich durfte nicht. „Du darfst die Krankenstation noch nicht verlassen, Hendrik! Warte, bis der Arzt kommt!“ sagte die Schwester. Ich wusste es sofort. Es war kein böser Traum. Ich setzte mich auf mein Bett, verstand die Welt nicht mehr und weinte, als der Arzt in das Zimmer kam. „Was ist passiert? Warum?“ fragte ich.

Ich erfuhr, dass Lars nicht einfach so gestorben war. Er hatte eine Überdosis Schlaftablette genommen. Niemand hatte etwas bemerkt und niemand wusste, woher die Pillen kamen. Ich konnte es nicht fassen. Er war doch so wild auf den Urlaub. Er war auch überhaupt nicht schlecht drauf. Warum hatte er das getan? Die Polizei wollte mich befragen, doch ich konnte ihnen auch nichts sagen. Ich fühlte mich so leer und einsam. Da saß ich nun auf dieser Insel und wieder hatte ich einen Freund verloren. Warum? Es war so sinnlos. Ich machte mir Vorwürfe. Hatte ich wieder versagt? Ich hätte doch etwas merken müssen. Aber so sehr ich auch rekonstruierte, ich entdeckte nicht das geringste Anzeichen für diese Tat.

Niemanden war mehr nach Urlaub zumute. Für uns Nienburger war der Urlaubsabbruch sowieso klar, aber auch die anderen Kinder brachen den Urlaub ab. Unsere Rückkehr musste jedoch vorbereitet werden und das dauerte zwei Tage. Es waren zwei gespenstige Tage. Trotz der Ereignisse weigerte ich mich, auch weiterhin Medikamente zu nehmen. Ich wollte mich selbst unter Kontrolle halten. Das Wetter wurde immer schlechter. Es kam eine seltsame Stimmung auf. Wir waren alle sehr deprimiert. Erst als wir die Insel verließen und Lars zurückblieb, verstand ich, was ich verloren hatte. Wie in Trance erlebte ich die Rückkehr nach Nienburg. Voller Lebenslust fuhren wir los und nun war alles so grau. Es wurde Winter, mitten im Sommer.

Das St. Joseph war auch wie im Schock. Vor Lars Zimmertür standen Blumen. Dr. Faller wollte sich mit mir unterhalten, doch ich wollte allein sein. „Bitte nicht jetzt, später!“ hatte ich ihn gebeten und er ließ mir Zeit. Ich ging in mein Zimmer und setzte mich an meinen Schreibtisch. Mein Kopf war voller Gedanken. Ich konnte es einfach nicht begreifen. Ich legte meinen Kopf auf den Tisch und weinte. Ich bemerkte nicht, dass jemand in mein Zimmer gekommen war. Jemand streichelte mir über den Kopf und sagte: „Nicht traurig sein, Henry!“ Ich schaute hoch und es war Joschi. Er sah mich mit seinen Kulleraugen an, als wolle er sagen: „Ich bin ja auch noch da!“ Ich nahm ihn in den Arm und sagte: „Ach Joschi es ist alles so Scheiße. Versprich mir bitte, dass du so etwas nie tust. Versprich es mir.“

Ich weinte und Joschi tröstete mich. Peter rief an und wollte nach Nienburg kommen, doch ich wollte allein sein. Peter sollte erst am nächsten Tag kommen. Ich saß in meinem Zimmer und wollte meine Gedanken in mein Tagebuch schreiben. Ich öffnete meine Schreibtischschublade und da lag ein Zettel. Auf dem Zettel lag der kleine Bleistift, den Lars immer aus seiner Hosentasche zog, wenn er auf seine kleinen Zettel kritzelte. Ich nahm den Bleistift, zog den Zettel aus der Schublade und klappte ihn auf.

„Huhu Hendrik!

Bitte sei nicht sauer mit mir, aber ich musste es tun. Mein Papa kam nicht und ich weiß, er wird nie mehr kommen. Darum bin ich jetzt zu meiner Mama gegangen. Ich wollte noch einmal das Meer sehen, weil ich nicht verstehen kann, dass es Papa immer an das

Meer zieht und nicht zu uns. Da wo ich jetzt bin, wird er auch eines Tages ankommen. Dann sind wir endlich wieder zusammen.

Du brauchst Dir auch keine Gedanken zu machen, ich habe alles genau berechnet! Es konnte nichts schief gehen. Ich hätte es sowieso getan, ich wollte nur noch einmal das Meer sehen. Du hast es mir ermöglicht. Danke. Danke für die Zeit. Zeit ist relativ.

Lars“

Diese Zeilen waren unglaublich. Obwohl ich so traurig war, musste ich grinsen, denn ich wusste, Lars war erst jetzt glücklich. Er war anders als wir alle, aber ich kann es nicht beschreiben. Hatte er Recht?

Ich habe diesen Brief niemanden gezeigt. Aber der Inhalt spricht für sich. Ich finde es wichtig, dass er gelesen wird, denn er enthält eine Botschaft.

Wir haben Lars in Nienburg beerdigt. Wie für Maik habe ich auch für Lars die Orgel gespielt. Wir kannten uns nur so kurz, aber er hat mir viel gegeben und ich habe viel gelernt. Als ich mich von ihm verabschiedet habe, gab ich ihm seinen kleinen Bleistift zurück. Er gehörte zu Lars und er sollte bei ihm bleiben.

Es war nicht nur die Erkenntnis, dass es Lars jetzt irgendwie besser ging, es waren auch meine Freunde aus dem Internet, die mir in dieser Zeit sehr halfen. Ich nahm weiterhin keine Medikamente. Ich kämpfte mit mir, aber dennoch überfielen mich so manche Depris in den nächsten Wochen. So sehr man sich im St. Joseph auch bemühte, die Ferien waren nicht mehr zu retten und ich freute mich auf das neue Schuljahr, um auf andere Gedanken zu kommen.

Joschi machte mir Sorgen. Es ging ihm schlecht. Fast jede Nacht hatte er schlimme Träume und pullerte ins Bett. Er war sehr deprimiert und ich hatte Angst, noch einen Freund zu verlieren.

„Du hast es mir versprochen! Du hast es mir versprochen! Niemand wird mehr mit mir spielen!" weinte er eines Abends.
„Es sind nur die Träume, Joschi! Es sind nur die Träume!"
„Nein! Es sind nicht die Träume! Es wird wieder passieren!" weinte er und war kaum zu beruhigen. Sie gaben ihm eine Spritze und ich fühlte, dass ich etwas unternehmen musste. Ich sprach mit Dr. Faller und er erklärte mir, dass Joschi wahrscheinlich zu seinen Eltern zurück müsse, weil die Polizei keine Beweise gegen Joschis Eltern hatte und diese ihr Kind zurückforderten.

Das durfte doch nicht wahr sein. Wie konnte es so etwas geben? Warum zählt das Wort eines Kindes in der Welt der Erwachsenen so wenig? Nein, das durfte einfach nicht passieren. Ich rief sofort Peter an und bat ihn, sich um Joschi zu kümmern.

Peter zögerte nicht eine Sekunde und drehte sofort an allen Rädern, um Joschi zu helfen. Es war eine spannende und unglaubliche Zeit, aber heute ist Joschi frei von seinen Eltern. Sie haben das Sorgerecht verloren und ihre Schuld konnte ihnen bewiesen werden. Sie hatten ihre Spuren nicht so gut verwischt, wie es den Anschein hatte. Ich weiß nicht, was Peter alles unternommen hat, es ist aber gut zu wissen, dass es möglich ist, solch schlechte Menschen zu überführen. Daher ist das „Wie“ auch nicht so interessant, ich hoffe nur, dass noch viele solcher Menschen entlarvt werden.

Das neue Schuljahr begann und es war gut, sich auf andere Dinge zu konzentrieren. Natürlich wurde ich in der Schule mit Fragen gelöchert. Die Lehrer und Schüler wollten genau wissen, was mit Lars geschehen war und warum. Ich wollte aber nicht darüber sprechen und sagte nur: „Er ist tot! Was gibt es noch zu reden?“ Auf seinem Platz lagen Blumen und eine Kerze brannte. Ich musste weinen, denn ich bemerkte, wie beliebt Lars war, obwohl er so ein komischer Kauz war. Schade, dass wir ihm das nicht richtig gezeigt hatten, als es noch möglich war. Vielleicht hätte er mehr Halt gehabt.

Irgendwie habe ich in dieser Zeit versucht, mich selbst zu finden. Meine buddhistischen Aktivitäten hatte ich zum größten Teil wieder eingestellt. Ich schrieb noch immer Tagebuch und klärte meine Gedanken noch immer sofort auf, aber ich nahm mir keine Zeit für mich selbst. Auf der Suche nach mir selbst rannte ich an mir vorbei. Durch die weitere Boykottierung aller

Medikamente hatte ich es schwerer mit meinen Depris zu tun, aber ich wollte es ohne schaffen. Ich wusste, das war der einzige Weg.

Schon vor den Ferien hatte ich mir die Haare blau gefärbt, jetzt waren sie grün. Es war komisch, aber jede Farbe brachte ein neues Lebensgefühl. Dieses Lebensgefühl verblasste aber, genau wie die Farbe, nach jedem Waschen der Haare. Ich sprach auch kaum mit jemandem über meine Gedanken und Gefühle. Jan war so glücklich in seiner neuen Familie und ich wollte ihn nicht mit meinen Depris belasten. Aber ich war froh, dass ich Jan hatte. Es ist, als ginge ich in eine andere Welt, wenn ich ihn besuche. Diese Welt ist so harmonisch und glücklich. Sie passen wirklich alle gut zusammen.

Mit meinen Chattfreunden besprach ich meine Gedanken. Irgendwie waren diese Menschen, die ich ja nie persönlich gesehen hatte, ein Teil meines Lebens geworden. Eigentlich waren wir Fremde, aber wir hatten sofort eine ungeheure Vertrautheit. Ich frage mich oft, wie würde es wohl sein, diese Menschen einmal zu treffen? Ich habe schon von Menschen gehört, die sich lange Zeit nur über das Telefon kannten. Viele hatten sich plötzlich nicht mehr viel zu sagen, als sie sich trafen. Ich glaube, davor habe ich Angst, doch bestimmt wird meine Neugier die Angst eines Tages besiegen. Noch gibt es ein Abkommen zwischen Peter, dem St. Joseph und mir. Ich darf chatten, wann und mit wem ich möchte, aber gewisse Dinge sind verboten. Dazu gehört auch das Treffen mit meinen Chattfreunden. Ich kann das verstehen, weil es ja nicht nur nette Menschen im Internet gibt, es kann auch sehr gefährlich sein.

Schnell hatte mich der Schulalltag wieder gefangen und eigentlich war alles so wie immer. Im St. Joseph verbrachte ich viel Zeit mit Joschi. Er schien jede Menge Versäumtes nachholen zu wollen. Er wollte alles wissen und alles lernen. Er machte einen Computerkurs im St. Joseph und ich zeigte ihm das Internet, jenen riesigen Marktplatz, auf dem auch Joschi selbst vermarktet wurde, von der schönen und informativen Seite. Joschi ist ungeheuer schnell im Begreifen und Umsetzen. Er baut sich seine eigene, neue Welt auf und kämpft mit seiner alten Welt. Er ist ungeheuer tapfer.

Mein Kampf mit meiner Welt ging in eine neue Runde. Die Depris kamen in immer kürzeren Abständen. Sie waren zwar nicht besonders schwer, aber es war die Häufigkeit, die mir zu schaffen machte. Dennoch weigerte ich mich, Hilfe anzunehmen. Keine Pillen und keine Sitzungen mit den Psychos. Ich würde es alleine schaffen.

In der Schule bahnte sich ein Kampf zwischen mir und der Königin an. Noch immer nervte sie uns mit ihrem Lieblingshobby, der Literatur. Warum verbrachten wir so viel Zeit mit Literatur? Gab es nicht wichtigere Themen, die der Deutschunterricht zu besetzen hatte?

„Also, Frau Dr. König, jetzt muss ich mal etwas fragen!" läutete ich die erste Runde ein.

„Ja, Hendrik bitte!"

„Wir haben jetzt schon so viel von diesem Herrn Kafka gelesen, gehört, bewertet und interpretiert. Warum müssen wir uns jetzt diese Werk, „Der Prozess", reinziehen? Ich bin mir sicher, den meisten von uns ist es eine Qual. Können Sie mir sagen, was wir im späteren Leben von Kafka haben? Können Sie mir sagen, ob Kafka für unser Leben wichtiger ist, als Rechtschreibung und Interpunktion? Wäre es nicht angebrachter, diese Defizite abzustellen, als sich Wochen und Monate mit Kafka auseinander zu setzen?"

Peng! Das hatte gesessen!

„Wie ich meinen Unterricht gestalte, musst Du schon mir überlassen! Im übrigen gibt es einen Lehrplan, an den ich mich zu halten habe!"

„Dann muss dieser Lehrplan eben geändert werden, solange wir noch wichtigere Problem zu lösen haben! Sie haben es in den letzten Klassenarbeiten selbst bemängelt, dass die Rechtschreibung und Interpunktion häufig unter aller Kanone ist! Warum ändern wir das nicht?"

„Dafür habt ihr bis zur 9. Klasse genügend Zeit gehabt. Es steht jedem frei, seine verpassten Lernziele nachzuholen. Da gibt es hervorragende Möglichkeiten. Du, aus dem St. Joseph musst das doch am besten wissen!"

„Was hat das mit dem St. Joseph zu tun? Und warum muss ich das am besten wissen? Das ist ziemlich bescheuert und billig, was Sie da sagen! Ich habe eine wichtige Frage gestellt und Sie verstecken sich hinter dem Lehrplan, der bestimmt von 1805 ist und dann werden sie auch noch ungerecht!" ging ich in die zweite Runde!

„Weißt Du Hendrik, für Dich wäre eine extra Portion Literatur sehr angebracht, damit Du lernst, wie man angemessen und respektvoll mit der deutschen Sprache und mit seinen Mitmenschen umgeht!" konterte die Königin.

„Finden Sie ihre Einstellungen und Vorurteile angemessen und respektvoll?" wehrte ich ab.

„Ich halte es für besser, diese Diskussion hier abzubrechen, sie ist müßig!" entschied die Königin, nach Punkten, für sich.

Zwischenzeitlich hatte ich aber den Nerv der anderen Schüler getroffen. Sie waren meiner Meinung und wollten den Kampf nun ganz groß aufziehen, doch die Königin verließ den Ring unter Eintragung ihrer Meinung über mich in das Klassenbuch. Sie schrieb:

„Hendrik Rehrer stört den Unterricht und den Klassenfrieden durch respektlose und freche Anmerkungen zum Lehrplan."

Später strich ich diesen Satz durch und schrieb darunter:

„Stimmt nicht, Frau Dr. König kann nicht diskutieren, ist selbst respektlos, hat Vorurteile und jemand sollte ihr einmal ordentlich den Hintern versohlen!"

Das gab natürlich richtig Ärger. Unsere Klassenlehrerin, Frau Köhler, stellte mich zur Rede und meinte:

„Ein Klassenbuch ist ein Dokument. Schülern ist es untersagt, Eintragungen in das Klassenbuch zu tätigen, oder Eintragungen zu verändern. Das ist Dokumentenfälschung und strafbar." klärte sie mich auf.

„Cool, dann treffe ich ja die Königin bald im Gefängnis! Lügen in Dokumente zu schreiben ist nämlich auch Dokumentenfälschung. Es ist sowieso sehr ungerecht, dass Lehrer böse Bemerkungen über Schüler dokumentieren dürfen und Schüler nicht die Möglichkeit haben, die Fehler der bösen Lehrer zu dokumentieren." hielt ich dagegen.

Jedenfalls schlug die ganze Angelegenheit richtig hohe Wellen. Die Königin hatte sich doch allen Ernstes beim Direks über mich beschwert und sie wollte sogar eine Klassenkonferenz wegen mir einberufen lassen.

Der Direks wollte, dass ich mich bei der Königin entschuldige und dass ich die Hausordnung 3 mal abschreibe. So ein Quatsch! Ich bestand auf meiner Meinung und sagte, dass es nichts zu entschuldigen gäbe. Ich stellte die Probleme dar und erläuterte den ganzen Ablauf.

„Ach Hendrik, willst Du mal wieder mit dem Kopf durch die Wand? Die Problematik ist ja bekannt, aber ausgerechnet mit Fr. Dr. König sich darüber zu streiten ist doch wirklich nicht der richtige Weg. Und dann in dieser Art und Weise. Nein, nein, nein, Kinder, Kinder. Nichts wie Schwierigkeiten. Aber eine Entschuldigung muss schon drin sein! Die Probleme werden wir lösen müssen, da bin ich absolut deiner Meinung, doch das ist nicht die Schuld von Frau Dr. König."
„Dann muss sie sich auch bei mir entschuldigen. Und der blöde Satz aus dem Klassenbuch muss weg, weil er nicht stimmt!" forderte ich.

„Ach nein! Dieser Dickkopf! Nun verschwinde schon. Ich werde schon eine Lösung finden. Aber jetzt halte Waffenstillstand. Hörst du, Hendrik? Ich will nichts mehr hören!"

„Cool! Mache ich! Ist doch logo!" sagte ich und verließ das Rektorzimmer. Der Kampf war unentschieden. Aber ich wusste, einmal würde eine Entscheidung fallen müssen. Frau Dr. König war natürlich absolut unzufrieden mit diesem Unentschieden und fühlte sich in ihrer Lehrerehre gekränkt. Wie konnte es ein dummer kleiner Schüler wagen, sich gegen sie und ihren Unterricht aufzulehnen? Ich sank in ihrem Ansehen auf den absoluten Nullpunkt. Das ließ sie mich so spüren, dass ich mir schon eine neue Duftnote für sie einfallen lassen wollte. Aber ich hatte ja Waffenstillstand versprochen. Ich hatte die Königin durchschaut. Sie wollte provozieren. Ich sollte einen Fehler machen, dann hätte sie gewonnen. Doch ich blieb cool.

Es war der 18. September 2000, der Geburtstag meines Bruders Toby. Mein Depri hatte mich voll erwischt und ich war den ganzen Tag versunken in meinen Gedanken. Seit Wochen war das Wetter grau und hatte meine Gedanken eingefärbt. Wir hatten wieder Deutsch und die Königin zerfloss bei Kafka und seinem „Prozess". Mich interessierte das nicht die Bohne. Ich hörte überhaupt nicht zu und war völlig abwesend. Plötzlich hörte ich meinen Namen:

„Hendrik! Also, gibt es denn so was? Hendrik! Schläfst du denn schon wieder?" stichelte die Königin.

„Hä? Wie? Äh ja? Was ist denn?" erwachte ich aus meinen Träumen.

„Ja, Du sollst weiterlesen! Aber laut und deutlich! Damit wir Dich verstehen! Wollen doch mal sehen, ob du das Lernziel der Grundschule erreicht hast! Lesen ist nämlich nicht jedermanns Sache!"

„Äh wie? Wo weiterlesen?“. Ich hatte keinen Plan, wo sich die Klasse gerade befand und mein Buch war auch noch zugeschlagen. Dann nervte mich ihre blöde Bemerkung und sofort wurde ich kampflustig.

„So habe ich mir das schon gedacht! Große Reden schwingen, aber im Unterricht stören und unaufmerksam sein! Wahrscheinlich gibt er sich des Nachts der Literatur hin! Ich tippe auf Shakespeare` s „Romeo und Julia“!“ stänkerte sie weiter.

Gelätcher brach aus.

„Was soll das? Was reden Sie da für eine Scheiße? Ich war mental abwesend! Na und? Ist Ihnen das noch nie passiert? Und Ihre Beleidigungen merke ich mir! Die packe ich auf die Liste! Das wird eine lange Entschuldigung!“ fuhr ich sie an.
„Gerade Du hast es nötig! Na ja, ich hatte nichts anderes erwartet!“
„Blöde Kuh!“
„Wie bitte?“
„Blöde Kuh!“
Nun war absolute Stille in der Klasse. Die Situation spitzte sich zu. Die Königin nahm demonstrativ das Klassenbuch, schaute überlegen über ihre Brille und schrieb etwas in das Klassenbuch. Als sie fertig war, sagte sie:
„So, das hätten wir. Dann wollen wir doch einen aufmerksameren Schüler bitte, uns vorzulesen. Wir haben uns lange genug mit Unflätigkeiten abgegeben!“

Jetzt platze mir der Geduldsfaden. Ich stand von meinem Platz auf und marschierte auf die Königin zu. Ich muss so einen fiesen und hasserfüllten Blick gehabt haben, dass sie sich von ihrem Platz erhob und mir auswich. Ich nahm das Klassenbucht und las:

„Hendrik Rehrer stört wiederholt den Unterricht und den Klassenfrieden. Er beleidigt seine Mitschüler und Lehrer."

Ich war außer mir und meine Sicherungen knallten durch. „So eine blöde Kuh! Wissen Sie was Sie da geschrieben haben? Absolute Scheiße! Können Sie eigentlich noch etwas anderes machen, außer Scheiße? Sie haben nicht die geringste Ahnung, Sie bescheuerte blöde Kuh! Wenn sie Krieg haben wollen, dann können sie den haben! Vor Ihnen habe ich bestimmt keinen Schiss!" schrie ich die Königin an. Sie bekam richtig Angst und nahm immer mehr Abstand von mir. Ich konnte mich überhaupt nicht beruhigen und in meiner Wut schmiss ich das Klassenbuch und sämtliche anderen Dinge von ihrem Pult. Doch das brachte mir noch immer nicht den Kick und meine Wut war am überkochen. Ich nahm das Lehrerpult an der Seitenkante und schmiss es einfach um. Es gab einen riesigen Knall und die Königin schrie auf. Ich nahm meine Jacke vom Haken und ging aus dem Klassenraum.

Mann, hatte ich eine Wut. Ich setze mich in den Bus, fuhr zum Bahnhof und auf direktem Weg auf den

Friedhof. Ich erzählte Mama, Papa und Toby die ganze Geschichte und es wehte ein heftiger Wind. Ich hatte das Gefühl, Mama wollte mir ordentlich den Kopf waschen. Ich hatte mich wirklich schlecht benommen und bekam ein schlechtes Gewissen. So ein schlechtes Gewissen und der Depri vertrugen sich nicht. Ich saß am Grab meiner Familie und heulte mich aus.

„Junge, was ist denn? Können wir Dir helfen?“ hörte ich plötzlich eine Stimme. Ich drehte mich um und sah einen Mann und eine Frau. Ich kannte die beiden, ich hatte sie schon sehr oft auf dem Friedhof getroffen.
„Nein! Mir kann überhaupt keiner helfen!“ antwortete ich und heulte weiter. Die Frau setzte sich neben mich und fragte:
„Das ist das Grab Deiner Familie, ja?“
„Ja!“
„Wir haben Dich schon viele Jahre beobachtet! Sie fehlen Dir sehr, was?“
„Ja!“
„Es hat uns immer sehr berührt, wie lieb Du mit ihnen sprichst, aber wir haben nie gewagt Dich anzusprechen!“
„Ja?“
„Du bist heute besonders traurig, können wir Dir helfen?“
„Nein! Ich habe einen bösen Fehler gemacht und ein schlechtes Gewissen! Und Toby hat heute Geburtstag und es ist alles so Scheiße!“ antwortete ich und heulte wieder los. Die Frau nahm mich in den Arm und sagte:
„Komm, erzähl mir Deine Sorgen, wenn Du magst!“

Ich erzählte ihr von dem Vorfall in der Schule und sie lachte. „Aber das ist doch kein Beinbruch. Da hast Du bestimmt schon schlimmere Dinge erlebt. Du gehst einfach hin und entschuldigst Dich. Fehler sind dazu da, gemacht zu werden.“

Die beiden waren sehr nett und wir beschlossen in das Cafe vor dem Friedhof zu gehen, denn es war inzwischen sehr kühl geworden. Ich erfuhr, dass die beiden verheiratet waren und das sie einmal die Familie Berger waren. Sie hatten einen Sohn, den John, und John hatte auch am 18. September Geburtstag. John war mit dem Motorrad verunglückt, als er gerade 19 Jahre alt war. Das ganze geschah vor 10 Jahren und so lange haben die beiden mich schon beobachtet. Wir tranken Kaffee, aßen Kuchen und ich erzählte ihnen mein ganzes Leben. Wir waren irgendwie unheimlich verbunden und ich hatte das Gefühl, ich kenne diese beiden Menschen schon eine ganze Ewigkeit. Die Zeit verging und ich hatte bestimmt 6 Tassen Kaffee getrunken. Ich vertrage überhaupt keinen Kaffee, er macht mich immer super nervös. Aber ich fühlte mich gut und es half mir so sehr, mich mit den Bergers zu unterhalten. Später fuhren sie mich nach Nienburg und wir machten aus, uns zukünftig öfters zu treffen.

Am Abend war ich in meinem Zimmer und der Depri kam zurück. Ich regte mich unheimlich über die Geschehnisse in der Schule auf. Ich fühlte mich schrecklich einsam und verlassen. Peter hatte sich den ganzen Tag nicht gemeldet, er war auf irgendeiner

Tagung. Hatte er Tobys Geburtstag vergessen? Warum meldete er sich nicht? Astrid ging mir auch aus dem Weg, jedenfalls hatte ich das Gefühl. Habe ich einen Depri, bilde ich mir immer ein, der einsamste Mensch der ganzen Welt zu sein. Das ist sehr ungerecht von mir, aber in diesem Moment kann ich es nicht ändern.

Ich loggte mich ins Internet ein und besprach meinen Frust mit meinen Chattfreunden. Sie waren sehr lieb zu mir, wir besprachen die ganze Sache und sie gaben mir Tipps und Ratschläge. So sehr sie sich auch bemühten, ich kriegte mich nicht mehr ein. Ich war richtig hysterisch und irgendwie stand ich neben mir. Ich bemerkte, dass ich langsam, aber sicher, die Kontrolle über mich verlor. Ich wollte die Kontrolle aber nicht verlieren und kämpfte dagegen an. Der viele Kaffee machte mich aber so nervös, dass ich immer schlechtere Laune bekam. Ich musste mich doch irgendwie unter Kontrolle bekommen. Aber wie? Die Psychos sollten mir nicht helfen. Das wäre eine Niederlage gewesen. Nein, ich musste es selber schaffen.

Plötzlich fiel mir mein Notanker ein. Ich hatte mir, für den absoluten Notfall, vor langer Zeit eine dicke, lange und rote Pille gebunkert. Diese Pillen hatte ich eine Zeit bekommen, als es mir sehr schlecht ging. Aber wo war diese olle Pille? Ich würde sie nehmen, ich würde mich beruhigen, ins Bett gehen und am nächsten Tag wäre alles wieder im Lot. Doch ich fand diese blöde Pille nicht. Ich suchte und suchte. Irgendwann fand ich sie aber doch. Ich hatte sie in meinem Kleiderschrank, ganz hinter meiner Unterhosensammlung gebunkert. Ein gutes Versteck, denn ich habe so viele Unterhosen, da würde bestimmt nie jemand in den letzten Winkel schauen. Mann, war ich froh. Ich nahm die Pille und hoffte auf eine baldige Wirkung.

Also, es war so, eine Wirkung setzte tatsächlich ein, aber sie beruhigte mich nicht, nein sie machte mich immer nervöser und konfuser. Ich konnte mich selbst dabei beobachten, wie ich immer mehr außer Kontrolle geriet.

Ich war noch immer am Chatten, aber langsam konnte ich dem Chatt nicht mehr folgen. Das wiederum machte mich noch nervöser und ich verlor die Kontrolle über mich. Es war ein ganz komisches Gefühl. Ich stand neben mir und beobachtete mich selbst. Ich rief mir zu: „Hey, du Penner! Reiß Dich mal zusammen!". Doch der Penner in mir antwortete: „Was willst Du denn, Du kleines Würstchen? Du kannst mir überhaupt nichts befehlen! Niemand kann mir etwas befehlen! Niemand!"

Dann knallten die restlichen Sicherungen auch noch durch. Ich hatte ein Gefühl, als würde ich mich aufblähen und als drohte ich zu platzen. Ich wollte in die Freiheit. Ich weiß nicht wieso, aber plötzlich rannte ich auf die Toilette. Ich hatte im Unterbewusstsein etwas gespeichert. Es war das Fenster. Es war weit geöffnet und schien mir zuzurufen: „Komm Hendrik, hier geht es in die Freiheit! Komm! Spring in die Freiheit!". Ich folgte der Stimme und ich sprang. Ich sprang vom Hauptdeck hinunter, in die Freiheit.

Erst, als ich den Boden unter den Füßen verloren hatte, bekam ich die Kontrolle über mich zurück. Ich wusste, jetzt war es zu spät. In Bruchteilen von Sekunden spielte sich mein ganzes Leben vor meinen Augen ab. Ich bemerkte, dass mein Leben trotz aller Schwierigkeiten und Probleme trotzdem lebenswert war. Ich sah Jan, ich sah Peter, Astrid und Joschi! Ja! Ich wollte leben! Hey, ich will leben, aber was habe ich getan? Mit einem Affenzahn bewegte ich mich dem Ende entgegen.

Dann wurde es dunkel!

18
Einsichten, Ansichten und Absichten

Astrid:

Ich hörte plötzlich einen Schrei. Ich wusste, dass es Hendriks Schrei war. Ich konnte aber nicht orten, wo dieser Schrei herkam. Ich hatte das Gefühl, der Schrei käme von links, aber das ging ja nicht, da war die Fensterseite. Ich hörte einen dumpfen Knall und der Schrei verstummte. Das ganze dauerte nur wenige Sekunden, aber ich fühlte, dass etwas geschehen sein musste. Aus Reflex schaute ich aus dem Fenster. Was ich sah, verschlug mir den Atem. Jemand lag regungslos im Blumenbeet und wurde von Scheinwerfern angestrahlt. Ich erkannte sofort, dass es Hendrik war. Er musste aus dem Fenster gesprungen sein. Dabei hatte er die Bewegungsmelder ausgelöst, die die Kellertür sichern sollen. Ich rief über das Haustelefon sofort die Krankenstation an, dann rief ich die Feuerwehr, da ich sofort erkannte, dass es hier um Sekunden ging und rannte, so schnell ich konnte, zu Hendrik. Zum Glück war Dr. Kleinert im Hause und konnte sofort Hilfe leisten. Hendrik lag auf dem Bauch, aus Kopf, Mund und Nase lief ihm das Blut. Er hatte eine schlimme Kopfverletzung und seine Beine hatten eine merkwürdige Stellung eingenommen. Sie mussten beide mehrfach gebrochen sein. Er atmete nicht. Ich war wie im Schock.

Nur wenige Augenblicke später traf der Notarzt ein. Zu dritt oder zu viert arbeiteten sie an Hendrik herum. Die Kinder schauten aus den Fenstern. Hendrik wurde wiederbelebt. Immer und immer wieder versuchten sie ihr Bestes, aber es wollte nicht gelingen. Das konnte doch nicht wahr sein! Ich habe so viele Jahre mit Hendrik verbracht! Er durfte doch jetzt nicht sterben! Das durfte nicht das Ende sein. „Wach auf! Kämpfe! Kämpfe! Hendrik! Bitte kämpfe!" schrie ich ihn an. Doch es trat keine Besserung ein. Es war eine schreckliche Anspannung. Irgendwann rief der Notarzt: „Wir haben ihn! Wir haben ihn!". Gott war ich froh, dieses Piepen zu hören. Es piepte unregelmäßig, aber es piepte. Dann plötzlich dieser lange Ton! Das war das Ende, dachte ich. „Nein!" schrie ich außer mir. Die Ärzte und Pfleger arbeiteten noch immer hektisch an Hendrik. Plötzlich wieder ein Piepen! Der lange Ton hatte sich wieder unterbrechen lassen. „O.k.! Ruhig ganz ruhig! Er ist wieder da!" hörte ich den Notarzt sagen. Es wurde ein Hubschrauber angefordert. Unser Park ist groß genug, der Hubschrauber konnte ohne Probleme landen. Hendrik wurde eingeladen und dann flog er davon. Ich betete so sehr, dass er es schaffen würde, doch Dr. Kleinert sagte: „Jetzt können wir nur noch hoffen! Jetzt können wir nur noch hoffen!" „Wie steht es um ihn?" fragte ich. „Schlecht, schlecht, überhaupt nicht gut!"

Ich war völlig fertig und ich hoffte so sehr, dass Hendrik es schaffen würde. Ich machte mir schreckliche Vorwürfe, weil ich mich an diesem Abend nicht um

Hendrik gekümmert hatte. Ich wusste ja von dem Geburtstag seines Bruders und ich wusste auch von dem Vorfall in der Schule. Aber ich wollte ihn einfach nicht mit meinen Fragen bedrängen. Ich dachte, er würde sich fangen. Ein schwerer Fehler. Dr. Kleinert fuhr sofort in das Krankenhaus. Sie hatten Hendrik in eine Spezialklinik nach Hannover geflogen. Ich und meine Kollegen versuchten, die Kinder zu beruhigen und Herrn Goebel anzurufen. So sehr wir uns auch bemühten, wir konnten Herrn Goebel nicht erreichen. Ich ging in Hendriks Zimmer und sah Joschi und einige andere Kinder vor Hendriks Computer. Die Jungs waren mit jemandem verbunden. Ich war entsetzt. Sie hatten die Geschehnisse via Internet weitergeleitet. Unglaublich! Natürlich waren die Chattpartner ebenso fertig mit der Welt, wie wir alle. Ich brachte zunächst die Kinder auf ihre Zimmer und später unterhielt ich mich noch via Internet mit Hendriks Freunden. Es war unglaublich, aber es half mir doch sehr.

Erst Stunden später erhielten wir die Nachricht, dass Hendrik stabil sei, jedoch noch nicht außer Gefahr. Aber ich hatte Hoffnung. Heute wissen wir, dass Hendrik großes Glück hatte. Hätte es an diesem Tag nicht geregnet, wäre der Untergrund, auf den Hendrik fiel, nicht so weich gewesen, wären seine Chancen gleich Null gewesen.

Erst einige Tage später erwachte ich wieder. Ich machte die Augen auf und hörte dieses Geräusch: „Piep, Piep,

Piep, Piep...“. Ich konnte die Situation nicht richtig deuten und ich fühlte mich an eine Situation erinnert. Ich erinnerte mich an mein Aufwachen im Krankenhaus vor 11 Jahren. In wenigen Sekunden kam meine Erinnerung und ich wusste genau, was geschehen war. Gott, war ich wütend über mich! Wie konnte das passieren? Was war mit mir? Ich erkannte Peter. Er saß an meinem Bett und schaute mir ins Gesicht. „Ganz ruhig mein Junge, ganz ruhig! Es wir alles wieder gut! Es wird alles wieder gut!“ sagte er. Ich wollte sprechen, aber es ging nicht. Ich hatte keine Kraft. Ich erlebte den Sprung aus dem Fenster erneut in meinen Gedanken. Ich fühlte diesen schmalen Grat zwischen Leben und Tod. Heute bin ich der festen Überzeugung, wenn ich mich nicht in aller letzter Sekunde für das Leben entschieden hätte, würde ich heute nicht mehr leben. Ich hatte 27 Knochenbrüche, eine schwere Kopfverletzung, aber ich lebte! Das war wichtig!

Die folgenden Wochen waren schrecklich. Ich war von oben bis unten eingegipst und konnte mich nicht bewegen. Ich lebte, mein Gehirn funktionierte, ich hatte starke Schmerzen, aber ich konnte meinen gesamten Körper nicht bewegen. Ich hatte so eine Angst, ich würde für immer gelähmt sein. In diesen Wochen fühlte ich mich wie ein Toter mit eingeschaltetem Gehirn. Ich hatte genügend Zeit darüber nachzudenken, wie schön und wertvoll das Leben ist und wie achtlos ich mit ihm umgegangen war.

Ich bekam hohes Fieber und musste am Bein operiert werden. Heute weiß ich, dass ich um ein Haar mein linkes Bein verloren hätte. Ich bekam jeden Tag Besuch. Alle waren so lieb zu mir und trösteten mich. Ich war so wütend über mich, weil ich sie alle enttäuscht hatte. Peter, Sylvie, Astrid, Dr. Faller und Jan, wie viele Jahre hatten sie zu mir gestanden und sich um mich gesorgt? Was hatte ich Joschi versprochen? Wie unfair habe ich meine Freunde und auch meine Chattfreunde zurückgelassen? Was war ich doch für ein Egoist? Ich konnte es nicht fassen. Ich hatte so ein schlechtes Gewissen, doch alle haben auch weiterhin zu mir gestanden. Niemand war mir böse.

Natürlich wurde ich wieder psychologisch betreut. Wir analysierten die Geschehnisse und die Psychos machten mir klar, dass es nicht mein Wille war, zu sterben. Ich hatte einen schweren Tag erlebt und bin durch die unkontrollierte Einnahme der Psychopharmaka außer Kontrolle geraten. Hätte ich mich ins Bett gelegt und wäre eingeschlafen, wäre nichts passiert. Es war ein großer Fehler von mir, alle Hilfe abzulehnen, die für mich verfügbar gewesen wäre. Ich habe mich selbst überschätz und war ein Ignorant.

Es war komisch, aber erst jetzt bemerkte ich, wie wichtig mir alle Menschen waren, die sich um mich bewegten. Sie kamen auch alle, halfen mir und bauten mich auf. Die Kinder aus dem St. Joseph malten mir Bilder, schrieben mir Grüße und Briefe. Peter, Sylvie, Jan und Joschi waren eigentlich immer bei mir, wenn es ihnen möglich war. Joschi hatte ich darum gebeten, meine Chattfreunde auf dem laufenden zu halten, weil ich sie so sehr in Aufregung versetzt hatte. Joschi leistete ganze Arbeit, versorgte meine Freunde mit Informationen und brachte mir täglich viele liebe Wünsche und Grüße aus dem Internet.

„Ich weiß nicht, was ich machen sollte, wenn Du jetzt tot gewesen wärst. Du bist doch mein Bruder. Oder?“ sagte Joschi eines Tages zu mir. Ich konnte ihn nicht in den Arm nehmen, weil ich noch immer überall eingegipst war. Ich musste weinen, weinen vor Glück.

Eines Tages erwachte ich und hörte eine Stimme: „Ich habe einen großen Fehler gemacht. Ich habe mich und mein Ego über meine Aufgaben gestellt. Das war mir lange nicht bewusst. Ich habe Deine Meinung missachtet und habe sie Dir übel genommen, obwohl ich eigentlich wusste, Du hast Recht. Gut, ich bin auch nur ein Mensch, aber ich bin um viele Jahre älter als Du, sollte daher eigentlich reifer und erfahrener sein. Zudem bin ich Pädagogin und dennoch habe ich versagt. Ich hoffe Du kannst mir verzeihen. Ich weiß nicht, ob ich den Mut hätte, Dir das zu sagen, wenn Du wach wärst. Aber eins muss ich Dir noch sagen! Du hast mich ganz schön auf die Palme gebracht!“

Es war die Königin! Sie hielt meine Hand und streichelte sie. „Sie mich auch!“ sagte ich, öffnete meine Augen und schaute sie an. „Ach Hendrik!“ sagte sie und weinte.

Ich weinte auch. „Kannst Du mir meinen Fehler verzeihen? Ich war sehr ungerecht zu Dir!" sagte sie.
„Dafür habe ich mich auch schon ordentlich gerächt!" sagte ich.
„Aber Hendrik! Das war doch keine Rache! Das war eine große Dummheit! Mensch Junge, Du hättest sterben können!"
„Ich meine doch nicht das! Ich meinte das Attentat!"
„Ich verstehe Dich nicht, schlaf lieber weiter, ich möchte Dich nicht zu sehr anstrengen!"
„Hey, Königin! Ich meine das Attentat mit dem 0815! Dem Fischparfüm! Wir sind quitt!"

Endlich hatte sie verstanden. Sie begann zu lachen und schüttelte den Kopf! „Das hätte ich mir ja denken können! Haha! Nein, nein, nein!" lachte sie und ging. So haben wir Frieden geschlossen.

Langsam, aber sicher erholte ich mich von meinen Verletzungen. Peter hatte einen Urlaub gebucht, den wir eigentlich gemeinsam in den Herbstferien auf Gran Canaria verbringen wollten. Peter und Sylvie hatten drei Plätze gebucht und nun wollten sie Joschi mitnehmen, damit mein Platz nicht verfallen würde. Ich war zwar etwas traurig, aber ich freute mich für Joschi und nahm mir vor, schnell wieder fit zu werden. Mitte November durfte ich das Krankenhaus verlassen. Fast alle Verletzungen verheilten gut. Nur mein linkes Bein ist noch nicht in Ordnung. Die Ärzte haben es mit lauter Nägeln und Nieten zusammen geflickt und haben es in einen Metallpanzer gesteckt, damit es ordentlich und gerade zusammenwächst. Ich nenne diesen Panzer Terminator. Eines Tages wird dieses Ding wieder abgebaut und dann wird auch dieses Kapitel vorbei sein. Was bleiben wird, sind die Erinnerungen. Meine Erinnerungen an dieses Kapitel und an alle Kapitel dieses Buches, haben mir klar gemacht, wie wichtig jeder einzelne von uns ist und wie schön das Leben ist.

Peter hatte, nach meiner Rückkehr aus dem Krankenhaus, eine Überraschung für mich. Er hatte einen perfekten Pflegeplan aufgestellt für mich und meine Krankengymnastik, die ich wegen des Terminators und der anderen Verletzungen nun regelmäßig absolvieren muss. Die Überraschung dabei war, dass dieser Pflegeplan nicht für Nienburg aufgestellt wurde, sondern für Gran Canaria! So flog ich mit Peter, Sylvie, Ariane und Joschi in den Süden.

Dieser Urlaub hat mir viel gebacht. Vor allem Ruhe und Muße. Wir sind hier eine richtige kleine Familie und werden auch dafür gehalten. Das ist ein komisches Gefühl, aber ich finde es schön. Joschi sagt seit einigen Tagen Papa zu Peter. Ich weiß genau in welcher Phase Joschi steckt. Wir gehen viel an den Strand und ich höre dem Rauschen des Meeres zu. Es sagt mir, wie viel Kraft und Leben auf dieser Welt existiert. Ich wollte einmal nur das Rauschen des Meeres hören, den Wind, eventuell noch meinen Herzschlag und sonst nichts. Ich wollte so mitten auf einer Düne sitzen und nachdenken.

Mein Terminator hinderte mich jedoch daran, daher habe ich eine Streife der Strandpolizei gefragt, ob sie mich mit ihrem Jeep auf eine Düne fahren würden, um mir diesen Wunsch zu erfüllen. Nachdem sie mich endlich verstanden hatten, da mein Spanisch gleich Null ist, ebenso wie das Deutsch der Polizisten, haben sie mich auf ihren Jeep gesetzt und auf die höchste Düne gefahren. Der eine Polizist hat mich an die Spitze getragen und versprochen, er würde mich in einer Stunde wieder abholen. Jetzt sitze ich hier und denke über mich und mein Leben nach! Ich höre nur den Wind und das Meer. Es ist ein tolles Geräusch. Meinen Herzschlag spüre ich und ich weiß, alles ist möglich! Alles! Das Leben ist so schön und wertvoll, auch wenn es tiefe Schattenseiten haben kann. Ich habe viel erlebt und gelernt. Aber eines habe ich bestimmt gelernt. Man darf nie aufgeben! Niemals! Und vor allem darf man eines nicht aufgeben: Die Hoffnung!

Epilog

Dieses Buch zu schreiben, war eine spannende und tiefe Erfahrung in meinem Leben. Natürlich war es auch eine gewisse Therapie für mich. Es war sehr hilfreich, alle Stationen meines Lebens noch einmal aufzuarbeiten. Erst durch das Schreiben haben sich die Dinge aneinandergereiht. Irgendwann hat es „klick“ gemacht und ich wusste, dieses Buch wird einen Sinn bekommen.

Was ich zuerst erkannte, war die tiefe Dankbarkeit, die ich empfinde, wenn ich betrachte, wie viele Menschen mich auf meinem Lebensweg begleitet haben. Das erste Drittel meines bisherigen Lebens habe ich mit meiner Familie verbracht. Ich weiß, dass diese Jahre mich entscheidend geprägt haben und ich bin froh, dass in meiner Erinnerung an diese Zeit Trauer durch Dankbarkeit abgelöst wurde. Ich bin dankbar um jede einzelne Erinnerung, die ich an Mama, Papa und Toby habe. Wir waren eine glückliche Familie. Die Harmonie und Liebe dieser Zeit wird mir stets Vorbild sein.

Die anderen beiden Drittel meines Lebens haben mich mit vielen Menschen in Kontakt gebracht, die ich unter normalen Umständen wahrscheinlich nie kennen gelernt hätte. Ich denke an Monika Weber, die mich in einer schweren Phase meines Lebens begleitet hat. Sie hatte nie die Geduld verloren und war immer für mich da. Ich glaube, ich habe sie lange Zeit sehr eklig behandelt, da ich einfach keinen Platz in meinem Leben für sie hatte.

Erzieher und Erzieherinnen habe ich eigentlich nie richtig für voll genommen. Nicht, dass ich sie für blöde gehalten hätte, nein, ich konnte es nicht akzeptieren, dass diese Menschen, die ja zunächst fremd für mich waren, nun über mich bestimmen konnten und mich erziehen sollten. Für mich blieb diese Aufgabe meinen Eltern vorbehalten. Eigentlich haben mich bis heute meine Eltern erzogen, denn ich habe alle meine Ängste, Gefühle und Entscheidungen mit ihnen besprochen. Die Besprechungen mit meiner Familie waren mir immer wichtiger, als das Wort eines Erziehers oder Lehrers. So habe ich mich mit meinen Erziehungsberechtigten arrangiert.

Ich denke an Astrid, bei der das immer anders war. Astrid hat mich seit unserer ersten Begegnung wie eine gute, nein, wie die beste Freundin begleitet. Auf Astrid konnte und kann ich mich immer verlassen. Mit ihrer Wärme und Güte hat sie mir über die schlimmsten Tage meines Lebens geholfen.

Ich weiß, es war auch Astrid, die mich in den letzten Jahren entscheidend geprägt hat. Ihre selbstverständliche und selbstlose Art und Weise, zu helfen, hat mir in meinem Leben sehr geholfen und ich versuche, mir diese Lebenseinstellung auch zu Eigen zu machen. Eine vorgelebte Selbstverständlichkeit dieser Achtung vor dem Leben trägt Früchte.

Ich denke an Jan, der mir ein Freund wurde, wie ich ihn mir immer gewünscht habe. Richtige Freunde zu haben ist etwas ganz Besonderes und Seltenes. Richtige Freundschaft geht über das Fröhlichsein und über den Spaß hinaus. Erst dann kann sie über viele Jahre Bestand haben. Mit Jan ist mir das gelungen. Dafür bin ich sehr dankbar.

Ich denke an Joschi, dem ich das geben kann, was ich vor 12 Jahren auch bekommen habe: Verständnis und offene Ohren. Es ist auch etwas Besonderes, sich für andere Menschen einzusetzen, ihnen zu helfen. So schließt sich der Kreis und das Leben bekommt wieder einen Sinn.

Ich denke besonders an Kai, Maik und Lars. Es ist nicht gelungen, auch für sie den Kreis zu schließen.

Ich denke an alle, die mich bestärkt haben, dieses Buch zu erstellen und mich dabei stets unterstützt haben. Ich bin dafür sehr dankbar und besonders dankbar bin ich meinem Freund Bernhard Winkler, der sich die große Mühe gemacht hat, die vielen Seiten zu korrigieren.

Ich denke auch an meine Chattfreunde; Wolfi, Lena, der Omi und Lutz, die in den letzten Monaten auch immer für mich da waren.

Ganz besonders dankbar bin ich aber Peter. Aus der Freundschaft zwischen meinem Papa und Peter wurde eine richtige Familienfreundschaft. Peter hat immer an dieser Freundschaft festgehalten und sein Wort nie gebrochen. In den letzten 12 Jahren hat Peter so viel für mich getan. Mehr als je einer von ihm verlangt hätte und mehr als es seine Aufgabe gewesen wäre. Peter hat sich auch nicht nur um mich gekümmert, sondern er hat sich auch immer wieder um meine Freunde gekümmert und in der letzten Zeit ganz besonders um Joschi. Das finde ich sehr bemerkenswert und davor habe ich tiefen Respekt.

Wenn ich von dem Sinn diese Buches schreibe, dann sehe ich diesen Sinn noch sehr viel tiefer. Natürlich soll dieses Buch zeigen, dass das Leben lebenswert ist, auch wenn es tiefe Wunden reißen kann. Es lohnt sich immer zu kämpfen und seinem Leben einen Sinn zu geben. Es soll auch zeigen, dass wir nicht auf Hilfe verzichten sollen, die uns angeboten wird. Es soll sogar sagen, dass wir diese Hilfe einfach nicht ablehnen dürfen. Erst wenn wir uns helfen lassen, dann können auch wir helfen. So schließt sich der Kreis und das Leben wird wieder sinnvoll.

Ich sehe auch einen Sinn darin, wenn sich die Leser dieses Buches zu dem einen oder zu dem anderen Teil Gedanken machen. Jeder Mensch, der sich angehalten fühlt, sein Verhalten im Straßenverkehr zu überdenken, kann dazu beitragen, dass sich die Anzahl der Unglücke auf den Straßen reduziert. Jeder Mensch, der sich etwas mehr um seine Mitmenschen kümmert, kann dazu beitragen, dass Schicksale, wie die von Maik, Lars und Joschi nicht so schlimme Formen annehmen müssen. Überhaupt kann jeder Mensch sein Leben bereichern, wenn er sein Herz für sich und seine Umwelt öffnet.

Dieses Buch soll niemanden belehren oder angreifen. Ich halte es für gut, dass wir versuchen unser Leben so schön und angenehm wie möglich zu gestalten. Ich finde es eine schöne Errungenschaft, dass wir dabei einen bis heute ungeahnten Weg der Selbstverwirklichung gehen können. Heute kann jeder so leben, wie er es für richtig hält. Vorurteile wird es immer geben, genau, wie es immer rückständige Meinungen und Gedanken geben wird.

Ich würde mir jedoch wünschen, dass meine Geschichte und die Geschichten meiner Freunde, Anlass dazu bieten, einmal darüber nachzudenken, wie schnell aus einer gesunden Selbstverwirklichung ein kranker Egoismus werden kann.

Kai, Maik und Lars könnten noch leben, wenn das Miteinander höher geschätzt worden wäre, als die Selbsterfahrung. Dabei ist das Miteinander die größte Selbsterfahrung, die ein Mensch erleben kann.

Kinder wie Joschi hätten ein schöneres Leben, wenn ihre Umwelt etwas wachsamer gewesen wäre. Die Selbstverwirklichung der einzelnen Mitglieder unserer Gesellschaft wurde in vielen Bereichen zu einer Beerdigung der Zivilcourage. Ich meine, Aussprüche wie: „Was geht mich das an?“, „Da haben die doch selber Schuld!“ oder: „Da bin ich nicht für zuständig!“, haben jede Form der gebotenen Zurückhaltung vor dem Selbstverwirklichungsrecht des anderen überlaufen.

Es geht uns sehr wohl etwas an, ob das Kind des Nachbarn häufig geschlagen aussieht, oder ungewöhnlich viel weint. Es geht uns sehr wohl etwas an, wenn Kinder vernachlässigt werden. Es geht uns sehr wohl etwas an, wenn unser Freund als Autofahrer ein echter Kotzbrocken ist. Auch wenn wir selbst nicht eingreifen wollen, sei es, weil wir Angst haben oder was auch immer, jeder hat die Möglichkeit seine Beobachtungen einer Stelle mitzuteilen, die sich dieser Sache annehmen wird. Auch die Nennung eines Problems ist schon eine Hilfe. Vom Wegsehen hat sich noch nie etwas geändert.

Mit diesem Buch verfolge ich noch eine weitere Absicht: verständlich zu machen, dass jede noch so kleine Handlung Tausende Worte überflüssig macht. Ich wünsche mir, dass wir endlich anfangen, unsere Probleme nicht nur beim Namen zu nennen, sondern sie zu lösen. Die Praxis soll endlich die Theorie ablösen. Auch sollen wir uns nicht immer wieder auf andere Menschen verlassen. Jeder von uns kann seinen Teil zur Problemlösung beitragen.

Eines ist mir vollkommen klar, kranke Menschen, die Kindern Leid zufügen, wird es immer geben. Ein Leben, nur in Ruhe und Frieden ist und bleibt Utopie.

Dennoch müssen wir unsere Probleme lösen. Kinder brauchen Hilfe. Kinder haben keine Zeit, zu warten, bis ein neues Gesetz oder eine neue Verordnung die Dinge regelt. Schnell sind Kinder erwachsen geworden und konnten die wichtigsten Chancen für ihr Leben nicht nutzen. Und das aus Handlungsunfähigkeit, Egoismus oder aus Geldgründen. Das ist doch unbegreiflich!

Es gibt immer Möglichkeiten etwas zu bewegen. Aber wir dürfen uns nicht bedienen lassen. Wir müssen selbst etwas unternehmen. Das habe ich in meinem Leben gelernt. Man muss kämpfen und es lohnt sich zu kämpfen, wenn man Erfolge ernten kann.

Mir selbst sind schon viele Ideen eingefallen, die helfen konnten, manche Probleme von Kindern und Familien zu lösen. Diese Ideen kosten nichts und haben nur eine Grundlage: das Miteinander. Ich möchte mit diesem Buch sagen, dass im Leben alles möglich ist. Einfach alles. Wir können zum Mond fliegen, sind aber nicht in der Lage, unseren Kindern eine ordentlich eingerichtete Schule zur Verfügung zu stellen, die sie an die Anforderungen von morgen heranführen kann. Das finde ich unbegreiflich, weil es nicht an den Möglichkeiten fehlt, sondern angeblich am Geld. Geld und Möglichkeiten gibt es aber im Überfluss. Sie müssen nur richtig genutzt werden.

Daher habe ich mir die Aktion „Kinderfreundliches Deutschland“ einfallen lassen. Mit dieser Aktion möchte ich beweisen, dass alles möglich ist. Gemeinsam werden wir alle Probleme lösen. Das weiß ich genau. Wir brauchen auf niemanden zu warten, der nur quatschen will, aber wir werden jeden mitnehmen, der sich doch begeistern kann und endlich handeln möchte. Es ist so leicht!

Geben wir den Kindern und damit unserer Zukunft, dass was sie brauchen:

Zuversicht und Hoffnung!

Hendrik Rehrer

Das St. Joseph ist eine wichtige Einrichtung. Es steht stellvertretend für viele vergleichbare Einrichtungen. Hier haben Kinder die Möglichkeit die traumatischen Erlebnisse ihres jungen Lebens zu verarbeiten. Für ihren Weg „Back To The Light“ benötigen die Kinder alle erdenkliche Hilfe, Unterstützung und Ruhe. Wir danken den unzähligen Menschen, die sich dieser Aufgabe täglich neu annehmen. Auch diesen Menschen ist dieses Buch gewidmet. Damit das St. Joseph seinen Betrieb in der nötigen Ruhe und Gleichmäßigkeit fortsetzen kann, wurden in diesem Buch genannte Namen und Orte verändert.

Polar Price – Verlags- und Aktionshaus
Hannover, im Februar 2001

Hendrik Rehrer und die Aktion „Kinderfreundliches Deutschland“ sind im Internet unter www.HendrikRehrer.de zu erreichen. Wir freuen uns sehr auf Meinungen und Anregungen.

Polar Price – Verlags- und Aktionshaus
Hannover, im Februar 2001

Auflage 1 vom 21. Februar 2001